栄養科学イラストレイテッド　演習版

基礎栄養学ノート

第4版

編／田地陽一

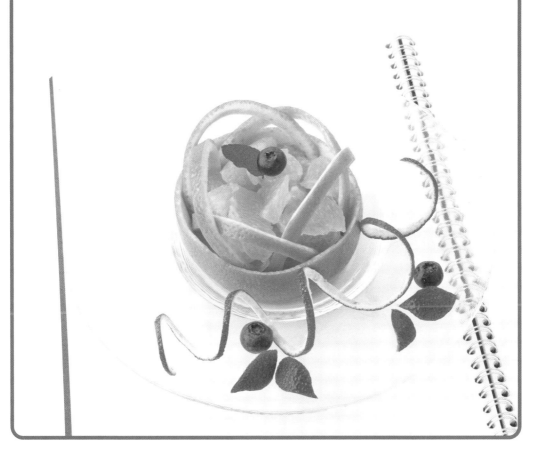

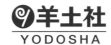
羊土社
YODOSHA

第4版の序

　本書は平成24年（2012年）にはじめて発行され，おかげさまで多くの方々からご支持をいただいてきた．初版発行から7年のときを経て，令和という新しい時代に第4版を発行できることを心より感謝したい．

　基礎栄養学は，「栄養とは何か，その意義について理解する」ために非常に重要な科目である．管理栄養士・栄養士養成教育において栄養学を学ぶうえで，文字通りその基礎・土台となる根幹科目である．本書は「テキスト（教科書）」と「演習版ノート」の2冊セットにすることにより，効果的に学習することを狙った「栄養科学イラストレイテッド」の演習版ノートである．この演習版ノートは，テキストに準拠した内容で，知識を確実に定着できる「自己学習用ノート」である．目次の最後に「本書の使い方」があるのでそれにしたがって学習を進めてほしい．巻末には「日本人の食事摂取基準（2020年版）」も付表として示してあるので参照してほしい．また，姉妹版の「基礎栄養学 第4版」をベースに作成してあるため，テキストとセットで使用することを強くおすすめしたい．

　この本の最大の特徴は「わかりやすさ」にこだわった点である．私は，本書が読者の皆さんの目標実現の一助となることを願っている．そこで私の好きな言葉を2つここに記したい．

　「高い目標をもつこと．その目標に見合った努力をすること．最後の最後まであきらめないこと．その目標は，きっと実現されるであろう」

　「人生における幸運（ラッキー）とは誰のところにも訪れるわけではない．それはチャンスに対して準備ができている者のところにだけ訪れるのである」

　最後に，本書をまとめるにあたり多大なお力添えをいただいた羊土社編集部の，今城葉月氏，田頭みなみ氏に深く感謝申し上げます．

2019年12月

執筆者を代表して

田地 陽一

栄養科学イラストレイテッド 演習版
基礎栄養学ノート
第4版

本書の使い方

本書は，各章のはじめのページでまずこれから学習する内容の全体像をとらえ（下記**1**），次の「要点整理問題」で空欄に書き込むことで要点を押さえながら"基礎栄養学"の知識を身に付けていける構成となっています（下記**2**）．仕上げに章末の「演習問題」で国家試験本番に臨むつもりで力試しができます（下記**3**）．

1 学習に入る前のウォーミングアップ

🔍 **学習のポイント** — これから学習する内容の重要ポイントを理解しましょう．

📖 **学習の前に** — 高校までに習う事項など，学習の前に知っておくべき内容を確認します．

✏️ **書いてみよう！** — 必ずマスターしておくべき概念図や用語などを実際に手を動かして覚えましょう．

🗝️ **Keywords** — その章で重要となるキーワードをチェックしましょう．

2 書き込みながら要点を整理しましょう

 要点整理問題 — 記述式の問題です．穴埋め箇所【 　 】に該当語句をあてはめ，要点を整理しましょう．文章の頭に●がついた問題は特に重要です．ページ下の答えは付録の赤シートで隠せるので，マスターするまでくり返し学習できます．

〔本文中での凡例〕
Text p.000 — 姉妹版テキスト
『栄養科学イラストレイテッド 基礎栄養学 第4版』の参照ページを掲載しています．
フィードバック学習にお役立てください．

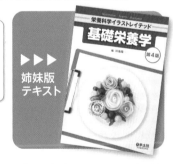

姉妹版テキスト

3 国試に準じた形式の問題で実力を試しましょう

 演習問題 — 選択式の問題です．該当するものを選んでください．国家試験に準じた内容と形式です．

重要 — このマークのついた問題は特に重要です．

〔本文中での凡例〕
 解答と解説 ➡ 📖 別冊p.000 — **解答と解説**は**とじ込み別冊**を参照してください．

執筆者一覧

※所属は執筆時のもの

■ 編 者

田地　陽一　　　　　東京家政大学栄養生理学研究室 教授
たち　よういち

■ 執 筆 （掲載順）

田地　陽一　　　　　東京家政大学栄養生理学研究室 教授
たち　よういち

深津　佳世子（佐々木）　共立女子大学家政学部食物栄養学科 教授
ふかつ　かよこ（ささき）

木村　万里子　　　　神戸女子大学家政学部管理栄養士養成課程 准教授
きむら　まりこ

坂本　友里　　　　　東京家政大学家政学部栄養学科 助教
さかもと　ゆり

永井　俊匡　　　　　高崎健康福祉大学健康福祉学部健康栄養学科 准教授
ながい　としただ

大口　健司　　　　　椙山女学園大学生活科学部管理栄養学科 教授
おおぐち　けんじ

寺島　健彦　　　　　常葉大学健康プロデュース学部健康栄養学科 准教授
てらしま　たけひこ

石田　淳子　　　　　金城学院大学生活環境学部食環境栄養学科 准教授
いしだ　じゅんこ

海野　知紀　　　　　東京家政学院大学人間栄養学部人間栄養学科 教授
うんの　とものり

栄養科学イラストレイテッド 演習版

基礎栄養学ノート

第4版

第 1 章

栄養の概念

🔍 学習のポイント

❶ 栄養の定義を理解し，「栄養」と「栄養素」の違いを明確にする．

❷ 三大栄養素と五大栄養素がどのようにはたらくのか理解する．

❸ 三大栄養素の大部分は，生体内のどこにたどり着くのか理解する．

❹ 栄養学の歴史を知り，必要なことを覚える．

❺ 遺伝子多型とはどのようなものか知り，栄養素に対する応答の個人差を理解する．

❻ 遺伝子多型と，生活習慣病発症との関連を理解する．

📖 学習の前に

☐ 細胞内小器官のミトコンドリアとリボソーム（リボゾーム）のはたらきだけは覚えておこう．ミトコンドリアは ATP 合成，リボソーム（リボゾーム）はたんぱく質合成である．

☐ 三大栄養素（エネルギー産生栄養素）とは，糖質，脂質，たんぱく質のことである．

☐ DNA，遺伝子，ゲノムは，すべて体の設計図としてのはたらきがある．

🔑 Keywords

● 栄養 ● 五大栄養素 ● ミトコンドリア ● リボソーム（リボゾーム） ● 倹約遺伝子
● 遺伝子一塩基多型（SNP）

書いてみよう！

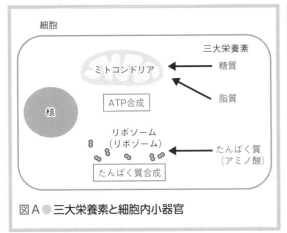

図A ● 三大栄養素と細胞内小器官

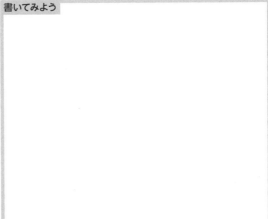

書いてみよう

☕ coffee break

管理栄養士国家試験の最も効率的な勉強法「最近の過去問を解け」

　管理栄養士国家試験の最も効率的な勉強法を教えよう．過去5〜6年の問題を中心に実際に出題された問題をくり返し勉強することである．受験生の心理として，過去問は実力を試すために後に取っておきたいという気持ちがはたらくかもしれない．これは大きな間違いである．疑いの余地はなく，最も効率的な勉強法は最近5〜6年の過去問をくり返し解き，完璧にすることである．しかもなるべく早い時期にである．力試しは，受験業者の行う模擬試験で十分できる．

　管理栄養士国家試験の問題出題にあたり，管轄の厚生労働省は管理栄養士国家試験出題基準（ガイドライン）を公表している．受験生にはあまり知られていないかもしれないが，このガイドラインのなかでとても重要な発表をしている．「試験問題のプールについて」である．ここでいうプールというのは，あの泳ぐプールではない．プールとは溜めるとか蓄えるという意味である．国家試験のレベルが年によって難しすぎたり，易しすぎたりしないように，良質な出題問題は保存し再び出題すると発表している．

　実際，問題を解いてみると同じような問題が何度も出題されていることに気づくであろう．一度出た問題は，また今年も出る可能性大なのである．そしてくり返して過去問を解いていると，どこを勉強すれば得点できるのか自然にわかってくる．ちなみに，本書の演習問題は，最近の過去問を多く採用し，理にかなった問題を提供している．もう一度いおう．合格したければ，早いうちから最近5〜6年の過去問をくり返し解き，完璧にすることである．これは，基礎栄養学だけの話ではなく，すべての科目に共通していえることである．

要点整理問題

【　　】に該当する語句を入れて学習しましょう

1 栄養の定義

Text
p.15

A. 栄養とは

- われわれヒトは，物質を外界から摂取し，消化・吸収する．その後，体内でエネルギー源として使用したり，体の材料として用いたりした後，不要な物質を老廃物として排泄している．こうした生命活動の営みすべてを「【01　　　】」という．この際，摂取される物質を「【02　　　】」という．つまり「栄養」とは，食物として「栄養素」を摂取して，その成分をエネルギー源や体成分に利用することである．

- **栄養学**とは，「栄養素」のみについて学ぶ学問ではない．栄養素の分類やはたらき，おのおのの栄養素の消化・吸収，体内での代謝，老廃物の排泄に至るまでのすべてを学ぶものである．

- ヒトの栄養概念を図1に示した．ここで用いられている「**代謝**」とは，生体内における物質の化学反応である．栄養素が，エネルギーに変化することや，体の構成成分に変化することをいう．

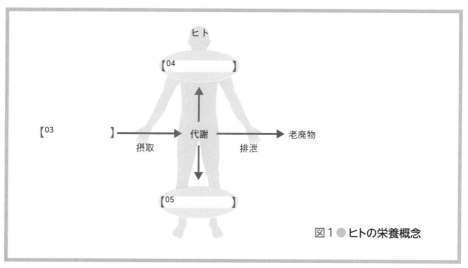

図1●ヒトの栄養概念

B. 栄養素の種類とはたらき

- ヒトが代謝を営むために外界から体内へ摂取する物質を【01　　　】という．栄養素は食物に含まれており，ヒトは食物を摂取することで栄養素を得ている．
- 栄養素は，次の5つに大別される．①【02　　　】，②【03　　　】，③【04

---

1 A 01 栄養　02 栄養素　03 栄養素　04 エネルギー　05 体成分　（04，05は順不同）
　 B 01 栄養素　02 糖質　03 脂質　04 たんぱく質

　　　　　　　　】，④【05　　　　　　　　】，⑤【06　　　　　　　　】である．これらを**五大栄養素**という．

さらに，①糖質，②脂質，③たんぱく質は体内で燃焼して，【07　　　　　　　　】をつくり

出すことができるため熱量素，または**三大栄養素**（エネルギー産生栄養素）といわれる．

● おのおのの栄養素がどのようにはたらくのかを図2に示した．このうち，【08

　　　　　　　　】として重要なのは，**糖質**と**脂質**である．**たんぱく質**は主に，【09　　　　　　　　】となる．

ビタミンと**ミネラル（無機質）**は，体内の代謝を円滑に進めるための**調節因子**としてはた

らくが，三大栄養素に比べてケタ違いに微量で効果を有している．

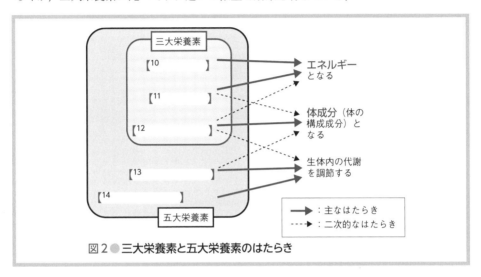

図2 ● 三大栄養素と五大栄養素のはたらき

C. 三大栄養素はどこにたどり着くのか

● 食事で摂取する栄養素の大半は三大栄養素である糖質，脂質，たんぱく質である．消化・

吸収後，各栄養素は，血流にのって全身の細胞にたどり着く．その後，【01　　　　　】，

【02　　　　】の大部分はATP合成の材料となるため【03　　　　　　　　】にたどり着

く．また，【04　　　　　　　】は，アミノ酸となり，**体たんぱく質合成の場**である【05

　　　　　　　】へ大部分がたどり着き，体たんぱく質に再合成されるのである．図Aにその

イメージを示した．

---

1 B 05 ビタミン　06 ミネラル（無機質）　（02〜06は順不同）
　　07 エネルギー（ATP：アデノシン三リン酸）　08 エネルギー源　09 体成分（体の構成成分）
　　10 糖質　11 脂質　12 たんぱく質　13 ミネラル（無機質）　14 ビタミン
　　C 01 糖質　02 脂質　（01，02は順不同）　03 ミトコンドリア　04 たんぱく質
　　05 リボソーム（リボゾーム）

2 栄養と健康・疾患

Text
p.16

A. 栄養学の歴史 (表1)

1) 三大栄養素の発見

● 1827年イギリス人の**プラウト**は，食品から糖，油，卵白様物質の３つを分離し，糖質，脂質，たんぱく質の【01　　　　　　　】の**概念**を提唱した．さらに彼は胃酸の検出にも成功している．

2) エネルギー代謝に関する発見・貢献

● 食物から生きるためのエネルギーを得ることは，ヒトが生命を維持するうえで最も重要なことの１つであろう．エネルギー代謝に関する研究は，1777年フランス人の【02　　　　　　　】によりはじめられた．彼は物質の燃焼が，空気中のO_2による酸化分解であると証明した．その後，ヒトの呼吸も燃焼と同様に熱を発生することを発見する．このことは栄養学上重要なエネルギー代謝研究へと発展することになる．

● 1902年【03　　　　　　　】は，１gあたりの消費熱量を，糖質4.1 kcal，脂質9.3 kcal，たんぱく質4.1 kcalと定めた．さらに彼は，**特異動的作用（SDA）**の発見にも成功している．その１年後，1903年にアメリカ人の【04　　　　　　　】は，１gあたりの消費熱量を，糖質4 kcal，脂質9 kcal，たんぱく質4 kcalとわかりやすく整数で定めた．これは【05　　　　　　　】と呼ばれ，現在も使用されている．

> **特異動的作用（SDA）**
> 食物を摂取することによって消化機能が活発にはたらき．そのことでエネルギー消費が発生すること．現在では**食事誘発性熱産生**（DIT）と呼ばれることの方が多い．

● 1905年ドイツ人の**クヌープ**は，脂肪酸のβ位が酸化されるという，**β酸化説**を提唱した．そのβ酸化の生成物である【06　　　　　　　】は，1952年に**リネン**により発見されている．

● 1916年アメリカ人の**デュボア兄弟**は，身長と体重から体表面積を求める式を考案し発表している．

● 1921年**マイヤーホフ，エムデン**，コリ夫妻らの研究により【07　　　　　　　】が明らかにされた．その後1937年にドイツ生まれのイギリス人である**クレブス**により【08　　　　　　　】が発見された．

3) たんぱく質に関する発見・貢献

● 1836年に**ブサンゴー**は，【09　　　　　　　】の概念を提唱した．この発見により摂取した窒素量と排泄された窒素量を比較することによって，食品たんぱく質の栄養価測定が可能となった．1838年に【10　　　　　　　】が，動物性成分をたんぱく質（protein）と名前をつけ，結果的にこれが**たんぱく質（protein）の命名**となった．1840年【11　　　　　　　】は，食品中の窒素はほとんどがたんぱく質由来であることを見出し，食品たんぱく質の栄

---

2 A 01 三大栄養素　02 ラボアジェ　03 ルブナー（ルブネル）　04 アトウォーター
05 アトウォーター係数　06 アセチルCoA　07 解糖系
08 クエン酸回路（TCA回路，トリカルボン酸回路，クレブス回路）　09 窒素平衡　10 ムルダー
11 リービヒ

養価は窒素の含有量に基づくものとした.

- 1883年【12　　　　　　】は，たんぱく質を硫酸分解する窒素定量法を開発した. これにより，窒素出納法によるたんぱく質の栄養価測定が容易になった.
- 1936年ローズは，不可欠アミノ酸（必須アミノ酸）としての【13　　　　　　】を発見し，8種類の不可欠【14　　　　　　】を確定した.

4）ビタミンに関する発見・貢献

- ビタミンの研究史は，**脚気**の原因解明にはじまる. 1884年日本の海軍軍医であった【15　　　　　　】は，航海中の食事改善により脚気を予防できることをつきとめた. これは後の【16　　　　　　】発見に貢献することになる. 彼は，後に東京慈恵会医科大学を創設する. また，1897年オランダ人の【17　　　　　　】は，白米飼育で脚気になったニワトリが，米ぬか摂取で回復することを確認する. この発見も後のビタミンB_1発見に貢献することになり，彼はノーベル賞を受賞している. 1911年に【18　　　　　　】は，米ぬかから抗脚気成分の**オリザニン**（粗ビタミンB_1）を発見し，その1年後の1912年に【19　　　　　　】が米ぬかから抗脚気因子を抽出し，**ビタミンと命名**した. ビタミンB_1という名前は，後につけられることになるが，事実上これが**ビタミンB_1の発見**といってよいだろう.
- アメリカ人の**マッカラム**は，1917年に【20　　　　　　】を，1925年に【21　　　　　　】を発見し，ビタミンの発見に大きく貢献した.

5）栄養学上重要なその他の発見・貢献

- 1844年【22　　　　　　】は，膵液に脂肪を脂肪酸とグリセロールに分ける作用があることを発見し，**リパーゼ**の存在を示唆した. 1880年【23　　　　　　】は，脂肪酸は吸収中に中性脂肪となりリンパ管に入ることを発見した.
- 日本の【24　　　　　　】は，1920年内務省栄養研究所を設立した. これは現在の**国立健康・栄養研究所**であり，日本の栄養学研究の礎を築いたといえる.
- 1929年バー夫妻は，【25　　　　　　】を解明している.
- 1962年ニールは，【26　　　　　　】を提唱した. これは，基礎代謝や食事誘発性熱産生を低下させる遺伝子の存在を示唆したものであった. 33年後の1995年に**アドレナリンβ_3受容体**の遺伝子多型が，脂肪組織の脂肪分解やエネルギー代謝に変化を及ぼすことが明らかにされ，彼の仮説を強く支持する報告となった.

---

2 **A** 12 ケルダール　13 スレオニン（トレオニン）　14 アミノ酸必要量　15 高木兼寛（かねひろ）　16 ビタミンB_1
17 エイクマン　18 鈴木梅太郎　19 フンク　20 ビタミンA　21 ビタミンD　22 ベルナール
23 ムンク　24 佐伯矩（ただす）　25 必須脂肪酸　26 倹約遺伝子仮説

表1 ● 栄養学の歴史

西暦	人物	事柄
1777	【27　　　　　】	物質の燃焼が，空気中のO_2による酸化分解であると証明 ヒトの呼吸も燃焼と同様に熱を発生することを発見
1827	【28　　　　　】	三大栄養素の概念を提唱 胃酸の検出
1836	【29　　　　　】	窒素平衡の概念を提唱
1838	【30　　　　　】	たんぱく質（protein）の命名
1840	【31　　　　　】	食品中の窒素はほとんどがたんぱく質由来であることを発見
1844	【32　　　　　】	脂肪を脂肪酸とグリセロールに分ける作用が膵液にあることを発見（リパーゼ発見に貢献）
1880	【33　　　　　】	脂肪酸は吸収中に中性脂肪となりリンパ管に入ることを発見
1883	【34　　　　　】	たんぱく質を硫酸分解する窒素定量法を開発
1884	【35　　　　　】	海軍軍医として航海中，食事改善により脚気を予防できることを発見（ビタミンB_1発見に貢献）
1897	【36　　　　　】	白米飼育で脚気になったニワトリが，米ぬか摂取で回復することを確認（ビタミンB_1発見に貢献），ノーベル賞受賞
1902	【37　　　　　】	1 gあたりの消費熱量を，糖質4.1 kcal，脂質9.3 kcal，たんぱく質4.1 kcalと定めた 特異動的作用（SDA）の発見
1903	【38　　　　　】	1 gあたりの消費熱量を，糖質4 kcal，脂質9 kcal，たんぱく質4 kcalと定めた（アトウォーター係数）
1905	【39　　　　　】	脂肪酸のβ酸化を発見
1911	【40　　　　　】	抗脚気成分のオリザニンを米ぬかから発見（粗ビタミンB_1の発見）
1912	【41　　　　　】	ビタミンの命名，ビタミンB_1の発見
1916	【42　　　　　】	身長と体重から体表面積を求める式を考案
1917	【43　　　　　】	ビタミンA，ビタミンD（1925年）の発見
1920	【44　　　　　】	日本ではじめての栄養研究所設立，現在の国立健康・栄養研究所の創始者
1921	【45　　　　　】 【46　　　　　】	解糖系の発見（コリ夫妻らも解糖系の発見に貢献）
1929	【47　　　　　】	必須脂肪酸の解明
1936	【48　　　　　】	必須アミノ酸8種類の必要量を確定，スレオニン（トレオニン）の発見
1937	【49　　　　　】	クエン酸回路，尿素回路（オルニチン回路）の発見
1952	【50　　　　　】	アセチルCoAの発見
1962	【51　　　　　】	倹約遺伝子仮説を提唱

□エネルギー代謝に関する発見・貢献，■たんぱく質に関する発見・貢献，■ビタミンに関する発見・貢献，□その他

2 A 27 ラボアジェ　28 プラウト　29 ブサンゴー　30 ムルダー　31 リービヒ　32 ベルナール
33 ムンク　34 ケルダール　35 高木兼寛　36 エイクマン　37 ルブナー（ルブネル）
38 アトウォーター　39 クヌープ　40 鈴木梅太郎　41 フンク　42 デュボア兄弟　43 マッカラム
44 佐伯矩　45 マイヤーホフ　46 エムデン　47 バー夫妻　48 ローズ　49 クレブス　50 リネン
51 ニール

B. 欠乏症と過剰症

● 栄養失調症の代表例は2つある．【01　　　　　　　　　】は総エネルギーに加え，特に**たんぱく質の欠乏**により起こる．典型的な症状は，【02　　　　　　　】である．【03　　　　　　　】は，総エネルギーの不足によるエネルギー欠乏症である．典型的な症状は，著しい体重減少を伴う衰弱である．

C. メタボリックシンドローム・生活習慣病

1）メタボリックシンドローム（内臓脂肪症候群）

● 高血圧症，脂質異常症，糖尿病などの生活習慣病は，それぞれの病気が別々に進行するのではなく，おなかのまわりの内臓に脂肪が蓄積した**内臓脂肪型肥満**が大きくかかわるものであることがわかってきた．内臓脂肪型肥満に加えて，高血糖，高血圧，脂質異常のうちいずれか2つ以上をあわせもった状態を，【01　　　　　　　　　　　】といい，生活習慣病の一歩手前の状態であるといえる（**図3**）．

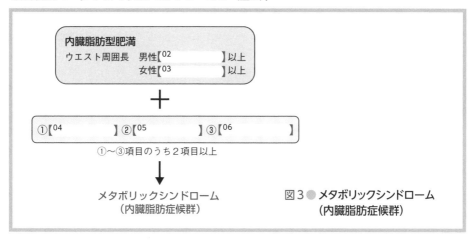

図3 ● メタボリックシンドローム（内臓脂肪症候群）

2）生活習慣病

● **生活習慣病**とは，「食習慣，運動習慣，休養，喫煙，飲酒などの生活習慣が，その発症・進行に関与する疾患群」と定義されている．実際の発症には生活習慣（【07　　　　　　】）だけではなく，先天的な体質，つまり遺伝子の影響（【08　　　　　　】）も大きく関与している．代表的な疾患としては，**高血圧症，脂質異常症，糖尿病，動脈硬化**，痛風，がんなどがある．現在，日本人の死因の約3分の2が生活習慣病である．

D. 食事摂取基準

● 【01　　　　　　　　　】とは，ヒトが健康を維持し，問題なく日常生活を営むために，国（厚生労働省）が策定するエネルギー摂取量や栄養素摂取量の基準である．現在，日本人の食事摂取基準は【02　　　　　】ごとに改定されており，「**日本人の食事摂取基準（2020年**

---

2 **B** 01 クワシオルコール（クワシオルコル）　02 腹部の膨張　03 マラスムス
　　C 01 メタボリックシンドローム（内臓脂肪症候群）　02 85 cm　03 90 cm　04 高血糖
　　05 高血圧　06 脂質異常　（04〜06は順不同）　07 環境因子　08 遺伝因子
　　D 01 食事摂取基準　02 5年

版）」[1] は2024年度まで使用される．食事摂取基準に示されている数値は，習慣的な摂取量を1日あたりに換算して示してある．現在の食事摂取基準（2020年版）は，栄養素欠乏症だけでなく，生活習慣病予防ならびに過剰摂取による健康障害にも対応するために摂取量の範囲が示されている．

- 「日本人の食事摂取基準（2015年版）」からエネルギーの指標は，これまで使われてきた推定エネルギー必要量からBMI（body mass index）をメインで用いることに変わった．エネルギーの摂取量および消費量のバランス（エネルギー収支バランス）の維持を示す指標として，BMIが採用されたが（表2），エネルギー必要量の概数が必要であることから，これまで使われてきた推定エネルギー必要量を参考表（付表4）として示すことになった．

表2●目標とするBMIの範囲（18歳以上，男女共通）

年齢（歳）	目標とするBMI（kg/m²）
18～49	18.5～24.9
50～64	20.0～24.9
65～74	21.5～24.9
75以上	21.5～24.9

文献1をもとに作成

- 表3に，栄養素に関して設定されている指標を示した．また，指標として**推定平均必要量（EAR）**，**推奨量（RDA）**，**目安量（AI）**，**耐容上限量（UL）**の概念図を図4に示した．
- 図4に示されていないものとして**目標量（DG）**という指標がある．目標量とは，長期間にわたる調査研究の結果に基づいて求められたものであり，生活習慣病の一次予防を特に重視し，これに対応するために設定された指標である．高血圧症，脂質異常症，脳卒中，心筋梗塞，胃がんなどの一次予防に的を絞り，栄養素の種類は，脂質（脂肪酸），コレステロール，炭水化物，食物繊維，カルシウム，ナトリウム（食塩），カリウムについて設定されている．
- 食事摂取基準の詳細は，巻末に付表として示してあるので参考にしてほしい．また，付表にも穴埋め問題が作成されているので取り組んでほしい．

表3●日本人の食事摂取基準（2020年版）における栄養素の設定指標

推定平均必要量（EAR）	ある母集団における平均必要量の推定値．ある母集団に属する50％の人が必要量を満たすと推定される1日の摂取量
【03　　　　　　　　】	ある母集団のほとんど（97～98％）の人々において1日の必要量を満たすと推定される1日の摂取量
目安量（AI）	推定平均必要量および推奨量を算定するのに十分な科学的根拠が得られない場合に，特定の集団の人々がある一定の栄養状態を維持するのに十分な量
耐容上限量（UL）	健康障害をもたらす危険がないとみなされる習慣的な摂取量の上限を与える量
目標量（DG）	生活習慣病の発症予防を目的として，特定の集団において，その疾患のリスクや，その代理指標となる生体指標の値が低くなると考えられる栄養状態が達成できる量として算定し，現在の日本人が当面の目標とすべき摂取量

2 D 03 推奨量（RDA）

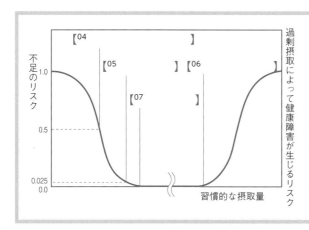

図4 ● 食事摂取基準の各指標の概念

縦軸は，個人の場合は不足または過剰によって健康障害が生じる確率を，集団の場合は不足状態にある者または過剰摂取によって健康障害を生じる者の割合を示す．文献1より引用

3 遺伝形質と栄養の相互作用

Text p.20

● 体の設計図の解明に関する研究は，この20年ほどの間に急速に進んだ．1990年から13年間にわたり行われた【01　　　　　　　　　】は，ヒトの全遺伝子配列の解明をめざして行われた国際共同プロジェクトであった．このプロジェクトの成果は，多くの疾患に対する治療や予防を飛躍的に進歩させている．1人ひとりの体質が異なることを把握したうえで，個人別のオーダーメイドな医療がスタートしている．

A. 体の設計図であるDNA，遺伝子，ゲノム（図5）

1）DNAと遺伝子

● DNA（<u>d</u>eoxyribo<u>n</u>ucleic <u>a</u>cid：デオキシリボ核酸）と**遺伝子**が同一のものと思っている人は多いと思うが，同一ではない．DNAも遺伝子も【01　　　　　】としてのはたらきをもっている点については同じであるが，やはり同一ではない．

● DNAは，4種類の**塩基**と呼ばれる材料（アデニン：A，グアニン：G，チミン：T，シトシン：C）で主に構成されるひも状の物質である．このひも状の物質は体の設計図としての情報をもっているが，ひものすべてが設計図になっているわけではない．実際に設計図として意味をもつ領域は非常に少なく限定されている．この，体の設計図としてのはたらきをもつ領域を【02　　　　　】という．非常に長いひもの中に遺伝子は点在している．1つ1つの遺伝子はおのおの別々のたんぱく質の構造を決める設計図になっている．

2）ゲノム

● ヒトの体は多数の細胞からできているが，これらの細胞はもともと1個の受精卵に由来する．1個の受精卵が細胞分裂することにより2個，4個，8個，16個，32個と増え多数の細胞となり，体をつくっている．細胞分裂が起こる際，核の中に格納されているDNAは

---

2 D 04 推定平均必要量　05 推奨量　06 耐容上限量　07 目安量
3 01 ヒトゲノムプロジェクト（ヒトゲノム計画）　A 01 体の設計図　02 遺伝子

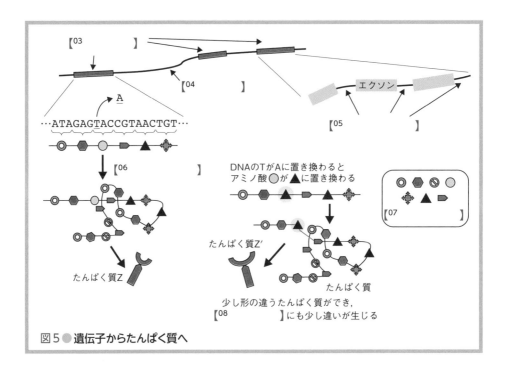

図5 ● 遺伝子からたんぱく質へ

（図中のラベル）
【03　　　】
【04　　　】
エクソン
【05　　　】
A
…ATAGAGTACCGTAACTGT…
【06　　　】
【07　　　】
DNAのTがAに置き換わると
アミノ酸○が▲に置き換わる
たんぱく質Z
たんぱく質Z'
たんぱく質
少し形の違うたんぱく質ができ,
【08　　　】にも少し違いが生じる

【09　　　】倍に複製され，それぞれの細胞に全く同じDNAが分配されている．したがっ
て，全身の細胞はすべて同一の【10　　　】と【11　　　】をもっているのである．

● 1つの細胞の核に含まれるDNAは1.8 mもあり，格納している容積に対してあまりにも長
い．そのため，複製つまりコピーを行うにあたって扱いやすいように【12　　　】本に分
断されている．これらを【13　　　】という．この46本の染色体の半分である23本
は，父親から受け継いでいる．残りの23本は母親から受け継いだものである．そのため染
色体は対をなしており【14　　　】対存在する．この染色体の中には多数の遺伝子が含ま
れている．

● 遺伝子1つ1つはたんぱく質の部品をつくるための設計図にすぎず，ヒトの体1人分をつ
くるのに必要な遺伝情報のセットを【15　　　】という．片親からもらっている23本
の染色体の情報量が1セットのゲノムである．つまり，1個の細胞にはゲノムが【16　　　】
セット存在する．

3）遺伝子やゲノムはなぜ体の設計図といえるのか

● ヒトの体の骨格となる骨や筋肉の大部分は**たんぱく質**でできている．そのたんぱく質の形
を決めているのが遺伝子の配列であり，その集合体が【17　　　】である．したがっ
て，遺伝子やゲノムは体の設計図であるといえるのである．

● 遺伝子内の塩基配列は3つで1つの意味をもっており，たんぱく質の材料となる**アミノ酸**
という部品の種類を指定している．この塩基配列の指示に従いアミノ酸は横に並び結合し，

3 A 03 遺伝子　04 DNA　05 イントロン　06 たんぱく質　07 アミノ酸　08 機能的　09 2
10 DNA　11 遺伝子　（10，11は順不同）　12 46　13 染色体　14 23　15 ゲノム　16 2
17 ゲノム

ひも状に伸びていく．アミノ酸が結合したひもは，伸びていくに従って次第に絡まり合ってくる．各アミノ酸の粒はお互いに引っ張り合う力をもっているからである．そして伸び続けるうちに，ひもは立体的な構造をもつようになる．立体的な構造をもつと体内で機能しうる物質となる．こうしてできたものが，【18　　　　　　　】である．設計図となる遺伝子の塩基配列が同一ならば，何度つくらせても同じように絡まり合い，同じ【19　　　　　　　】をもつ．この信じがたいほどの正確さが，われわれヒトの体をつくるために必要なことであり，体内で常に行われているのである．

B. 遺伝子多型とは

1）遺伝子多型の概念

● ヒトゲノムプロジェクトが行われる前までは，ホルモンのインスリンや筋肉たんぱく質のミオシンのように生命維持に不可欠なたんぱく質は，すべてのヒトで同じ構造をしていると考えられていた．つまり言い換えると，設計図である遺伝子も生命維持に不可欠なものはすべてのヒトで同一だと考えられていた．しかし，研究の進行に伴ってそれらの**遺伝子配列内に【01　　　　　　　】が存在する**ことが明らかとなったのである．それらの遺伝子配列の個人差が原因で**直接病気の発症に結びつく場合**と，**体質の差ですむ場合**があることもわかった．【02　　　　　　　】とは，簡単にいうと先天的に遺伝子内に存在する塩基配列の個人差のことである．

● 遺伝子多型はたんぱく質の【03　　　　】変化や【04　　　　】の違いを引き起こす（図5）．しかし，**遺伝子多型のすべてが，たんぱく質の機能変化や体質の違いを引き起こすわけではない．遺伝子多型のなかには，たんぱく質の機能変化にも体質の違いにも影響を与えないものも存在する．**これを理解するためには生化学の正しい知識が必要となるが，ここでは一番簡単な例を用いて端的に述べておこう．DNAの中で体の設計図として実際に機能する領域を遺伝子ということはすでに述べた．しかし，実は遺伝子配列の中にも実際には使われない領域が存在する．これを【05　　　　　　　】という．逆に遺伝子配列の中で実際にたんぱく質の設計図になる領域を【06　　　　　　　】という．このイントロン内に存在する配列の個人差も【07　　　　　　　】である．しかし，設計図として使われないため，たんぱく質の機能変化にも体質の違いにも影響を与えないものが大部分を占めるのである．ただ詳細に言及すると，イントロン内に存在する遺伝子多型のなかには体質に影響を与えるものも稀に存在する．前述したようにイントロン内に存在する遺伝子多型は，たんぱく質の形には影響を与えない．しかし，細胞内でつくられるたんぱく質の量を変化させることがあるため，体質に影響を与えるものもあるのである．

2）遺伝子多型と稀なバリエーション

● 遺伝子内に配列の違いが生じることを**遺伝子【08　　　　】**という．遺伝子多型とは，遺伝子変異の存在がヒトの集団の【09　　　】％以上にみられる場合をいう．言い換えれば，100人に1人以上その遺伝子変異が存在する状態である．もっと具体的に例をいうと，100

---

3 A 18 たんぱく質　19 立体構造　B 01 個人差　02 遺伝子多型　03 機能　04 体質　05 イントロン　06 エクソン　07 遺伝子多型　08 変異　09 1

人中20人とか30人が遺伝子変異をもつことも少なくない．このような遺伝子変異の場合，それが直接病気の発症に結びつくケースは皆無といってよい．つまり，**体質の差**ですむ．これが**遺伝子多型**である．しかし，体質の差ですむといっても「糖尿病に罹りやすい体質」，「高血圧になりやすい体質」という形で現れてくる場合も多くあるため，軽視することはできない．

● 遺伝子多型の出現頻度は【10　　　　】によって**異なる**．例えば，糖尿病に罹りやすくなる遺伝子多型の1つは，白色人種では多くみられるが，黄色人種ではほとんどみられないといったことがよくある．

● 遺伝子変異の存在がヒトの集団の1％未満の場合を稀なバリエーションという．稀なバリエーションは直接病気の発症に結びつく場合が少なくない．この稀なバリエーションという言葉はまだすべての専門家からコンセンサス（合意）を得られているわけではなく，統一した言い方が決まっていないのが実状である．

3）遺伝子多型の種類

● 遺伝子多型は大別して4種類ある．図6にそれを示した．ある程度のまとまった数の塩基配列が，入り込む「挿入」，抜け出る「欠失」，同じ配列が何度もくり返され，人によってそのくり返しの数が異なる「くり返し」，そして1つの塩基だけが別の塩基に置き換わる「【11　　　　　　】」である．一塩基多型のことを【12　　　　　　　　　】（【13　　　　　　】またはSNPs：スニップス）ともいい，最も多く存在する遺伝子多型である．したがって，人の体質を左右するうえでも**最も重要な遺伝子多型は，**【14　　　　　　　　　】である．ヒトゲノムの中には，300〜1,000塩基配列に1つはSNPが存在することがわかっている．

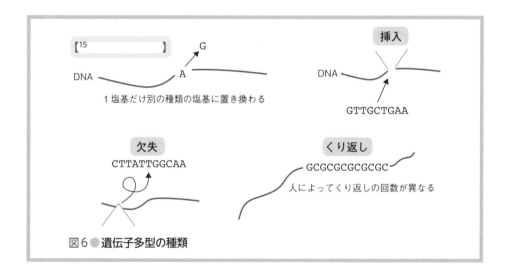

【15　　　　　　】

DNA　　　　　A　→　G

1塩基だけ別の種類の塩基に置き換わる

挿入

DNA

GTTGCTGAA

欠失

CTTATTGGCAA

くり返し

GCGCGCGCGCGC

人によってくり返しの回数が異なる

図6●遺伝子多型の種類

---

3 B 10 人種　11 一塩基多型　12 遺伝子一塩基多型　13 SNP：スニップ
14 遺伝子一塩基多型（SNP：スニップ）　15 一塩基多型（SNP）

C. 生活習慣病と遺伝子多型

● 生活習慣病は，先天的な体質と食習慣などの環境が複雑に絡み合って発症に至る疾患である．その先天的な体質を決めているのが遺伝子多型である．主な生活習慣病と遺伝子多型を表4に示した．1つ1つの遺伝子多型の影響力はそれほど強いものではない．遺伝子多型は複数が同時に影響し合い，生活習慣も絡み合って発症に至るのである．このような疾患のことを多因子疾患と呼ぶこともある．

表4 ● 主な生活習慣病と遺伝子多型

糖尿病	TCF7L2 (転写因子7様2：T細胞だけに発現する遺伝子転写因子の1つ)，インスリン受容体，アディポネクチンなど多数
脂質異常症	【01　　　　　】(リポたんぱく質リパーゼ)，【02　　　　　】受容体，アポCⅡなど多数
高血圧症	ATP2B1 (カルシウム輸送ATP分解酵素)，SLC39A8 (金属イオン輸送体)，ACE (アンジオテンシン変換酵素) など多数

D. 倹約 (節約) 遺伝子仮説

● 食べ物が乏しい環境でも少ないエネルギー量で生存でき，体内に効率よく脂肪を蓄えられる，すなわち，エネルギーを倹約 (節約) できる体質を生む遺伝子を【01　　　　　】という．

● この倹約遺伝子仮説を最初に唱えたのはアメリカ人の【02　　　　　】であった．現在までに倹約遺伝子として，【03　　　　　　　　　】，【04　　　　　　　】(脱共役たんぱく質遺伝子)，【05　　　　　　　】(ペルオキシソーム増殖剤活性化受容体遺伝子) などが確認されている．驚くべきことに，ニールが倹約遺伝子仮説を提唱した1962年には，これらの遺伝子群は1つも発見されていなかった．それが30年以上の時を経て次々に発見され，彼の主張の妥当性が証明されたのである．

1) アドレナリンβ_3受容体

● アドレナリンβ_3受容体は，アドレナリンの受容体の1つである．アドレナリンは，脂肪組織に存在する**ホルモン感受性リパーゼ**を活性化し，【06　　　　　】を促進する．アドレナリンβ_3受容体遺伝子内に存在する多型の片方の型をもつと，アドレナリンの作用が細胞内に伝達されにくくなる．そのため脂肪の燃焼が起こりにくくなり，肥満になりやすくなる．

2) UCP1 (脱共役たんぱく質)

● UCP1は，主に褐色脂肪組織に存在し，エネルギーを【07　　　】に変換するはたらきをしている．UCP1遺伝子多型の一方のタイプは，エネルギーを熱に変換しにくく，体が冷えやすいうえに太りやすいのである．

---

3 C 01 LPL　02 LDL　D 01 倹約遺伝子　02 ニール　03 アドレナリンβ_3受容体遺伝子
04 UCP1遺伝子　05 PPARγ遺伝子　06 脂肪燃焼　07 熱

3）PPARγ（ペルオキシソーム増殖剤活性化受容体）

- PPARγは脂質代謝に関与する種々の遺伝子発現を調節し，脂肪酸の【08　　　　　　】を促進させるはたらきがある．このため，遺伝子内の多型は脂肪の燃焼しやすい体質とそうでない体質をつくり出すのである．

文献

1）「日本人の食事摂取基準（2020年版）」（厚生労働省「日本人の食事摂取基準」策定検討会報告書）
2）「Nブックス　改訂 基礎栄養学」（林 淳三／監），建帛社，2010
3）「基礎栄養学　栄養素のはたらきを理解するために」（川端輝江／著），アイ・ケイコーポレーション，2011
4）「健康・栄養科学シリーズ　基礎栄養学 改訂第3版」（奥 恒行，柴田克己／編），南江堂，2010
5）「栄養科学イラストレイテッド　生化学 改訂第2版」（薗田 勝／編），羊土社，2012

3 D 08 β酸化

演習問題

該当するものを選択してください

Q1 栄養に関する記述である．正しいものの組み合せはどれか．(平成19年，第21回出題)

  a. 生物が生存に必要な物質を摂取して生命を維持する営みを栄養という．

  b. 食品中に含まれている成分を総称して栄養素という．

  c. 食事より摂取した栄養素から生体成分は合成できない．

  d. 摂取する栄養素の過不足は，身体機能の障害や疾病の原因となる．

  (1) aとd　(2) bとc　(3) aとb　(4) aとc　(5) cとd

Q2 栄養素に関する記述である．正しいものの組み合せはどれか．(平成23年，第25回出題)

  a. 摂取した栄養素は，生体内に蓄積されることはない．

  b. 摂取した栄養素は，生体内において他の栄養素に転換されることはない．

  c. 栄養素の必要量は，他の栄養素の摂取量によって変わることがある．

  d. 栄養素には，遺伝子の発現を調節するものがある．

  (1) aとb　(2) aとc　(3) aとd　(4) bとc　(5) cとd

重要 Q3 栄養学の歴史に関する記述である．正しいのはどれか．1つ選べ．(平成26年，第28回出題)

  (1) ルブネル（Rubner M）は，特異動的作用（食事誘発性熱産生）を発見した．

  (2) クレブス（Krebs HA）は，呼吸が燃焼と同じ現象であることを明らかにした．

  (3) ラボアジェ（Lavoisier AL）は，米ぬかの抗脚気因子をビタミンと命名した．

  (4) フンク（Funk C）は，不可欠アミノ酸（必須アミノ酸）の概念を確立した．

  (5) ローズ（Rose WC）は，クエン酸が酸化されてオキサロ酢酸になる回路を発見した．

Q4 栄養学の歴史に関する記述である．正しいのはどれか．1つ選べ．(平成21年，第23回出題)

  (1) ベルナール（Bernard C）は，牛乳から糖質，脂質，たんぱく質を分離した．

  (2) ルブネル（Rubner M）は，食品中の窒素がたんぱく質に由来することを発見した．

  (3) エイクマン（Eijkman C）は，エネルギー代謝の基礎を築いた．

  (4) ローズ（Rose WC）は，必須アミノ酸としてのトレオニンを発見した．

  (5) プラウト（Prout W）は，米ぬかの抗脚気因子をビタミンと命名した．

Q5 栄養素の過剰摂取とその病態の組み合せである．正しいのはどれか．1つ選べ．

(平成25年，第27回出題)

  (1) 炭水化物 －－－－クワシオルコル (kwashiorkor)

  (2) たんぱく質 －－－マラスムス (marasmus)

  (3) ビタミンB_1 －－－頭蓋内圧亢進

  (4) ビタミンD －－－高カルシウム血症

  (5) 葉酸 －－－－－－ペラグラ皮膚炎

Q6 栄養素の過剰摂取とその病態の組み合せである．正しいのはどれか．1つ選べ．
(平成27年，第29回出題)

(1) たんぱく質———クワシオルコル（kwashiorkor）

(2) 脂質——————貧血

(3) ビタミンD———頭蓋内圧亢進

(4) カルシウム———ミルクアルカリ症候群（カルシウムアルカリ症候群）

(5) 銅———————ヘモクロマトーシス（hemochromatosis）

重要 Q7 生活習慣病と遺伝子に関する記述である．正しいものの組み合せはどれか．
(平成23年，第25回出題)

a．2型糖尿病と関連する遺伝子は，複数存在する．

b．2型糖尿病と関連する遺伝子型をもっている人は，食生活を変えても糖尿病を発症する確率は変わらない．

c．肥満は，単一遺伝子の変異によって発現することが多い．

d．食塩摂取量の影響を受けて血圧が上昇しやすい人と，そうでない人がいる．

(1) aとc　(2) aとd　(3) bとc　(4) aとb　(5) cとd

重要 Q8 遺伝子発現と栄養に関する記述である．正しいものの組み合せはどれか．
(平成22年，第24回出題)

a．遺伝子の多型の中には，後天的に生じた変異も含まれる．

b．倹約遺伝子とは，基礎代謝の上昇を起こすように変異した仮説的遺伝子である．

c．遺伝子一塩基多型の中には，表現型に影響を与えないものがある．

d．遺伝子多型の出現頻度は，人種によって異なる．

(1) aとc　(2) aとd　(3) bとc　(4) aとb　(5) cとd

Q9 遺伝形質と生活習慣病の発症に関する記述である．正しいのはどれか．1つ選べ．
(平成24年，第26回出題)

(1) 倹約（節約）遺伝子は，効率よくエネルギーを消費させる仮説の遺伝子である．

(2) 2型糖尿病の発症には，遺伝素因は関わらない．

(3) ヒト遺伝子の塩基配列には，個人差はない．

(4) 肥満の遺伝形質をもつ人でも，肥満の予防は可能である．

(5) 遺伝子の一塩基多型（SNP）は，出生後の食生活の影響によって生じる．

重要 Q10 遺伝形質と栄養に関する記述である．正しいものの組み合せはどれか．
(平成19年，第21回出題)

a．遺伝子1塩基多型とは，生活習慣によって後天的に蓄積する遺伝子変異をいう．

b．生活習慣病の遺伝素因があると，生活習慣を改善しても発症リスクは変わらない．

c．2型糖尿病の発症に関連する複数の遺伝子多型が知られている．

d．遺伝子多型の中には，その遺伝子でつくられるたんぱく質の機能に影響を与えない変異がある．

(1) aとc　(2) aとd　(3) aとb　(4) bとc　(5) cとd

解答と解説 ➡ 別冊p.01

食物の摂取

学習のポイント

❶ 満腹感はどのように生じるのか，空腹感と食欲の違いは何か，またそれぞれの意味は何かを理解する．

❷ 摂食調節機構と摂食調節物質について，摂食中枢・満腹中枢など古くからの概念から，レプチンやグレリンなどの新しい概念まで理解する．

❸ サーカディアンリズムの特徴と，さまざまな因子の日内変動，規則正しい摂食の必要性について理解する．

学習の前に

☐ 生命活動はエネルギーの消費を伴う．生体が利用する主たるエネルギー分子はATPである．ATPは私たちが生きていくための電池のような役割を担っている．

☐ ATPは貯蔵できないため，つくり続けなければならない．1日にそのヒトの体重に相当するほどのATP量を合成して使っている．

☐ 生きるためのATP産生には①食事で得られる栄養と②酸素の2つが必要である．どちらかが滞れば生きていけない．①を得るための行動を摂食という．

☐ 食事をし続けてしばらくすると，それ以上は食べたくなくなる．これを満腹感という．

☐ 一定時間以上食事をしないでいると，食べずにはいられなくなる．これを空腹感という．

☐ 食べたいという欲求を食欲という．

☐ 満腹感，空腹感，食欲は脳がつかさどっている．

☐ 約24時間周期の生体リズムのことを日内リズム，サーカディアンリズム（概日リズム）という．

☐ サーカディアンリズムは主に光の明暗刺激によりつくられる．

Keywords

● 満腹感　● 空腹感　● 満腹中枢　● 摂食中枢　● レプチン　● サーカディアンリズム

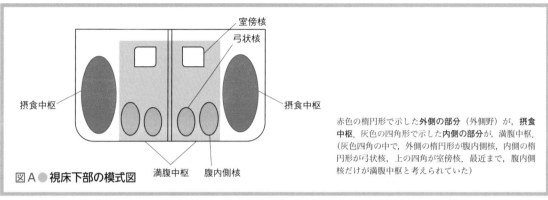

図A●視床下部の模式図

赤色の楕円形で示した**外側の部分**（外側野）が，**摂食中枢**．灰色の四角形で示した**内側の部分**が，満腹中枢．（灰色四角の中で，外側の楕円形が腹内側核，内側の楕円形が弓状核，上の四角が室傍核．最近まで，腹内側核だけが満腹中枢と考えられていた）

書いてみよう

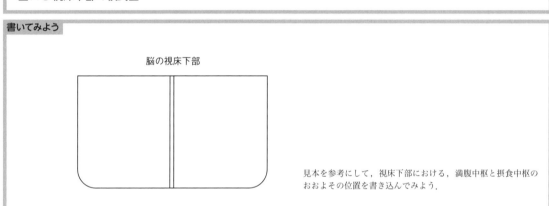

脳の視床下部

見本を参考にして，視床下部における，満腹中枢と摂食中枢のおおよその位置を書き込んでみよう．

☕ coffee break

大事な場面での「キュー！グルグル」そのとき，あなたは？

勉強中の読者の皆さん，空腹感はいかが？ よく勉強すると，脳の神経細胞がATPをたくさん使うので，おなかがすいてくる．そして，おなかがすいてくると…「キュー！グルグル」おなかの音が鳴ったりする．静かな試験中や，真剣なデート中の「キュー！グルグル」は，かなりの困りものである．では，どうしておなかがすくと，おなかが鳴るのだろうか？

それは，この章の学習に関連している現象である．胃が空の状態で時間が経過すると，胃腸は強い収縮や蠕動運動を起こす．この収縮や蠕動運動が自律神経系を介して摂食中枢に伝えられ空腹感を引き起こすといわれている．胃腸の収縮・蠕動運動に伴い，胃腸の中の空気や消化液が移動することで，「キュー！グルグル」という腹鳴が起こるのである．そう，おなかがすくとおなかが鳴るのではなく，おなかが鳴るとおなかがすくのである．

実は近年，この現象にはホルモンが関係していること

がわかった．空腹になると十二指腸から**モチリン**と呼ばれるホルモンが分泌され，胃から下部小腸へと伝わる蠕動運動が起こるということがわかったのだ．なんと，モチリンは胃に存在する神経叢と脳へ作用して，胃と脳の協調作用によって空腹期の収縮を引き起こしているということが明らかになりつつあるのだ[1]．モチリンは，胃腸の運動を促進して腸をキレイにするホルモンともいわれている．だから，「キュー！グルグル」のときは，ああ，モチリンがはたらいてくれている，と幸せに思った方がいいかもしれない．

ちなみに，どうしても「キュー！グルグル」を防ぎたい人，息を止めてもダメ．①空気を飲み込みすぎないこと（早食いせず，ゆっくりよくかんで食べる）．②胃腸の運動を刺激する飲食物（コーヒー，アルコール，炭酸飲料水，香辛料など）を避けること．③過度な緊張やストレスを避けること．これらの3つに気をつけて，アメでもなめるのが一番だと思われる．

1 満腹感・空腹感と食欲

Text p.29

A. 満腹感 (図1)

- 食事の際に満腹感を感じる主な理由は2つある．1つめの理由は，**胃壁の伸展**の刺激が【01 　 】を通じて脳に伝わるからである．
- 満腹感を感じる2つめの主な理由は，【02 　 】（血中【03 　 】濃度）が上昇するからである．具体的には，脳の【04 　 】の血中【03 　 】濃度が【05 　 】の血中【03 　 】濃度に比べて上昇するからである．

> memo
>
> 迷走とは，「定まった道や予想される道を大きく外れて進むこと」．**迷走神経**は，あまりにも広い範囲（脳神経のなかで唯一，腹部に達している）に分布するので，その名前がついた．

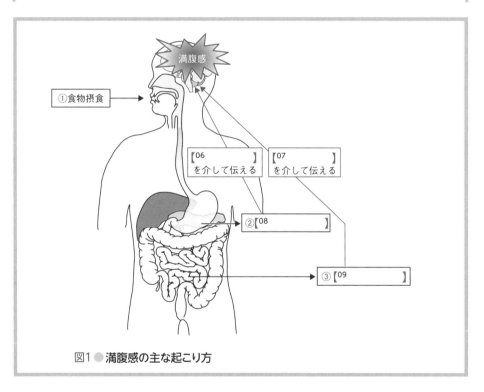

図1 ● 満腹感の主な起こり方

---

1 A 01 迷走神経 　02 血糖値 　03 グルコース 　04 動脈 　05 静脈 　06 迷走神経 　07 血液
　　 08 胃壁の伸展 　09 血糖値上昇

B. 空腹感

- 空腹感とは，生命維持のために備わった【01　　　　】を伴う感覚である．
- 空腹感が生じるためには，【02　　　　】が伸展しておらず，【03　　　　】が上昇していない状態は必要であるが，それ以外にもさまざまな要因が関与している（表1）．

表1 ● 空腹時と満腹時の体内動態

	空腹時	満腹時
脳の動脈血中グルコース濃度から静脈血中グルコース濃度を引いた値	【04　　　】い	【05　　　】い
血中遊離脂肪酸濃度	【06　　　】い	【07　　　】い
血中インスリン濃度	【08　　　】い	【09　　　】い
満腹中枢ニューロン活動	活動性【10　　　】い	活動性【11　　　】い
摂食中枢ニューロン活動	活動性【12　　　】い	活動性【13　　　】い

C. 食欲

- 空腹感と【01　　　　】は同じではなく全く異なるものである（図2）．
- 食欲は，出生以後の【02　　　　】によって形成される感覚である．
- 食欲は，脳の視床下部にある【03　　　　】中枢と【04　　　　】中枢を含む神経回路網によってコントロールされている．
- 食欲は，視床下部よりもさらに上の【05　　　　　　　　】の影響を大きく受ける．
- 食欲は，【06　　　】覚，【07　　　】覚，【08　　　】覚，触覚，味覚を介した食物刺激や食物に関する想像・記憶によって【09　　　　】が刺激を受けることが発生の要因となることも多い．
- 強いストレスは食欲を【10　　　　】させる．
- 食前のアルコール摂取は胃液の分泌を亢進させ，食欲を【11　　　　】させる．

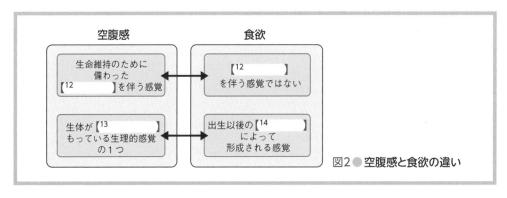

図2 ● 空腹感と食欲の違い

---

2 摂食量の調節

Text p.31

A. 中枢の摂食調節

- 古くから，視床下部において，摂食を止める領域（腹内側核および内側部）を【01　　　　】**中枢**，摂食を起こさせる領域（外側野）を【02　　　　】**中枢**と呼ぶ．
- **グルコース**は，**摂食中枢**の神経に作用するとその活動を【03　　　　】し，**満腹中枢**の神経に作用すると活動を【04　　　　】する．
- **遊離脂肪酸**は，**摂食中枢**の神経に作用するとその活動を【05　　　　】し，**満腹中枢**の神経に作用すると活動を【06　　　　】する．

B. 末梢の摂食調節

- 末梢のエネルギーバランスを伝える特に重要な代謝物質は【01　　　　　　】である．
- 【02　　　　　】は，物理的および化学的受容器により摂取した食物の量と組成を感知し，その情報を中枢に伝える．
- **肝臓**には，【03　　　　　　】センサーが存在し，吸収されたエネルギー量がモニターされ，それが迷走神経を経て視床下部に伝えられる．
- **コレシストキニン**は，摂食を【04　　　　】する．
- **インスリン**は，摂食を【05　　　　】する．
- **エンテロスタチン**は，摂食を【06　　　　】する．
- **エストロゲン**は，摂食を【07　　　　】する．
- **コルチゾール**などの**グルココルチコイド**は，摂食を【08　　　　】する．

---

2 **A** 01 満腹　02 摂食　03 抑制　04 促進　05 促進　06 抑制　**B** 01 グルコース　02 消化管　03 グルコース　04 抑制　05 抑制　06 抑制　07 抑制　08 促進

C. 摂食調節物質 (表2)

表2●主な摂食調節物質

種類	摂食抑制物質	摂食促進物質
ホルモン	【01　　　　　】 インスリン コレシストキニン エンテロスタチン エストロゲン グルカゴン様ペプチド-1 (GLP-1)	【02　　　　　】 グルココルチコイド
神経ペプチド	【03　　　　　　　　　】 α-メラニン細胞刺激ホルモン (α-MSH) 甲状腺刺激ホルモン放出ホルモン (TRH)	【04　　　　　】 ニューロペプチドY メラニン濃縮ホルモン (MCH) アグーチ関連たんぱく質 (AGRP)
モノアミン	【05　　　　　】 ヒスタミン ドーパミン	【06　　　　　】
代謝物質	【07　　　　】	【08　　　　】

●**レプチン**は，【09　　　　　】から分泌されるアディポサイトカイン（アディポカイン）の一種で，【10　　　　】へと分泌されるホルモンである．

> アディポサイトカインは脂肪細胞から分泌されるホルモンで，善玉と悪玉がある．レプチンと同じ善玉アディポサイトカインに，血管修復機能をもつアディポネクチンがある（アディポサイトカインとアディポネクチンを混同しないこと！）．アディポネクチンは，抗生活習慣病作用をもつことで有名．近年，その受容体の活性化は「運動すること」と同様の効果をもたらすことが発見された．

●分泌された**レプチン**は，視床下部へと作用し，摂食を【11　　　　】する（図3）と同時にエネルギー消費を【12　　　　】させるはたらきをもつ．

●**グレリン**は【13　　　】から分泌されるホルモンで，摂食を【14　　　　】するはたらきをもつ．

●**オレキシン**は，摂食を【15　　　　】すると同時に【16　　　　　　　】も促進させるはたらきをもつ神経ペプチドである．

●**コルチコトロピン放出ホルモン**（CRH）は，ストレス時に分泌が増加し，摂食を【17　　　　】する作用をもつ．

では，摂食調節の主なメカニズムのまとめの図を完成させてみよう（図4）．

---

2 C 01 レプチン　02 グレリン　03 コルチコトロピン放出ホルモン (CRH)　04 オレキシン
05 セロトニン　06 ノルアドレナリン（ノルエピネフリン）　07 グルコース　08 遊離脂肪酸
09 脂肪組織　10 血中（血液中）　11 抑制　12 促進　13 胃　14 促進　15 促進
16 エネルギー消費　17 抑制

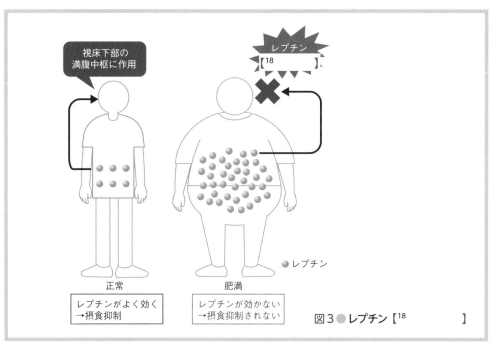

図3 ● レプチン【18　　　　　】

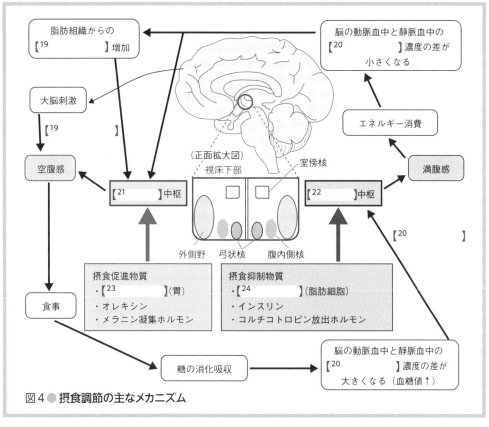

図4 ● 摂食調節の主なメカニズム

2 C 18 抵抗性　19 遊離脂肪酸　20 グルコース　21 摂食　22 満腹　23 グレリン　24 レプチン

3 食事のリズムとタイミング

A. 日内リズムと栄養補給

● 約24時間周期で変動するリズムのことを，**日内リズム**，**日内変動**または【01   】（概日リズム）という．

●【01   】（日内リズム）は，主に【02   】による【03   】の刺激により形成されることが知られている（図5）．そのほかに**温度**，**食事**などの影響も強く受ける．

> サーカディアンリズムの「サーカ」はラテン語で「約．およそ」，「ディアン」は「日」のことである．だから日本語では，「概日リズム（つまり．およそ１日のリズム）」と訳される．新生児には，サーカディアンリズムが形成されていない．生後３〜４カ月でサーカディアンリズムが形成される．

● 日内リズムなどの生体リズムをつかさどる中枢は，**視床下部**の【04   】に存在する．

● 松果体からの【05   】分泌は明暗の周期に依存して，**昼間に低下**し**夜間に上昇**するサーカディアンリズムを示す．

● **コルチゾール**などの**グルココルチコイド**の分泌は，規則正しい食事のサイクルによって日内変動を形成し，朝目覚めた後に最も【06   】し，休息期の深夜に最も【07   】する（図6）．

● **体温**は，早朝に最も【08   】く，夕刻午後４〜６時頃に最も【09   】くなる．

● **血圧**は早朝に【10   】く，夕刻に最も【11   】くなる．

● **成長ホルモン**は，夜，入眠直後に【12   】くなる．

● **消化酵素**の活性は，明暗よりも【13   】時間に同調して日内変動する．

● **時差ボケ**などサーカディアンリズムが一時的に狂った場合でも，環境時間に合わせた規則正しい【14   】によって回復が早められる．

---

3 A 01 サーカディアンリズム　**02** 光　**03** 明暗　**04** 視交叉上核　**05** メラトニン　**06** 上昇
07 低下　**08** 低　**09** 高　**10** 低　**11** 高　**12** 高　**13** 食事　**14** 食事

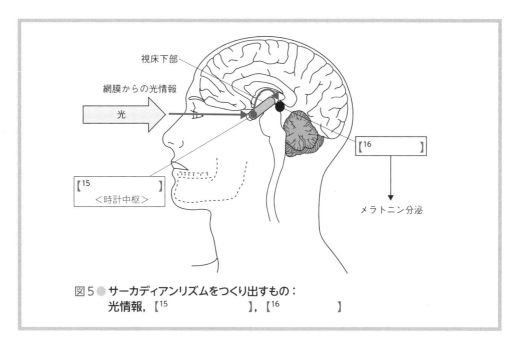

図5 ● サーカディアンリズムをつくり出すもの：
光情報,【15   】,【16   】

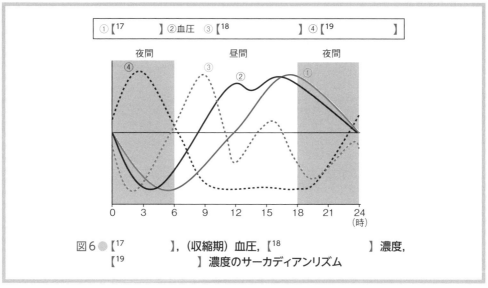

図6 ●【17   】,（収縮期）血圧,【18   】濃度,
【19   】濃度のサーカディアンリズム

---

3 A 15 視交叉上核　16 松果体　17 体温　18 コルチゾール　19 メラトニン

B. 夜食・欠食

- 【01 　　　　】や**欠食**など不規則な食事は，【02 　　　　】やメタボリックシンドローム，内臓疾患の誘因となることが多い．
- 寝る前の食事や欠食は，【03 　　　　　　　　　】の消費エネルギーを減少させる（図7）．

「食事誘発性熱産生」は，「食事誘発性産熱」，「食事誘導性熱産生」，「食事誘発性体熱産生」とも呼ばれることがあるが，管理栄養士国家試験では「食事誘発性産熱」で出題されている．食べた後に体が熱を産生して，安静にしていてもエネルギー消費が増大することをいう．

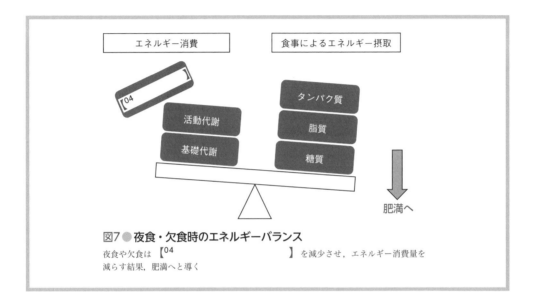

図7 ● 夜食・欠食時のエネルギーバランス

夜食や欠食は【04 　　　　　　　　　　】を減少させ，エネルギー消費量を減らす結果，肥満へと導く

文献

1 ）Sakai T, et al：Myenteric neural network activated by motilin in the stomach of Suncus murinus(house musk shrew). Neurogastroenterol Motil, 23：1123–1131, 2011

3 B 01 夜食　02 肥満　03 食事誘発性熱産生　04 食事誘発性熱産生

演習問題

該当するものを選択してください

重要 Q1 食欲に関する記述である．正しいのはどれか．1つ選べ．(平成23年，第25回追試出題)

(1) 血漿グルコース濃度の影響を受けない．

(2) ストレスによって影響を受ける．

(3) レプチンによって亢進する．

(4) アルコール摂取の影響を受けない．

(5) 大脳機能の影響を受けない．

重要 Q2 摂食の調節に関する記述である．正しいのはどれか．1つ選べ．(平成20年，第22回出題)

(1) 空腹は，出生以後の食経験によって形成される感覚である．

(2) 食欲は，生命維持のために備わった不快感を伴う感覚である．

(3) 胃に食物が入ると，摂食中枢が興奮する．

(4) 動脈中と静脈中のグルコース濃度の差が大きい時には，満腹感が生じる．

(5) レプチンは，食欲を亢進させる．

Q3 食物摂取と生体リズムに関する記述である．正しいのはどれか．1つ選べ．
(平成24年，第26回出題)

(1) 空腹時には，血中の遊離脂肪酸が減少する．

(2) 生体リズムは，摂食行動によって影響される．

(3) 味は，甘味，酸味，苦味，塩味，辛味の5つを基本味とする．

(4) 食欲の中枢は，小脳に存在する．

(5) レプチンは，摂食を促す．

Q4 摂食行動の調節に関する記述である．正しいのはどれか．1つ選べ．
(平成31年，第33回出題)

(1) グルコース濃度の上昇により，空腹感が生じる．

(2) 遊離脂肪酸濃度の上昇により，満腹感が生じる．

(3) インスリンは，食欲を抑制する．

(4) レプチンは，食欲を促進する．

(5) グレリンは，食欲を抑制する．

Q5 生体リズムに関する記述である．正しいのはどれか．1つ選べ．

(1) サーカディアンリズムは，視床下部の視交叉上核で調節されている．

(2) サーカディアンリズムとは，主に摂食サイクルにより形成される約1日周期の生体リズムである．

(3) メラトニン分泌は明暗の周期に依存して，夜間に低下し昼間に上昇するサーカディアンリズムを示す．

(4) 体温は早朝に最も高く，夕刻午後4〜6時頃に最も低くなる．

(5) 成長ホルモンは，夜，入眠直後に低下する．

Q6 食欲と日内リズムに関する記述である．誤っているのはどれか．1つ選べ．
（平成 29 年, 第 31 回出題）

(1) 摂食中枢は，視床下部にある．

(2) レプチンは，脂肪細胞から分泌される．

(3) セロトニンは，食欲を促進する．

(4) コルチゾールの日内リズムは，摂食サイクルに影響される．

(5) 消化酵素の活性には，日内リズムがある．

Q7 食物摂取と生体リズムに関する記述である．正しいのはどれか．2つ選べ．
（平成 27 年, 第 29 回出題）

(1) 摂食行動は，ストレスの影響を受けない．

(2) 食欲は，迷走神経の影響を受ける．

(3) 摂食中枢は，動脈中と静脈中のグルコース濃度の差が大きいと，興奮する．

(4) レプチンの分泌は，体脂肪率が上昇すると減少する．

(5) 消化酵素の日内リズムは，食事の影響を受ける．

Q8 摂食の調節に関する記述である．正しいのはどれか．1つ選べ．（平成 26 年, 第 28 回出題）

(1) 食欲は，不快感を伴う感覚である．

(2) 食欲は，血中グルコース濃度の上昇により促進される．

(3) 摂食行動は，ホルモン分泌の影響を受ける．

(4) 摂食行動は，小脳において調節されている．

(5) 摂食行動は，迷走神経刺激の影響を受けない．

Q9 食物摂取および生体リズムに関する記述である．正しいのはどれか．1つ選べ．
（平成 25 年, 第 27 回出題）

(1) 味覚は，摂食行動に影響しない．

(2) 味覚の閾値は，加齢に伴って低くなる．

(3) 甘味の感覚は，ミネラルを認識することによる．

(4) 不規則な食生活によって，生体リズムの乱れが生じる．

(5) 食物の消化・吸収には，日内リズムはない．

Q10 摂食と生体リズムに関する記述である．正しいのはどれか．1つ選べ．

(1) レプチンは，摂食抑制作用を有するステロイドホルモンである．

(2) サーカディアンリズムは摂食行動によって影響を受ける．

(3) 新生児には，サーカディアンリズムが形成されている．

(4) メラトニンは，視床下部から分泌される．

(5) 欠食により，食事誘発性熱産生は増加する．

解答と解説 ➡ 📄 別冊 p.03

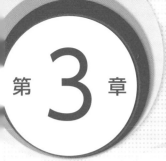

第3章

消化・吸収と栄養素の体内動態

🔍 学習のポイント

❶ 消化器系の構造と機能を理解する.

❷ 管腔内消化と膜消化の2つのステージからなる消化吸収過程の概要(消化液・消化酵素の種類とその性質など),消化を調節するさまざまな要因について理解する.

❸ 栄養素別の消化吸収過程を理解する.

❹ 水溶性栄養素と疎水性栄養素の体内動態について理解する.

📖 学習の前に

☐ ペプチドとは,2個以上のアミノ酸がペプチド結合したものの総称である.アミノ酸2個からなるものを**ジペプチド**,3個結合したものを**トリペプチド**という.ペプチドは,その鎖長により分類され,アミノ酸10個以下のものを**オリゴペプチド**,それ以上を**ポリペプチド**,50個以上になると**たんぱく質**と総称することが多い.

☐ 糖質は単糖がグリコシド結合したものであり,単糖が2個結合したものを二糖類,単糖が3〜9個結合したものを少糖類(オリゴ糖),それ以上結合したものを多糖類という.

☐ グリセロールに脂肪酸3個がエステル結合したものをトリグリセリド(トリアシルグリセロール)といい,食品に含まれる脂質や体脂肪の大部分を占める.一方,グリセロールに脂肪酸2個が結合したものをジアシルグリセロール,1個だけ結合したものをモノアシルグリセロールという.

🔑 Keywords

● 消化酵素 ● 管腔内消化 ● 膜消化・吸収 ● 消化管ホルモン ● 自律神経
● 水溶性栄養素 ● 疎水性栄養素

- 【　　　】(01〜06) の空欄に該当する付属器官（消化腺）の名称を書いてみよう．
- 口腔から肛門まで，順に【　　　　】(07〜18) の空欄を埋めて消化管を完成させよう．

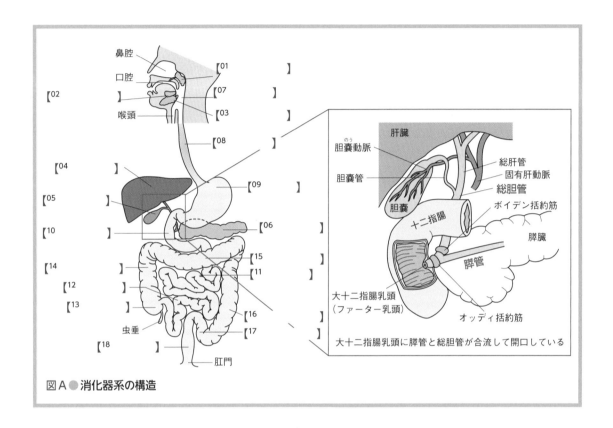

図A●消化器系の構造

［答え］
01 耳下腺（唾液腺）　02 舌下腺（唾液腺）　03 顎下腺（唾液腺）　04 肝臓　05 胆嚢　06 膵臓
07 咽頭　08 食道　09 胃　10 十二指腸　11 空腸　12 回腸　13 盲腸　14 上行結腸
15 横行結腸　16 下行結腸　17 S状結腸　18 直腸

要点整理問題

【　　】に該当する語句を入れて学習しましょう

1 消化器系の構造と機能

Text p.40

A. 口腔・咽頭・食道・胃・小腸・大腸の基本構造と機能

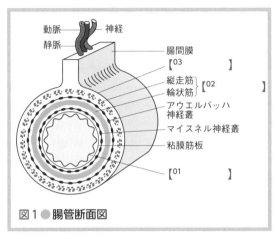

動脈　神経
静脈
腸間膜
【03　　　　】
縦走筋
輪状筋 }【02　　　】
アウエルバッハ神経叢
マイスネル神経叢
粘膜筋板
【01　　　　】

図1●腸管断面図

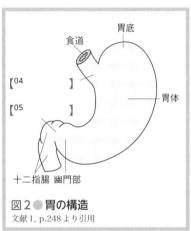

胃底
食道
【04　　　】
胃体
【05　　　】
十二指腸　幽門部

図2●胃の構造
文献1, p.248より引用

- 消化器系は，**消化管**と**付属器官（消化腺）**からなる.
- 消化管壁は基本的に共通の構造をしており，【01　　　　】，【02　　　　】，【03　　　　】（食道では外膜）の3層からなる（図1）.
- 口腔内では，主に【06　　　　】の消化が行われる．また，わずかだが一部**脂質**の消化も行われる.
- 口腔内の食塊を，【07　　　　】，**食道**を経て胃に送り込む過程を**嚥下**という.
- 食道は，【07　　　】と胃をつなぐ長さ約25 cmの管であり，**蠕動運動**により食塊を胃に運ぶ.
- 胃は，【04　　　　】（入り口部分），**胃底，胃体**，【05　　　　】（出口部分）に分けられる（図2）.
- **胃内滞留時間**は，単独摂取した場合，【08　　　　】が最も短く，【09　　　　】は胃の運動を抑制するため最も長い.
- 胃では，主に【10　　　　　】の消化が行われるが，**脂質**も一部消化される．また，【11　　　　　】や一部薬剤の吸収も行われる.
- 小腸は長さ6〜7 mの管で，【12　　　　　】（約25 cm），【13　　　　】（2〜3 m），【14　　　　】（3〜4 m）に分けられる（図A）.
- 【15　　　　　】には，**総胆管**と**膵管**が合流して開口し（図A），膵臓から分泌された

---

1 A 01 粘膜　02 筋層　03 漿膜　04 噴門　05 幽門　06 糖質　07 咽頭　08 糖質　09 脂質
10 たんぱく質　11 アルコール　12 十二指腸　13 空腸　14 回腸　15 十二指腸

【16　　　　】と，肝臓でつくられて胆嚢で濃縮された【17　　　　】が一緒に注ぎ込まれ，消化がさかんに行われる.

● 消化の大半は【18　　　　】と【19　　　　】上部でほぼ完了する.
● 小腸管腔の表面積は，**輪状ひだ**と**絨毛・微絨毛**の形成によって約**600倍**に増大し，吸収効率が著しく高まっている（図3）.
● 絨毛は，吸収のさかんな【19　　　　】上部で特に発達している.
● 大腸は，【20　　　　】，結腸，【21　　　　】に分けられ，結腸は，さらに【22　　　　】結腸，【23　　　　】結腸，【24　　　　】結腸および【25　　　　】結腸に分けられる.
● 大腸の**腸内細菌**の多くは【26　　　　】細菌であり，大腸内容物の湿重量の約【27　　　　】％を占める[2]).

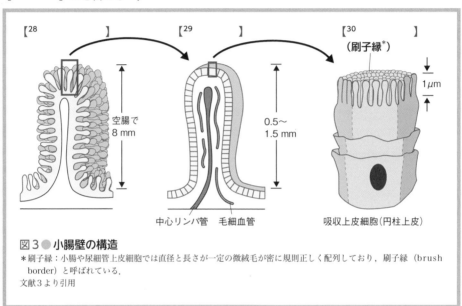

図3 ● **小腸壁の構造**
＊刷子縁：小腸や尿細管上皮細胞では直径と長さが一定の微絨毛が密に規則正しく配列しており，刷子縁（brush border）と呼ばれている.
文献3より引用

B. 肝臓の構造と機能 （表1）

● 肝臓は，人体最大の物質代謝の中心臓器であり，【01　　　　】を産生する消化腺でもある.
● 胆汁は，**総肝管から総胆管**を介して【02　　　　】へ分泌される.
● 肝臓には，血液が【03　　　　】と**肝動脈**から流れ込み，**肝静脈**（肝臓上部に出る）から流れ出て，下大静脈に注いでいる（図4）.

1 A 16 膵液　17 胆汁　18 十二指腸　19 空腸　20 盲腸　21 直腸　（20，21は順不同）
22 上行　23 横行　24 下行　25 S状　（22〜25は順不同）　26 嫌気性　27 50
28 輪状ひだ　29 絨毛　30 微絨毛　B 01 胆汁　02 十二指腸　03 門脈

表1●肝臓の主な機能

栄養素の代謝・貯蔵	糖質	・グルコースから【04　　　　　　　　　】を合成する ・【04　　　　　　　】をグルコースに分解する ・乳酸やアミノ酸などからグルコースを生成する（糖新生）
	たんぱく質	・アルブミン，プロトロンビン，フィブリノーゲンなどを合成する ・アンモニア（アミノ酸の分解産物）から【05　　　　　】を生成する
	脂質	・脂肪酸の合成・分解を行う ・トリグリセリド，リン脂質，コレステロールを合成する
	ビタミン	・脂溶性ビタミン，葉酸，ビタミン B_{12} などを貯蔵する ・ビタミンDを活性化する
	ミネラル	・鉄，銅，コバルトなどを貯蔵する
解毒		・有害物質を無毒化（解毒）し，胆汁中に排泄する
【06　　　　　】の生成		・胆汁色素（ビリルビン），胆汁酸などからなる【06　　　　　　】を合成する

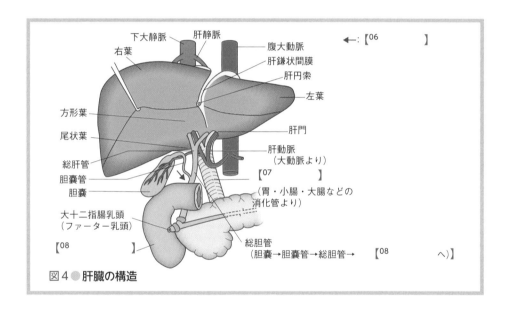

図4●肝臓の構造

下大静脈　肝静脈
右葉
腹大動脈
肝鎌状間膜
肝円索
←：【06　　　　　】
左葉
方形葉
尾状葉
肝門
総肝管
肝動脈（大動脈より）
胆嚢管
【07　　　　　】
胆嚢
（胃・小腸・大腸などの消化管より）
大十二指腸乳頭（ファーター乳頭）
【08　　　　　】
総胆管（胆嚢→胆嚢管→総胆管→　【08　　　　へ】）

2 消化・吸収と栄養

Text p.43

● 消化管を下方に移送されながら体内に取り込まれやすい形まで分解される過程を【01　　　　　】といい，消化物（低分子）が体液に取り込まれる過程を【02　　　　】という．

● 消化は，咀嚼や消化管運動による【03　　　　　】消化，消化酵素による【04　　　　　】

---

1 B 04 グリコーゲン　05 尿素　06 胆汁　07 門脈　08 十二指腸
2 01 消化　02 吸収　03 物理的（機械的）　04 化学的

消化，大腸内の腸内細菌による【05　　　　　　　】消化の３つに大別される.

- ●消化・吸収の過程は，消化管内で行われる【06　　　　　　　】（中間消化）と，小腸微絨毛膜表面で行われる【07　　　　　　】（終末消化）の２つのステージに分けて考えられる.

A. 水溶性栄養素

- ●水溶性の糖質，たんぱく質，水溶性ビタミン，ミネラル（無機質）は，酵素作用により，最小構成単位あるいはそれに近い形まで消化され，腸管から吸収される（表2）.

表2●水溶性栄養素の吸収形態

栄養素	吸収時
糖質	【01　　　　　　】（グルコース，フルクトース，ガラクトースなど）に分解されてから吸収される.
たんぱく質	【02　　　　】，【03　　　　　　】，【04　　　　　　　　　】の形で吸収される. ただし，アミノ酸とジペプチド・トリペプチドでは輸送担体や共輸送物質が異なる.
水溶性ビタミン	たんぱく質と結合しているものは，【05　　　　　　】になって吸収される. ビタミンB$_{12}$の吸収には，【06　　　　】から分泌される内因子との結合が必要であり，【07　　　　　】から特異的に吸収される. 葉酸（ポリグルタミン酸型）は，モノグルタミン酸に分解されてから吸収される.
ミネラル（電解質）	イオン化した状態で吸収される. 3価鉄（Fe^{3+}）は，2価鉄（Fe^{2+}）に【08　　　　　】されてから吸収される.

B. 疎水性栄養素

- ●疎水性栄養素は，胆汁酸で乳化されてエマルションを形成した後，脂質分解酵素（【01　　　　　　　】）やコレステロールエステラーゼなどの作用を受ける. その後，脂質成分は胆汁酸とミセルを形成する. これは，微絨毛膜に到達したところで解離し，脂質成分のみが吸収される.
- ●胆汁酸は【02　　　　】に至ってはじめて積極的に吸収される.

3 消化過程（分泌源別の酵素・活性化・基質・終末産物）の概要

Text
p.44

A. 唾液腺

- ●唾液は，漿液と粘液（ムチン）からなり，大唾液腺（耳下腺，顎下腺，舌下腺）と小唾液腺から分泌される.
- ●漿液には，酵素（【01　　　　　　　　】，舌リパーゼ），塩化物イオン（Cl$^-$），抗菌性のリゾチームやペルオキシダーゼが含まれている.
- ●【01　　　　　　　】は，でんぷんの【02　　　　　】結合を加水分解してデキストリ

ンや**少糖類**を生成する（**表3**）.

- **舌リパーゼ**は，脂質の消化酵素であり，トリグリセリド（トリアシルグリセロール）を主に**1,2-ジアシルグリセロール**と**脂肪酸**に加水分解する.

表3●**唾液の一般性状と主な消化酵素**

分泌部位	消化形態	消化液（消化腺）分泌量，pH，色	消化酵素	基質	生成物
口腔	管腔内消化	唾液（唾液腺）1～1.5 L/日 pH 6～7（中性）無色	【03　　　　　　】	でんぷん	デキストリン，マルトース，イソマルトース，マルトトリオース
			舌リパーゼ　＊低活性	トリグリセリド	1, 2-ジアシルグリセロール，脂肪酸

B. 胃腺

- 胃腺を構成する細胞は，**粘液細胞，内分泌細胞（G細胞），壁細胞，主細胞**の4種類で，胃腺の種類によってその構成が異なる.

- これらの細胞は，互いに刺激し合って【01　　　　　　】産生を促し，胃内での【02　　　　　　】分解を促進している（**図5**）.

- 壁細胞は，【03　　　　　　】（**消化管ホルモン**），【04　　　　　　】（**神経伝達物質**），【05　　　　　　】の刺激により【06　　　　　　】を能動的に分泌する.

- 粘液細胞は，**粘液**を分泌し，粘膜を保護している.

- 内分泌細胞（G細胞）は【07　　　　　　】を分泌し，胃内のpHが【08　　　】以下になると，分泌が抑制される．G細胞は幽門部に集中して分布している.

- ガストリンは，壁細胞からの【09　　　　　】の分泌，および主細胞からの【10　　　　　】の分泌を促進する（後出の**表7**参照）.

- ペプシンは，**不活性型(チモーゲン，あるいはプロ酵素)**の【10　　　　　】として分泌され，【11　　　　　】やペプシン自体によって直ちに活性型のペプシンに転換される.

- 胃液は1日に約1～2 L分泌され，粘液（ムチン），酵素（【12　　　　　】，**胃リパーゼ**），塩酸，**内因子**などが含まれている（**表4**）.

- 内因子とは，回腸における【13　　　　　】の吸収を促進する糖たんぱく質のことであり，胃の壁細胞から分泌される.

- たんぱく質の消化は，【14　　　　　】によって胃内ではじまる.

- ペプシンは胃内の強酸性下で，たんぱく質を【15　　　　　】や【16　　　　　】などに分解する.

- **胃リパーゼ**は，短鎖および中鎖脂肪酸からなるトリグリセリドにしか作用しないことや，至適pHが中性付近であることなどから，胃内での作用は弱い.

---

3 A 03 α-アミラーゼ　B 01 ペプシン　02 たんぱく質　03 ガストリン　04 アセチルコリン　05 ヒスタミン　06 塩酸（胃酸）　07 ガストリン　08 2　09 塩酸（胃酸）　10 ペプシノーゲン　11 塩酸（胃酸）　12 ペプシン　13 ビタミンB_{12}　14 ペプシン　15 ポリペプチド　16 オリゴペプチド

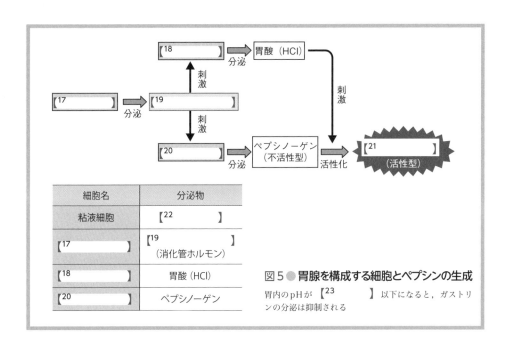

図5 ● 胃腺を構成する細胞とペプシンの生成

胃内のpHが【23　　　】以下になると，ガストリンの分泌は抑制される

細胞名	分泌物
粘液細胞	【22　　　】
【17　　　】	【19　　　】 （消化管ホルモン）
【18　　　】	胃酸（HCl）
【20　　　】	ペプシノーゲン

表4 ● **胃液の一般性状と主な消化酵素**

分泌部位	消化形態	消化液（消化腺）分泌量，pH，色	消化酵素	基質	生成物
胃	管腔内消化	胃液（胃腺）1〜2 L/日pH 1.5〜2（強酸性）無色	【21　　　】	たんぱく質	ポリペプチド，オリゴペプチド
			胃リパーゼ ＊低活性	トリグリセリド	1, 2‒ジアシルグリセロール，脂肪酸

C. 膵臓

- 膵臓は，膵液を分泌する**外分泌腺**としての機能と，ホルモンを分泌する**内分泌腺**としての機能をもっている．
- 内分泌細胞の集塊である**ランゲルハンス島**は，α（A），β（B），δ（D）の3種の細胞から構成されている（**表5**）．
- 膵液は，すべての主要栄養素を消化する酵素を含み，これらが小腸における管腔内消化の主役を担う（**表6**）．

---

3 B 17 G細胞　18 壁細胞　19 ガストリン　20 主細胞　21 ペプシン　22 粘液　23 2

表5 ● 膵臓のランゲルハンス島から分泌されるホルモン

分泌細胞	ホルモン	ホルモンの作用
α（A）細胞	【01　　　　　】	血糖上昇作用 ＊低血糖で分泌が促進される. 肝グリコーゲン分解促進および糖新生によって血糖を上昇させる
β（B）細胞	【02　　　　　】	血糖低下作用 ＊血糖が高くなると分泌が促進される. グルコースの消費やグルコースを利用してグリコーゲン・脂質・たんぱく質合成を促進させる
δ（D）細胞	【03　　　　　】	膵臓だけでなく, 胃や上部小腸からも分泌される. 胃や十二指腸の酸（H^+濃度上昇）や脂肪・たんぱく質の分解物が刺激になって放出される. グルカゴン, インスリン, 膵液の分泌を抑制する

文献4より引用

表6 ● 膵液・胆汁の一般性状と主な消化酵素

分泌部位	消化形態	消化液（消化腺）分泌量, pH, 色	消化酵素	基質	生成物
小腸	管腔内消化	膵液（膵臓）0.7～1.5 L/日 pH 8.5（弱アルカリ性）無色	【04　　　　　】	でんぷん	α–限界デキストリン, マルトース, イソマルトース, マルトトリオース
			【05　　　　】	たんぱく質, ポリペプチド	オリゴペプチド
			【06　　　　】	たんぱく質, ポリペプチド	オリゴペプチド
			【07　　　】	ペプチドC末端	【08　　　　】, ポリペプチド
			【09　　　　】	トリグリセリド	【10　　　　】, 脂肪酸
			コレステロールエステラーゼ	コレステロールエステル	【11　　　　】, 脂肪酸
			ホスホリパーゼA_2	レシチン（リン脂質）	【12　　　　】, 脂肪酸
			核酸分解酵素（ヌクレアーゼ）	核酸（DNA, RNA）	【13　　　　】
		【14　　　】（肝臓, 胆嚢）0.5～1.0 L/日 肝胆汁：pH 8.3・黄褐色 胆嚢胆汁：pH 7・赤褐色	※消化酵素は存在しない		

③ C 01 グルカゴン　02 インスリン　03 ソマトスタチン　04 膵液α-アミラーゼ　05 トリプシン　06 キモトリプシン　07 カルボキシペプチダーゼ　08 アミノ酸　09 膵液リパーゼ　10 2-モノアシルグリセロール　11 コレステロール　12 リゾレシチン　13 ヌクレオチド　14 胆汁

- 膵液の分泌量は 1 日約0.7〜1.5 Lで，【15　　　　　　　　　】（HCO_3^-）を多く含むため**弱アルカリ性**（pH 8.5程度）を示す．
- 膵液は，膵管（導管）から総胆管へ合流し，**大十二指腸乳頭**（ファーター乳頭）から【16　　　　　】に注がれる（**図A**）．
- 膵液の分泌は，副交感神経の興奮によって刺激を受けるとともに，食事摂取にもよく反応する．これは，食事摂取が刺激となって【17　　　　　　】や【18　　　　　　　　　】（CCK）が放出され，それにより膵液分泌が促進されるためである．
- セクレチンは，膵臓にはたらきかけて【19　　　　　　　　　】に富む大量の膵液を分泌させる．また，胃にもはたらきかけ，【20　　　　　】・【21　　　　　　　　】の分泌を抑制するとともに，胃内容物の【22　　　　　　】への移送を抑制する（**表7**）．
- 胃内容物のpHが**4.5以上**になったら，【23　　　　　　　　】の分泌は止まる．
- コレシストキニンは，膵液酵素の合成・分泌を促進する．また，【24　　　　　】にはたらきかけ，【24　　　　　】を収縮して胆汁分泌を促進する（**表7**）．

表7● 主な消化管ホルモンとその作用
空欄に**促進**（**亢進**）あるいは**抑制**のどちらかを書いて表を完成させよう．

消化管ホルモン	分泌部位（細胞）	作用
ガストリン	胃幽門部，十二指腸 （G細胞）	・胃酸分泌【25　　　　】 ・ペプシノーゲン分泌【26　　　　】
セクレチン	十二指腸，空腸 （S細胞）	・膵臓からのHCO₃⁻分泌【27　　　　】 ・膵液酵素の分泌【28　　　　】 ・胃酸，ガストリン分泌【29　　　　】 ・胃内容物の十二指腸への移送【30　　　　】
コレシストキニン （CCK）	十二指腸，空腸 （I細胞）	・胆嚢収縮（胆汁分泌）【31　　　　】 ・膵液酵素の分泌【32　　　　】 ・摂食【33　　　　】
GIP*	十二指腸，空腸 （K細胞）	・胃酸，ガストリン分泌【34　　　　】 ・ペプシン分泌【35　　　　】 ・胃の運動【36　　　　】
モチリン	十二指腸，空腸 （EC細胞）	・胃腸の運動性【37　　　　】
グレリン	胃	・摂食【38　　　　】
ソマトスタチン	腸，膵臓（δ細胞）	・ガストリン・セクレチン分泌【39　　　　】 ・消化管の運動性【40　　　　】

* GIP：gastric inhibitory polypeptide（胃抑制ポリペプチド）

- **膵液α-アミラーゼ**は，でんぷん分子の【41　　　　　】結合をランダムに切断する【42　　　　　】型の酵素であり，でんぷんからα-限界デキストリン，マルトース，マルトトリオース，イソマルトースなどを産生する．

---

3 C 15 炭酸水素イオン　16 十二指腸　17 セクレチン　18 コレシストキニン　19 炭酸水素イオン
20 塩酸（胃酸）　21 ガストリン　（20，21は順不同）　22 十二指腸　23 セクレチン　24 胆嚢
25 促進　26 促進　27 促進　28 促進　29 抑制　30 抑制　31 促進　32 促進　33 抑制
34 抑制　35 抑制　36 抑制　37 亢進　38 促進　39 抑制　40 抑制　41 α-1,4　42 エンド

エンド型酵素は分子内部を加水分解するため，糖質から少糖類（オリゴ糖）が，たんぱく質からオリゴペプチドが主として生成する．

● 膵液中の主な【43　　　　　】分解酵素は，いずれも不活性型のプロ酵素として分泌されるが，消化液中で活性化因子の作用により活性型となる（**表8**）．

● トリプシノーゲンは，小腸粘膜上皮細胞から分泌される【44　　　　　　　】の作用により活性型の【45　　　　　　】になる．

● キモトリプシノーゲンとプロカルボキシペプチダーゼは，【45　　　　　】の作用により活性型の【46　　　　　　】と【47　　　　　　　　　】になる．

● 活性調節のため，膵液には**トリプシン阻害因子（インヒビター）**が含まれている．

● **エンド型**のたんぱく質分解酵素である【45　　　　　　】と【46　　　　　　】は，たんぱく質やポリペプチドに作用して**オリゴペプチド**を生成する．

● **エキソ型**のたんぱく質分解酵素である【47　　　　　　　　　　】は，ペプチドC末端に作用して【48　　　　　　】と**ポリペプチド**を生成する．

 エキソ型酵素は，分子末端から構成単位を順次加水分解していくため，糖質から単糖類（グルコースやガラクトースなど）が，たんぱく質からアミノ酸が生成する．

● 脂質消化の大部分は，小腸で【49　　　　　　　】（ステアプシンともいう）によって行われる．

● 膵液リパーゼは，トリグリセリドの**1および3位**の脂肪酸を加水分解し，【50　　　　　　　　　　】と**脂肪酸**を生成する（**図6**）．

● 食物中の**コレステロールエステル**は，膵液中の**コレステロールエステラーゼ**により【51　　　　　　　　　】と脂肪酸になる．

● リン脂質である**レシチン**は，**ホスホリパーゼA_2**の作用により【52　　　　　　】と脂肪酸になる．

● 核酸（DNA, RNA）は，**ヌクレアーゼ**により構成単位である【53　　　　　　】に消化される．

☕ coffee break

炭水化物，糖質，糖類の違いは？

　一般に，炭水化物，糖質，糖類は厳密に区別されずに用いられることが多い．平成15年に厚生労働省より告示された栄養表示基準では，「炭水化物」から「食物繊維」を除いたものを「糖質」，さらに「糖質」のなかで糖アルコールを除く二糖類と単糖類を「糖類」として位置づけている．これらを英訳すると，「炭水化物」は"carbohydrate"，「糖質」は"saccharide"，そして「糖類」は"sugar"といったところであろう．

---

3 C 43 たんぱく質　44 エンテロキナーゼ（エンテロペプチダーゼ）　45 トリプシン
46 キモトリプシン　47 カルボキシペプチダーゼ　48 アミノ酸　49 膵液リパーゼ
50 2-モノアシルグリセロール　51 コレステロール　52 リゾレシチン　53 ヌクレオチド

表8 ● 膵液中のたんぱく質分解酵素の活性化と作用部位

分類	活性型	不活性型 （チモーゲン， 【54　　　　　】）	活性化因子	作用部位
エンド型	【45　　　　　】	トリプシノーゲン	【44　　　　　】 トリプシン	塩基性アミノ酸（アルギニンやリシンなど）のC末端側のペプチド結合
エンド型	【46　　　　　】	キモトリプシノーゲン	【45　　　　　】	芳香族アミノ酸（主にフェニルアラニンやチロシンなど）のC末端側のペプチド結合
エキソ型	【47　　　　　】	プロカルボキシペプチダーゼ	【45　　　　　】	ペプチド鎖C末端のアミノ酸残基を順次切断 A：C末端の芳香族アミノ酸残基 B：C末端の塩基性アミノ酸残基

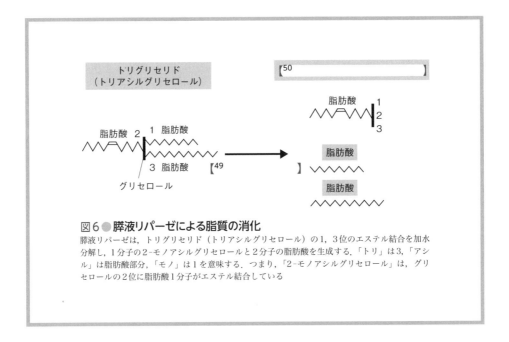

図6 ● 膵液リパーゼによる脂質の消化

膵液リパーゼは，トリグリセリド（トリアシルグリセロール）の1，3位のエステル結合を加水分解し，1分子の2-モノアシルグリセロールと2分子の脂肪酸を生成する．「トリ」は3，「アシル」は脂肪酸部分，「モノ」は1を意味する．つまり，「2-モノアシルグリセロール」は，グリセロールの2位に脂肪酸1分子がエステル結合している

D. 胆嚢

● 胆嚢は，【01　　　　　】でつくられた胆汁を一時的に貯蔵し，濃縮する器官である．

● 胆汁には，胆汁酸，胆汁色素（ビリルビン），コレステロール，電解質などが含まれている．

● 胆汁には【02　　　　　】は含まれていない（**表6**）．

● 【03　　　　　】は，胆嚢を収縮させ胆汁分泌を促進する（**表7**）．

● 胆汁の主成分である胆汁酸は，強力な**界面活性作用**をもち，脂質の乳化を介して【04　　　　　】の作用を助ける．

---

3 C 54 プロ酵素　D 01 肝臓　02 消化酵素　03 コレシストキニン　04 膵液リパーゼ

- 肝細胞で【05　　　　　　　】から合成された【06　　　　　　　】（コール酸，ケノデオキシコール酸）は，胆汁に含まれ十二指腸へ排出される．
- 一次胆汁酸は【07　　　　　】の作用を受け，【08　　　　　　】（デオキシコール酸，リトコール酸）になる．
- 二次胆汁酸は，いずれも【09　　　　】下部でトランスポーターを介して能動的に吸収され（90%が再吸収），門脈を経て肝細胞に再び取り込まれ，胆汁中に分泌される．この過程を【10　　　　　】という．

E. 小腸

- 小腸は，アルカリ性の粘液や**エンテロキナーゼ**などを分泌する器官でもある．
- 1日あたりの腸液の分泌量は約2Lと推定される．

4 管腔内消化の調節

Text
p.50

A. 脳相，胃相，腸相

- 視覚，嗅覚および聴覚の刺激により，【01　　　　　　　】（副交感神経）を介して消化液の分泌が促進される．このように，食物が胃に入る前に起こる消化器系のはたらきの変化を【02　　　　　】あるいは**頭相**という．
- 食塊が胃に入ると，【01　　　　　　　】および**壁在神経叢**を介して胃酸，【03　　　　　　　】，ペプシノーゲンなどの分泌が促進される．このように，胃に食物が入ることによって起こる消化器系の変化を【04　　　　　】という．
- 胃内容物が十二指腸に移送されると，【05　　　　　　　】や【06　　　　　　　】が分泌され，膵液・胆汁の分泌が促進されるとともに，胃酸・ガストリンの分泌や胃内容物の十二指腸への移送が抑制される．このような消化器系の変化を【07　　　　　】という．

B. 自律神経による調節

- 消化器系のはたらきを調節する自律神経系は，外来性の【01　　　　　　　】および【02　　　　　　　】と，消化管に内在する神経叢（**腸管神経系**）とで構成されている．
- 消化管は，一般に【02　　　　　　　】，特に迷走神経の興奮によって消化液分泌や消化管運動が亢進され，逆に【01　　　　　　　】によって抑制される．
- 交感神経の末端からは主として【03　　　　　　　】が，副交感神経からは【04　　　　　　　】が分泌される．
- 唾液腺については，両神経の刺激によりそれぞれ性状の異なる唾液の分泌が促進される（【01　　　　　　】：粘り気のある唾液，【02　　　　　　　】：さらさらした唾液）．
- 腸管神経系による調節では，【05　　　　　　　】**神経叢**は主に消化管の収縮運動に，【06　　　　　　】**神経叢**は粘液分泌や絨毛運動にかかわっている．

---

3 D 05 コレステロール　06 一次胆汁酸　07 腸内細菌　08 二次胆汁酸　09 回腸　10 腸肝循環
4 A 01 迷走神経　02 脳相　03 ガストリン　04 胃相　05 セクレチン
　06 コレシストキニン　（05，06 は順不同）　07 腸相　B 01 交感神経　02 副交感神経
　03 ノルアドレナリン　04 アセチルコリン　05 アウエルバッハ　06 マイスネル

C. 消化管ホルモンによる調節

● 消化管は20種以上の消化管ホルモン（【01　　　　　】ホルモン）を分泌する体内最大の内分泌器官といえる.
● 食物からの物理的・化学的刺激，あるいは神経性刺激が消化管ホルモンの分泌刺激となる.
● 表7に主な消化管ホルモンとそのはたらきを示す.

5　膜消化・吸収

Text p.52

A. 膜の透過

● 栄養素の消化吸収の**約90％**が小腸で行われる.
● 小腸の中で，ひだが多く最も吸収のさかんな部位は【01　　　　】である.
● アルコールやある種の薬剤は【02　　　】から，胆汁酸やビタミンB$_{12}$は【03　　　　】で吸収される. また，水分，ナトリウム・カリウムなど一部のミネラルは【04　　　　】からも吸収される.
● 水分は約90％が小腸から，残り10％が【04　　　　】から吸収され，口腔や胃からはほとんど吸収されない.
● 摂取した食物は，【05　　　　　】である程度低分子となった後，【06　　　　】**酵素**により吸収可能な状態にまで加水分解される（図7）.

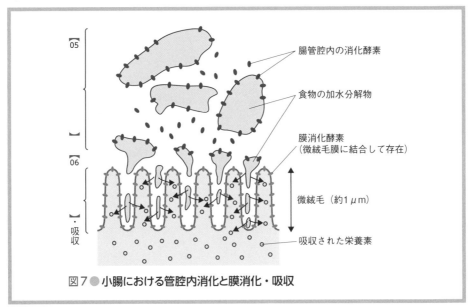

図7 ● **小腸における管腔内消化と膜消化・吸収**

（図中ラベル）
腸管腔内の消化酵素
食物の加水分解物
膜消化酵素（微絨毛膜に結合して存在）
微絨毛（約1μm）
吸収された栄養素

● 膜消化酵素は，【05　　　　　】酵素とは異なり**小腸微絨毛膜（刷子縁膜）**に結合した状態で存在する.

---

4 C 01 ペプチド
5 A 01 空腸　02 胃　03 回腸　04 大腸　05 管腔内消化　06 膜消化

- 糖質は【07　　　　　】に，たんぱく質は【08　　　　　】，ジ（トリ）ペプチドまで【06　　　　　】を受けた後，体内に吸収される．
- 栄養素の膜透過経路には，上皮細胞の中を通る**細胞路**と細胞間隙を通る**細胞外路**の2つがある．
- **細胞路**は，微絨毛膜の通過，細胞内の移送，細胞内から毛細血管・リンパ管への輸送（基底膜の通過）の3つのステージに分けられる．
- 膜の輸送方式は，【09　　　　　】（【10　　　　　】，【11　　　　　】），【12　　　　　】，および**膜動輸送**の3つに分けられる（表9）．
- 疎水性物質（脂肪酸，2−モノアシルグリセロール，脂溶性ビタミン，コレステロールなど）は，【10　　　　　】により輸送される．
- フルクトースは【11　　　　　】で輸送される．微絨毛膜側の輸送体はGLUT5で，基底膜側はGLUT2である．
- 【13　　　　　　　　　】は，**飲食作用**ともいわれ，細胞膜の一部が陥入して細胞外の物質を飲み込むように細胞内に取り込む輸送方式である．形成される小胞の大きさにより**ピノサイトーシス（飲作用）**と**ファゴサイトーシス（食作用）**の2つに分けられる．
- 【14　　　　　　　　　】は，**開口分泌**ともいわれ，細胞内の分泌顆粒の膜が細胞膜と融合して開口し，分泌顆粒の中身が細胞外に排泄される．ホルモン，神経伝達物質，ペプチドなどのほとんどがこの方式で分泌される（図8）．

表9●受動輸送と能動輸送

	【09　　　　　】		【12　　　　　】
	【10　　　　】	【11　　　　】	
基質濃度	細胞内外の濃度勾配に従う（高濃度から低濃度への輸送）		細胞内外の濃度勾配に従わない
エネルギー	不要		必要
輸送体（トランスポーター）	不要	必要	必要
飽和現象	ない	ある	ある
該当する栄養素	脂溶性ビタミン脂肪酸	フルクトースアスパラギン酸グルタミン酸	グルコースガラクトースL−アミノ酸水溶性ビタミン（B_1，B_2，パントテン酸，ビオチン，Cなど）

【11　　　　　】は，【10　　　　　】より輸送速度は速いが，輸送体の数に限りがあるため，ある濃度以上になると**飽和現象**を起こす．また，類似した構造の物質間で**競合阻害**がみられる．

5 **A** 07 単糖類　08 アミノ酸　09 受動輸送　10 単純拡散　11 促進拡散
12 能動輸送　13 エンドサイトーシス　14 エキソサイトーシス

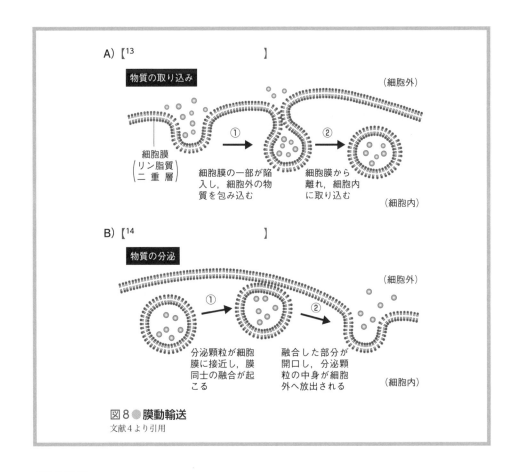

図8●膜動輸送
文献4より引用

B. 能動輸送

- **能動輸送**は，細胞内外の濃度勾配に従わない，【01　　　　　】と輸送体を必要とする
  輸送方式であり，【02　　　　　】と同様に飽和現象や競合阻害がみられる．

- 輸送される物質が直接【01　　　　　】を利用する**一次性能動輸送**と，一次性能動輸
  送で生じた濃度勾配を利用する**二次性能動輸送**がある．

- グルコースやガラクトースの輸送では，小腸粘膜細胞の毛細血管側（基底膜）に存在する
  【03　　　】ポンプ（【03　　　　　】/K$^+$-ATPアーゼ，ナトリウムチャネル）を介して行
  われる細胞外への【03　　　　　】の汲み出しが一次性能動輸送になる（図9）.

- 一次性能動輸送で生じた細胞内外の【03　　　　　】の濃度勾配に従い，管腔側から
  【03　　　　　】が細胞内に流れ込む．微絨毛膜にはグルコースを【03　　　　　】と共輸送す
  る【04　　　　　　　　　　　　　】が存在しており，これにより
  【03　　　　　】とともにグルコースやガラクトースが二次性能動輸送される．

- アミノ酸の多くは，【03　　　　　】ポンプの駆動力を利用した【05　　　　　】で細胞内
  に取り込まれる．アミノ酸の種類によって異なる複数の輸送体が存在する．

---

5 B 01 エネルギー（ATP）　02 促進拡散　03 Na$^+$　04 ナトリウム依存性グルコース輸送体（SGLT1）
05 能動輸送

- ジ（トリ）ペプチドは，細胞内外の【06　　　　】濃度勾配を利用した【06　　　　】/ジ（トリ）ペプチド共輸送体を介して【07　　　　】される.
- アミノ酸の吸収では，同じ輸送体を利用するアミノ酸同士で競合阻害がみられるが，ジ（トリ）ペプチドでは競合がないため，アミノ酸よりペプチドの輸送速度の方が【08　　　　】.

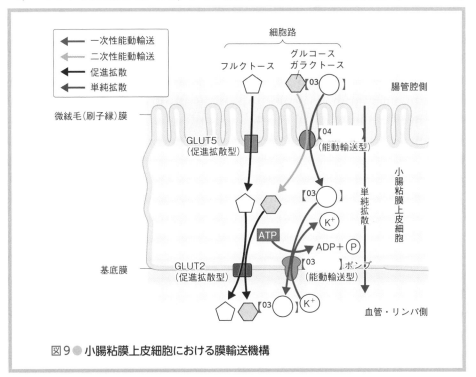

図9●小腸粘膜上皮細胞における膜輸送機構

6　栄養素別の消化・吸収

Text p.56

A. たんぱく質

- たんぱく質の消化は，胃液中の【01　　　　】によってはじめられる（表10，図10）.
- ペプシンは，たんぱく質に作用してポリペプチドやオリゴペプチドを生成する.
- ポリペプチドやオリゴペプチドは，膵液中の【02　　　　】や【03　　　　】により，さらに低分子のオリゴペプチドに分解される．また，エキソ型の【04　　　　】の作用により少量の【05　　　　】が生成される.
- 管腔内消化によって生じたオリゴペプチドは，微絨毛膜に局在する【06　　　　】やジペプチダーゼなどの作用により【07　　　　】やジ（トリ）ペプチドに分解されてから吸収される.

---

5 B 06 H⁺　07 能動輸送　08 速い
6 A 01 ペプシン　02 トリプシン　03 キモトリプシン　04 カルボキシペプチダーゼ　05 アミノ酸
　06 アミノペプチダーゼ　07 アミノ酸

● アミノ酸の多くは【08　　　】とともに細胞内に能動輸送される.

● ジ（トリ）ペプチドは【09　　　】とともに細胞内に能動輸送される.

● 細胞内に取り込まれたジ（トリ）ペプチドは，細胞内のペプチダーゼによって【10　　　】に分解される.

表10 ● たんぱく質の消化酵素

	存在部位	分類	消化酵素	基質	生成物
管腔内消化	胃（胃液）	エンド型	【11　　　】	たんぱく質	ポリペプチド，オリゴペプチド
	小腸管腔（膵液）	エンド型	【12　　　】	たんぱく質，ポリペプチド	オリゴペプチド
		エンド型	【13　　　】	たんぱく質，ポリペプチド	オリゴペプチド
		エキソ型	【14　　　】	ペプチドC末端のアミノ酸（芳香族，塩基性）残基	【16　　　】，オリゴペプチド
膜消化	小腸微絨毛膜	エキソ型	【15　　　】	オリゴペプチドN末端のアミノ酸残基	【16　　　】，ジ（トリ）ペプチド
		エキソ型	ジペプチダーゼ	ジペプチド	【16　　　】

---

6 A 08 Na$^+$　09 H$^+$　10 アミノ酸　11 ペプシン　12 トリプシン　13 キモトリプシン
14 カルボキシペプチダーゼ　15 アミノペプチダーゼ　16 アミノ酸

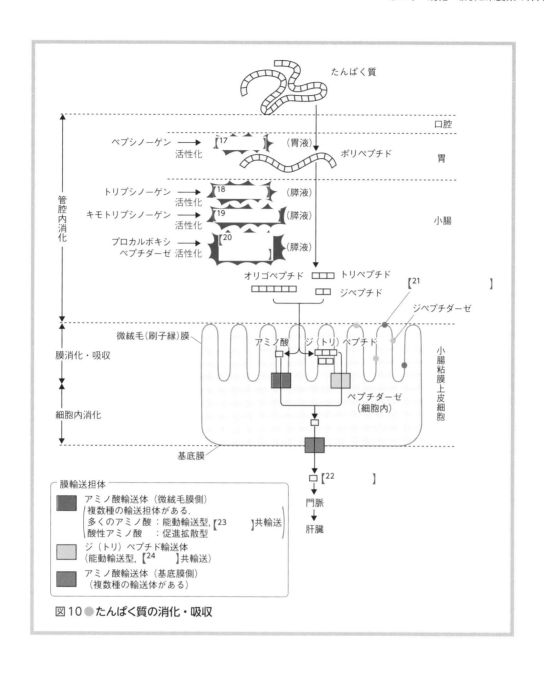

図10●たんぱく質の消化・吸収

B. 炭水化物（糖質，食物繊維）

- でんぷんは，唾液と膵液に含まれる【01　　　　　　　　　】により内部の【02　　　　　　】結合がランダムに切断され，二糖類（**マルトースやイソマルトース**）やその他の少糖類（**マルトトリオース，α－限界デキストリン**）に分解される（表11，図11）.
- 二糖類やその他の**少糖類**は，小腸微絨毛膜に局在する膜消化酵素の作用を受け，【03　　　　　】になってから吸収される.
- 【04　　　　　　　　　】は，マルトース（麦芽糖）のα－1,4結合を加水分解し，2分子の【05　　　　　　　　　】を生成する.
- 【06　　　　　　　　　】は，イソマルトースやα－限界デキストリンなどのα－1,6結合を加水分解し，【07　　　　　　　　　】を生成する.
- 【08　　　　　　　　　】は，スクロース（ショ糖）を加水分解し，【09　　　　　　　　】と【10　　　　　　　　　】を生成する.
- 【11　　　　　　　　　】は，ラクトース（乳糖）を加水分解し，【12　　　　　　　　】と【13　　　　　　　　　】を生成する.
- トレハラーゼは，トレハロースのα－1,1結合を加水分解し，2分子の【14　　　　　　　　　】を生成する.
- ヒトの消化酵素で消化されない食物繊維・難消化性糖質は，【15　　　　　】に移行し，そこで【16　　　　　　　　】による発酵を受ける．その際，生成された【17　　　　　　　　　】は，【18　　　　　　】から吸収され，エネルギー源（約【19　　　　　】kcal/g）になる.

表11 ● 糖質の消化酵素

	存在部位	消化酵素	基質 （作用部位）	生成物
管腔内消化	口腔 （唾液）	【20　　　　　】	でんぷん （【26　　　　　】結合）	デキストリン，マルトース， イソマルトース，マルトトリオース
	小腸管腔 （膵液）	【21　　　　　】	でんぷん （【27　　　　　】結合）	α－限界デキストリン，マルトース， イソマルトース，マルトトリオース
膜消化	小腸微絨毛膜	【22　　　　　】	マルトース（麦芽糖） （α－1,4結合）	【28　　　　　】， 【28　　　　　】
		【23　　　　　】	イソマルトース （α－1,6結合）	【28　　　　　】， 【28　　　　　】
		【24　　　　　】	スクロース（ショ糖） （α－1,2結合）	【28　　　　　】， 【29　　　　　】
		【25　　　　　】	ラクトース（乳糖） （β－1,4結合）	【30　　　　　】， 【28　　　　　】
		トレハラーゼ	トレハロース （α－1,1結合）	【28　　　　　】， 【28　　　　　】

---

6 B 01 α-アミラーゼ　02 α-1,4　03 単糖類　04 マルターゼ　05 グルコース　06 イソマルターゼ　07 グルコース　08 スクラーゼ　09 グルコース　10 フルクトース　11 ラクターゼ　12 ガラクトース　13 グルコース　14 グルコース　15 大腸　16 腸内細菌　17 短鎖脂肪酸　18 大腸　19 2　20 α-アミラーゼ　21 α-アミラーゼ　22 マルターゼ　23 イソマルターゼ　24 スクラーゼ　25 ラクターゼ　26 α-1,4　27 α-1,4　28 グルコース　29 フルクトース　30 ガラクトース

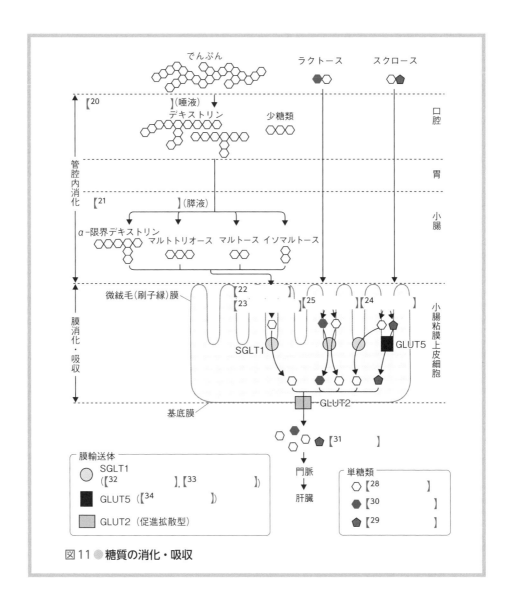

図11●**糖質の消化・吸収**

C. 脂質

● 脂質の消化は，口腔内で舌リパーゼの作用を受けることからはじまるが，口腔内や胃での分解はほんのわずかで，大部分が【01　　　　　　　】によって小腸上部で行われる（表12，図12）.

● 食物に含まれる脂質の大部分は，**長鎖脂肪酸**から構成される【02　　　　　　　　　】（**長鎖脂肪**，**LCT**）である.

---

6 B 31 単糖類　32 能動輸送型　33 Na⁺共輸送　34 促進拡散型
C 01 膵液リパーゼ　02 トリグリセリド（トリアシルグリセロール）

- 脂質の分解産物は，【03　　　　　　　　　　】（CCK）やGIPなどの消化管ホルモンの分泌を刺激し，胃の運動を抑制する．
- 胃から酸性の胃内容物が十二指腸に入ると，これが刺激となって【03　　　　　　　　　】や【04　　　　　　　　】が分泌され，胆汁や膵液が十二指腸に分泌される．
- 食物中のトリグリセリドは，胆汁酸の作用で小さな脂肪滴（エマルション）になり，【05　　　　　　　　　】の作用を受ける．
- 膵液リパーゼは，コリパーゼの存在下で安定した活性を保ちながら，【06　　　　　　　　　】の 1 , 3 位の脂肪酸を加水分解し，【07　　　　　　　　　　　】と脂肪酸を生成する．
- 長鎖脂肪の 70 〜 80 ％が【05　　　　　　　　　】の作用を受けるが，完全に脂肪酸とグリセロールに分解されるのは，20 〜 30 ％といわれる．
- 脂質の分解産物は胆汁酸とミセルを形成するが，ミセルは小腸粘膜微絨毛膜表面で開裂し，【07　　　　　　　　　　　】と脂肪酸だけが吸収細胞内に【08　　　　　　　　】される．
- 小腸吸収細胞内に取り込まれた長鎖の遊離脂肪酸は，【06　　　　　　　　　】に再合成され，さらにアポたんぱく質などと一緒になって【09　　　　　　　　　】が形成される．
- カイロミクロンは，基底膜側からエキソサイトーシスにより放出され，【10　　　　　　】（乳び管）から胸管を経て左鎖骨下静脈に入り，大静脈へと移行する．
- 中鎖脂肪酸から構成される【06　　　　　　　　　】（中鎖脂肪，MCT）は，胃液リパーゼや【05　　　　　　　　　】の作用を受けてグリセロールと中鎖脂肪酸に分解される．
- 細胞内の短鎖・中鎖脂肪酸は，水溶性が高いため，単糖類やアミノ酸などと同様に毛細血管へ吸収され，【11　　　　】から【12　　　　　】に運ばれる．
- 食品中のコレステロールエステルは，膵液中のコレステロールエステラーゼによってエステル結合が加水分解され，【13　　　　　　　　　】と脂肪酸になる．
- リン脂質のレシチンも，膵液中のホスホリパーゼA₂の作用により，【14　　　　　　　　　】と脂肪酸になる．
- コレステロールとリゾレシチンは，微絨毛膜から吸収細胞内に単純拡散で取り込まれた後，細胞内でコレステロールエステルとリン脂質に再合成され，【09　　　　　　　　　】を形成する．

表12●脂質の消化酵素

存在部位		消化酵素	基質	主な生成物
管腔内消化	口腔（唾液）	舌リパーゼ（低活性）	【06　　　　】	1, 2-ジアシルグリセロール, 脂肪酸
	胃（胃液）	胃リパーゼ（低活性）	【06　　　　】	1, 2-ジアシルグリセロール, 脂肪酸
	小腸管腔（膵液）	【05　　　　】	【06　　　　】	【07　　　　　　　】, 脂肪酸
		コレステロールエステラーゼ	コレステロールエステル	【13　　　　　】, 脂肪酸
		ホスホリパーゼ A₂	レシチン（リン脂質）	【14　　　　　】, 脂肪酸

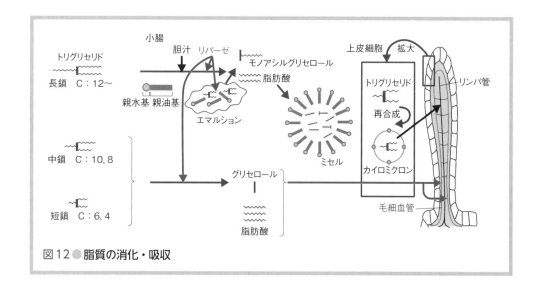

図12●脂質の消化・吸収

D. ビタミン

1）脂溶性ビタミン

● 脂溶性ビタミン（A, D, E, K）は，【01　　　　　　　】に取り込まれ，血中でリポたんぱく質リパーゼの作用を受けた後（カイロミクロンレムナントに代謝されて），【02　　　　　　】に運ばれる（図13）.

● 食物中の脂質含量が少ないと，脂溶性ビタミンの吸収率が低下する.

● ビタミンAは，動物性食品ではレチニルエステルとして，植物性食品ではプロビタミンAとして存在する.

● レチニルエステルは，小腸微絨毛膜に局在するビタミンAエステル加水分解酵素により，脂肪酸とレチノールに加水分解され細胞内に取り込まれる（図13）.

● β－カロテンは，吸収細胞に取り込まれた後，β－カロテン開裂酵素によってレチナールに転換され，その後【03　　　　　　】に変換される.

● レチノールは，【02　　　　】ではレチニルエステル（主にレチノールとパルミチン酸のエステル，レチニルパルミテートともいう）として貯蔵される.

● レチノールが，【02　　　　】から血中に動員される際は，【04　　　　　　　】（RBP），トランスサイレチン（トランスチレチン，プレアルブミンともいう）と複合体を形成して輸送される.

● β－カロテンの吸収率は，レチノールより低い（約1/6）.

---

6 D 01 カイロミクロン　02 肝臓　03 レチノール　04 レチノール結合たんぱく質

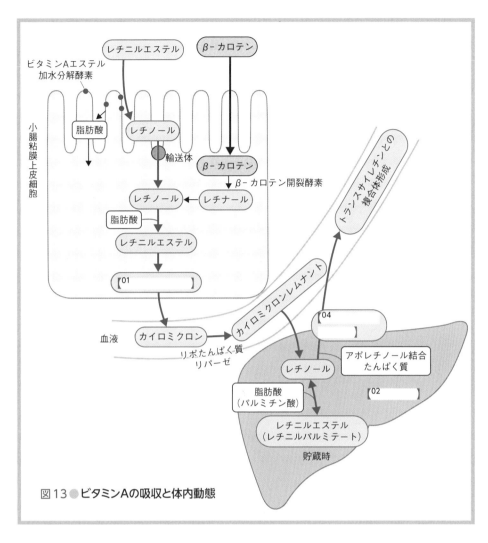

図13●ビタミンAの吸収と体内動態

- プロビタミンDは，【05　　　　　　　　】によってプレビタミンDとなり，さらに体温による熱異性化反応によりビタミンDとなる（図14）.
- 植物由来の【06　　　　　　　】（エルゴカルシフェロール）と動物由来の【07　　　　　　　】（コレカルシフェロール）があり，ほぼ同等の生理活性を示す.
- ビタミンDは，【08　　　　】で25位にヒドロキシ基が付加されて25-ヒドロキシ（OH）ビタミンDとなった後，ビタミンD結合たんぱく質と結合して血液中を輸送され，【09　　　　　　】に取り込まれる.【09　　　　　】で1α位にヒドロキシ基が付加されると，【10　　　　　　】型ビタミンD〔1α,25-(OH)₂ビタミンD〕になりさまざまな機能を発現できるようになる.
- ビタミンE（主としてα-【11　　　　　　　　　　】）は，肝臓からはVLDL（very low

---

6 D 05 紫外線照射　06 ビタミンD₂　07 ビタミンD₃　08 肝臓　09 腎臓　10 活性
11 トコフェロール

density lipoprotein：超低比重リポたんぱく質）に取り込まれ血液中を輸送される．吸収率は10〜40％である．

● ビタミンKは，肝臓からは，ビタミンEと同様にVLDLに取り込まれ血液中を輸送される．

● 緑黄色野菜などに由来する【12　　　　　　　】（フィロキノン）の吸収率は70〜80％であるが，他の脂溶性ビタミンと同様，食事中の脂質含量などによってかなり変動する．

● 腸内細菌によって産生された【13　　　　　　　】（メナキノン）は，主に結腸から吸収され，門脈を介して肝臓に取り込まれる．

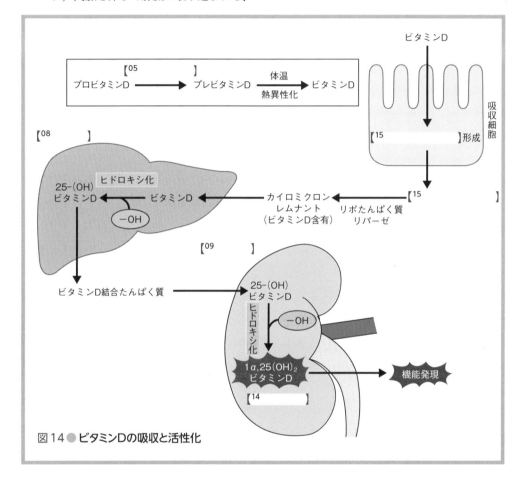

図14 ● ビタミンDの吸収と活性化

2）水溶性ビタミン

● 9種類の水溶性ビタミンのうち，ビタミンCを除く8種類のビタミンB群は，食品中では【16　　　　　　】の形で存在し，そのほとんどが酵素【17　　　　　　　】に結合している（表2）．

● ビタミンB$_{12}$および葉酸以外のビタミンB群は，消化管内で消化酵素の作用を受けて【18　　　　　】型になった後，小腸から吸収される．

6 D 12 ビタミンK$_1$　13 ビタミンK$_2$　14 活性型　15 カイロミクロン　16 補酵素型　17 たんぱく質　18 遊離

- ビタミンCは，【18　　　】型の【19　　　　　　　】として存在しているため，そのまま小腸から吸収される．
- 腸管からの吸収では，ビタミンB₁，B₂，C，ビオチン，パントテン酸などが【20　　　】とともに能動輸送される．
- 食物中のビタミン【21　　　】は，主に補酵素型の**アデノシルコバラミン**として酵素【22　　　　】と結合して存在している．
- 遊離型ビタミンB₁₂は，**胃の壁細胞**から分泌された**糖たんぱく質**【23　　　】と結合し，【24　　　】の**レセプター（受容体）**を介して吸収される．
- 食物中の【25　　　】の大部分は**ポリグルタミン酸型**として存在しており，酵素作用により【26　　　　　】型となって小腸から吸収される．

E. ミネラル（無機質）

- ミネラルは水に溶けると**イオン化**し，その大部分が小腸から吸収されて，【01　　　】を介して肝臓に至るが，一部のミネラルは【02　　　】で吸収される．
- 腸管内のカルシウムイオンは，細胞内（**細胞路**）と細胞間隙（**細胞外路**）のどちらかを通って毛細血管に入る．
- カルシウムの細胞路での輸送方式は，【03　　　　　】である．
- 食品中の鉄は，肉や魚などに含まれる【04　　　　】と，植物性食品，乳類，卵などに含まれる【05　　　　】に分けられる．
- 【04　　　】は他の食品成分の影響を受けにくく吸収率も高い（20〜30％）．一方，【05　　　　】は一般に吸収が悪く（約5％），他の食品成分の影響を強く受ける．
- 【05　　　　】は，食品中に**3価鉄（Fe³⁺）**として存在するが，そのほとんどが**2価鉄（Fe²⁺）**に【06　　　】されてから吸収される．【06　　　】作用のある【07　　　　】や動物性たんぱく質（獣肉，魚肉，鶏肉）の摂取は，【05　　　　　】の吸収を高める．
- 吸収された鉄は，【08　　　　　　　　】と結合して血液中を運ばれる．
- 亜鉛の吸収は，共存する食品成分の影響を受ける．

7　栄養素の体内動態

Text p.64

- 単糖類，アミノ酸，ミネラル（無機質），水溶性ビタミン，【01　　　】・【02　　　】脂肪酸などの水溶性栄養素は，毛細血管に入った後，すべて【03　　　】を経て**肝臓**に入る（**図15**）．
- 脂溶性ビタミン，【04　　　】脂肪酸，**2-モノアシルグリセロール**，コレステロール，リン脂質などの疎水性栄養素は，小腸吸収細胞内で【05　　　　　　　】を形成し，【06　　　　】から**胸管**を通って**左鎖骨下静脈**（血液）に入り，**心臓**を経て全身に送ら

---

6 D 19 アスコルビン酸　20 Na⁺　21 B₁₂　22 たんぱく質　23 内因子　24 回腸　25 葉酸　26 モノグルタミン酸　E 01 門脈　02 大腸　03 能動輸送　04 ヘム鉄　05 非ヘム鉄　06 還元　07 ビタミンC　08 トランスフェリン
7 01 短鎖　02 中鎖　03 門脈　04 長鎖　05 カイロミクロン　06 リンパ管

れる.

- 体水分（体重の50〜60％）のうち，細胞【07　　　　　】が2/3を，細胞【08　　　　　】が1/3を占める.
- 細胞外液の75％が細胞・組織間にある【09　　　　　】で，残りの25％が**循環液**（主として血漿中の水分）である.
- 体内に吸収された栄養素は，血漿やリンパ液に溶解して全身の組織に運搬される.
- 血漿やリンパ液中の成分は，【09　　　　　】を介して細胞内に取り込まれる.

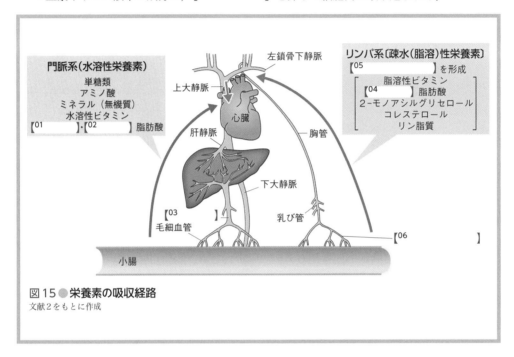

門脈系（水溶性栄養素）
単糖類
アミノ酸
ミネラル（無機質）
水溶性ビタミン
【01　　　】・【02　　　】脂肪酸

左鎖骨下静脈
上大静脈
心臓
肝静脈
胸管
下大静脈
乳び管

リンパ系〔疎水（脂溶）性栄養素〕
【05　　　　　　　】を形成
脂溶性ビタミン
【04　　　】脂肪酸
2－モノアシルグリセロール
コレステロール
リン脂質

【03　　　】
毛細血管

【06　　　　　】

小腸

図15 ● 栄養素の吸収経路
文献2をもとに作成

8　生物学的利用度（生物学的有効性）

Text
p.65

A. 消化吸収率

- 摂取した食物中の栄養素が，どれだけ消化吸収されたかを示す数値が消化吸収率であり，**見かけの消化吸収率**は**次式**で示される.

$$見かけの消化吸収率（\%）= \frac{【01　　　　】量}{【02　　　　】量} \times 100$$

$$= \frac{【02　　　　】量 - 【03　　　】中排泄量}{【02　　　　】量} \times 100$$

---

7 07 内液　08 外液　09 間質液
8 A 01 吸収　02 摂取　03 糞

● 食物由来の成分とは関係のない【04　　　　　　　】の成分を考慮したものが，**真の消化吸収率**となる．算出式は以下の通りである．

真の消化吸収率（％）＝

$$\frac{【05　　　　】量 － (【06　　　　】中排泄量 － 【06　　　　】中【04　　　　　】排泄量)}{【05　　　　】量} \times 100$$

● 【04　　　　　　】排泄量は，目的とする栄養素を全く含まない食事をしたときの【06　　　　】中排泄量より測定する．

● 真の消化吸収率は見かけの消化吸収率より【07　　　　　　】値になる．

B. 栄養価

● 食品の**栄養価（生物学的有効性**または**生物学的利用度）**は，食品の種類や利用形態，一緒に摂取する食品成分の種類と量，生体の生理的条件など種々の要因によって変動する．

● たんぱく質の栄養価を測定する方法はさまざまであるが，ヒトが必要とする【01　　　　　　　　　　】の量と構成比率に最も近いたんぱく質の栄養価が高いことになる．

文献

1）「新しい解剖生理学」(山本敏行，他／編)，南江堂，2015
2）「健康・栄養科学シリーズ　基礎栄養学 改訂第4版」(奥 恒行，柴田克己／編)，南江堂，2012
3）「カラー図鑑 人体の正常構造と機能 全10巻 縮刷版」(坂井建雄，河原克雅／編)，日本医事新報社，2008
4）「フォトサイエンス生物図録」(鈴木孝仁／監)，数研出版，2003
5）「栄養科学イラストレイテッド　解剖生理学 人体の構造と機能 改訂第2版」(志村二三夫，他／編)，羊土社，2014
6）「サクセス管理栄養士講座 6 基礎栄養学」(鈴木和春，他／著)，第一出版，2010
7）「コンパクトシリーズ　コンパクト栄養学 改訂第2版」(脊山洋右，廣野治子／編)，南江堂，2006

8 A 04 内因性　05 摂取　06 糞　07 高い
　 B 01 不可欠アミノ酸 (必須アミノ酸)

重要 Q1 消化と吸収に関する記述である．正しいのはどれか．1つ選べ．(平成23年，第25回追試出題)

(1) 脂肪は，胃で消化されない．

(2) 胃酸とペプシノーゲンは，同じ細胞から分泌される．

(3) トレハロースは，膜消化を受ける．

(4) 脂溶性ビタミンの吸収には，胆汁酸を必要としない．

(5) ビタミンB_{12}は，十二指腸で吸収される．

重要 Q2 消化液に関する記述である．正しいのはどれか．1つ選べ．(平成23年，第25回追試出題)

(1) 唾液には，たんぱく質の消化酵素が含まれている．

(2) 胃液の分泌は，味覚の刺激によってもおこる．

(3) 膵液には，二糖類の消化酵素が含まれている．

(4) 膵液の分泌は，絶食によって亢進する．

(5) 胆汁には，消化酵素が含まれている．

重要 Q3 消化と吸収に関する記述である．正しいのはどれか．1つ選べ．(平成23年，第25回出題)

(1) 胃酸分泌は，ガストリン分泌の亢進により促進される．

(2) でんぷんがα-アミラーゼによって消化されると，グルコースが生じる．

(3) ジペプチドは，そのままの形では吸収されない．

(4) 中鎖脂肪酸で構成されたトリアシルグリセロールは，そのままの形で吸収される．

(5) コレステロールの吸収は，胆汁分泌により抑制される．

Q4 消化・吸収と栄養に関する記述である．正しいものの組み合せはどれか．1つ選べ．
(平成23年，第25回出題)

a. 消化吸収率とは，摂取した栄養素の中から吸収されたものの割合（%）を示す．

b. 見かけの消化吸収率は，真の消化吸収率よりも高い値を示す．

c. 無たんぱく質食を摂取した場合にも，糞便中に窒素化合物は排泄される．

d. 真の消化吸収率は，尿中排泄量を考慮して算出する．

(1) aとb　(2) aとc　(3) aとd　(4) bとc　(5) cとd

重要 Q5 消化に関する記述である．正しいのはどれか．1つ選べ．(平成22年，第24回出題より改変)

(1) でんぷんの消化は，十二指腸からはじまる．

(2) 胃酸分泌は胃内容物が十二指腸に移行することにより抑制される．

(3) 脂肪（トリアシルグリセロール）の胃内滞留時間は，糖質よりも短い．

(4) 消化管ホルモンの分泌は，消化産物の影響を受けない．

(5) 膵臓から分泌される糖質の消化酵素は，プロ酵素である．

重要 **Q6** 消化と吸収に関する記述である．正しいのはどれか．1つ選べ．(平成21年，第23回出題より改変)

(1) 糖質は，二糖（二糖類）として吸収される．

(2) アミノ酸は，オリゴペプチドの存在により吸収が促進される．

(3) ラクトースを構成する単糖の吸収は，ナトリウムによって促進される．

(4) ジペプチドの吸収は，ナトリウムによって促進される．

(5) トリアシルグリセロールを構成するオレイン酸は，門脈中に取り込まれる．

Q7 栄養素の吸収と体内動態に関する記述である．正しいのはどれか．1つ選べ．
(平成28年，第30回出題より改変)

(1) グルコースとフルクトースの刷子縁膜の輸送担体（輸送体）は，同一である．

(2) 小腸上皮細胞内で再合成されたトリアシルグリセロールは，その細胞内でLDLを形成する．

(3) フルクトースの吸収上皮細胞への取り込みには，Na^+が必要である．

(4) 3価の鉄（Fe^{3+}）は，2価の鉄（Fe^{2+}）に還元されて吸収される．

(5) 葉酸は，ポリグルタミン酸型として吸収される．

Q8 食物の消化に関する記述である．正しいのはどれか．1つ選べ．(平成27年，第29回出題)

(1) 生物学的消化とは，食塊を破砕・混合することである．

(2) 胃液分泌は，迷走神経が亢進すると促進される．

(3) ガストリン分泌は，胃に食塊が入ると抑制される．

(4) セクレチン分泌は，胃内容物が小腸に入ると抑制される．

(5) 胆汁酸分泌は，ガストリンにより促進される．

Q9 消化管における栄養素の吸収に関する記述である．誤っているのはどれか．1つ選べ．
(平成25年，第27回出題)

(1) フルクトースの吸収上皮細胞への取り込みは，グルコースの存在によって低下する．

(2) 脂溶性ビタミンの吸収は，脂質の多い食事で増加する．

(3) ビタミンB_{12}の吸収は，胃液の影響を受ける．

(4) 亜鉛の吸収は，共存する食品成分の影響を受ける．

(5) 水は，小腸で吸収される．

Q10 栄養素の消化・吸収と体内動態に関する記述である．誤っているのはどれか．2つ選べ．
(平成25年，第27回出題より改変)

(1) ペプシノーゲンは，トリプシンによって活性化される．

(2) スクロースは，小腸微絨毛膜の酵素によって消化される．

(3) 吸収された脂溶性ビタミンは，カイロミクロンに取り込まれて運搬される．

(4) 唾液分泌は，咀嚼によって増加する．

(5) 胃におけるたんぱく質の消化酵素は，トリプシンである．

解答と解説 → 別冊p.05

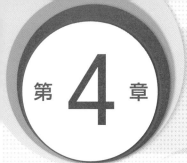

第4章

炭水化物の栄養

学習のポイント

❶ 炭水化物とは，糖質と食物繊維を含めたものであることを理解する.

❷ 基本的な糖質の種類と分類を理解する.

❸ 細胞内でグルコースからエネルギー（ATP）が合成されるまでの流れを理解する.

❹ 脳のエネルギー源が，基本的にグルコースのみであることから，血糖値を一定に保つことがいかに重要か理解する.

❺ 血糖値の調節にかかわる6つのホルモンを覚え，おのおのがどのようなメカニズムで血糖値を調節しているのか理解する.

❻ 主食である糖質の摂取量に比例して，ビタミン B_1 の必要量が増えることを理解する.

学習の前に

☐ 主食のごはんに含まれるでんぷんを分解すると，グルコース（ブドウ糖）になる.

☐ 血糖値を下げるはたらきのあるホルモンはインスリン1種類だけである.

☐ インスリンは，膵臓ランゲルハンス島 β 細胞から分泌される.

Keywords

● グリコーゲン　● 糖新生　● コリ回路　● グルコース・アラニン回路
● ホルモン感受性リパーゼ　● ビタミン B_1

✏書いてみよう！

主な二糖類の模式図を，見本を参考に書いてみよう．
また，空欄にはおのおのの二糖類を構成している単糖類を入れよう．

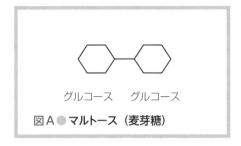

グルコース　　グルコース

図A ● マルトース（麦芽糖）

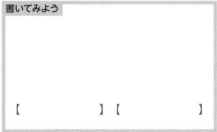

書いてみよう

【　　　　　　　】【　　　　　　　】

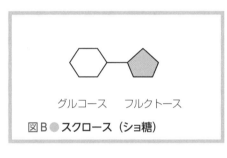

グルコース　　フルクトース

図B ● スクロース（ショ糖）

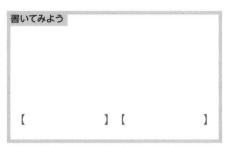

書いてみよう

【　　　　　　　】【　　　　　　　】

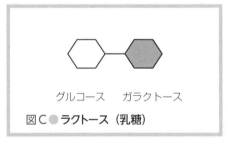

グルコース　　ガラクトース

図C ● ラクトース（乳糖）

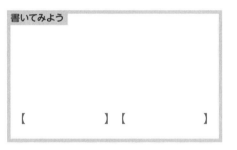

書いてみよう

【　　　　　　　】【　　　　　　　】

☕coffee break

血糖値調節ホルモンの謎

　6種類の血糖値調節ホルモンを眺めてみて，何か違和感を覚えないだろうか．血糖値を上げるホルモンは5種類もあるのに，血糖値を下げるホルモンはインスリン1つだけである．なぜこのようなアンバランスになったのか，本当の答えは誰も知らない．しかし，推測できることは，ヒトの進化の過程で脳を守るためにこうなったということである．脳は通常グルコースのみをエネルギー源としている．もし，血糖値を上げるはたらきをするホルモンが1つしかなく，そのホルモンに異常が生じたとしたらどうなるであろう．脳はエ

ネルギー源を失い，それは死を意味する．5種類も血糖上昇ホルモンが存在するのは，どれかの血糖上昇ホルモンに異常が起きても他のホルモンがそれを補って，脳を守ろうとしたからであろう．まずは生命の維持を最優先したものと思われる．しかし，5種類のうち1つを減らして，その分をインスリンと同じ血糖値を下げるはたらきのあるホルモンがつくられていたとしたら，現在の糖尿病という病気は存在しなかったかもしれない．

要点整理問題

【 　 】に該当する語句を入れて学習しましょう

---

1 炭水化物の概要

Text p.69

- すべての炭水化物は炭素（C），水素（H），酸素（O）で構成されており，$C_mH_{2n}O_n$ の分子式で表される．$C_mH_{2n}O_n$ は $C_m(H_2O)_n$ とも表現できる．つまり炭素と水によってできた化合物という意味から【01　　　　　】といわれる．
- 炭水化物は，大きく分けると【02　　　　】と【03　　　　　】に分けられる．炭水化物のなかでヒトの消化酵素で消化・吸収することができ，実際に生きるための【04　　　　　】源となるものを【02　　　　】といい，ヒトの消化酵素で消化されない食物成分を【03　　　　　】という．

---

2 糖質の分類

Text p.69

A. 単糖類

1）六炭糖（ヘキソース）

- 【01　　　　　　】（ブドウ糖）：糖質中最も多い単糖類で，かつ最も重要なエネルギー源である．ほぼすべての糖質に含まれている．飢餓状態のような特殊な環境以外，ヒトの【02　　　】のエネルギー源はグルコースのみである．少糖類や多糖類の構成成分となる（図1）．
- 【03　　　　　　】（果糖）：【04　　　　】または【05　　　　　　】の構成成分である．遊離の形では，果物や蜂蜜に多く含まれる．天然の単糖類のなかでは最も甘味が強い．温度が低くなると，甘味はさらに強くなる．フルクトースの大部分は，肝臓でグルコースやグリコーゲンとなり，解糖系などを経て代謝される．
- 【06　　　　　　】：遊離の形で食物中に存在することはほとんどない．動物の乳汁中に含まれる二糖類の【07　　　　　】の構成成分として重要である．その大部分は，肝臓でグルコースやグリコーゲンとなり，解糖系などを経て代謝される．

2）五炭糖（ペントース）

- リボースとデオキシリボースは【08　　　　】（DNAやRNA）の構成成分として重要である．体内ではグルコースから【09　　　　　　　　】でつくられる．

---

1 01 炭水化物　02 糖質　03 食物繊維　04 エネルギー
2 A 01 グルコース　02 脳　03 フルクトース　04 砂糖　05 スクロース（ショ糖）　（04，05は順不同）
　　06 ガラクトース　07 ラクトース（乳糖）　08 核酸　09 ペントースリン酸回路（五炭糖リン酸回路）

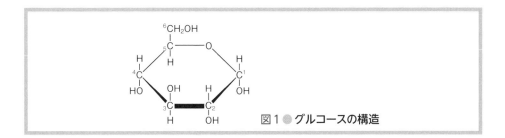

図1●グルコースの構造

B. 二糖類

- 二糖類とは，単糖類が2個結合したものであり，マルトース，スクロース，ラクトースなどがある．

- 【01　　　　　】（麦芽糖）：グルコース2分子が【02　　　　　　　】結合で**脱水縮合**したものである．でんぷんを酵素アミラーゼで消化することで生じる．麦芽や甘酒に多く含まれる．

- 【03　　　　　】（ショ糖）：グルコース1分子と【04　　　　　　】1分子の脱水縮合で生じる．一般に使用される【05　　　　】の主成分である．

- 【06　　　　　】（乳糖）：グルコース1分子と【07　　　　　　】1分子の脱水縮合で生じる．人乳に5〜7％，牛乳には4〜5％含まれている．

> 脱水縮合とは，2個の分子のそれぞれが水素原子またはヒドロキシ基（–OH）を失って水（H_2O）分子ができると同時に一方の分子で水素が結合していた原子と，他方の分子でヒドロキシ基が結合していた原子間で共有結合ができることである．

C. 多糖類

1）でんぷん

- グルコースが多数結合した【01　　　　】の**貯蔵多糖**で，最も多く消費されている糖質である．ごはん，パン，麺類，じゃがいもなどに多く含まれ，スターチともいう．でんぷんには，グルコースが，α–1,4–グリコシド結合で直鎖状に連なった【02　　　　　】と，アミロースの直鎖に多数の分枝がα–1,6–グリコシド結合した【03　　　　　　】の2種類がある（図2）．

- ごはんとして日本人がよく食べているうるち米は，アミロースが【04　　　】％，アミロペクチンが【05　　　】％である．パンや麺類をつくるのに使われる小麦は，アミロースが30％，アミロペクチンが70％，もち米はアミロペクチン【06　　　】％である．食感の粘りけは両者の比率によって決まる．

2）グリコーゲン

- グルコースが多数結合した【07　　　】の**貯蔵多糖**で，主に【08　　　】と【09　　　　】に存在する．でんぷんのアミロペクチンと似た構造を有し，約3万個のグルコース

---

2 B 01 マルトース　02 α–1,4–グリコシド　03 スクロース　04 フルクトース　05 砂糖　06 ラクトース　07 ガラクトース　C 01 植物　02 アミロース　03 アミロペクチン　04 20　05 80　06 100　07 動物　08 肝臓　09 筋肉　（08，09は順不同）

が結合しているが，α-1,6-グリコシド結合による枝分かれの数はグリコーゲンの方が圧倒的に多い．そのため，よりコンパクトにグルコースを組織内に蓄えているといえる．【10　　　　　　】などのグリコーゲン合成に関わる酵素によって合成され，血糖値の調節や運動エネルギーに利用される．

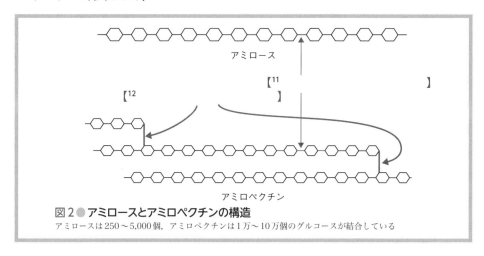

アミロース

【11　　　】

【12　　　】

アミロペクチン

図2●アミロースとアミロペクチンの構造
アミロースは250〜5,000個，アミロペクチンは1万〜10万個のグルコースが結合している

3　エネルギー源としての作用

Text
p.70

A. エネルギー源としての役割

- 糖質1gは，約【01　　　　】kcalに相当する．
- インスリンによって細胞内に取り込まれたグルコースは，**細胞質**（細胞質基質）において**解糖系**による分解を受ける．【02　　　　　　　】は無酸素で進行し，グルコースから**グルコース6-リン酸**を経て【03　　　　　　　　】に至る．この反応により，グルコース1分子から2分子のATPが産生される．その後，ピルビン酸は【04　　　　　　　　　　　】内に入り，ピルビン酸デヒドロゲナーゼ複合体や**補酵素であるビタミンB₁**のはたらきで【05　　　　　　　】（アセチル補酵素A）へと変換される．
- アセチルCoAはさらに有酸素下で【06　　　　　　　】回路の反応を受け，**クエン酸**などを中間代謝物としてNADHやFADH₂，二酸化炭素などに変換される．さらに，NADHとFADH₂などは【07　　　　　　　】を経て酸化的リン酸化によりエネルギーとなるATPと水を生成する．グルコースが解糖系およびクエン酸回路で完全に分解され，電子伝達系での反応を経ると，**グルコース1 molあたり30〜32 molのATP**を得ることができる（図3）．

---

2 C 10 分枝酵素（ブランチングエンザイム）　11 α-1,4-グリコシド結合　12 α-1,6-グリコシド結合
3 A 01 4　02 解糖系　03 ピルビン酸　04 ミトコンドリア　05 アセチルCoA　06 クエン酸（TCA）
　07 電子伝達系

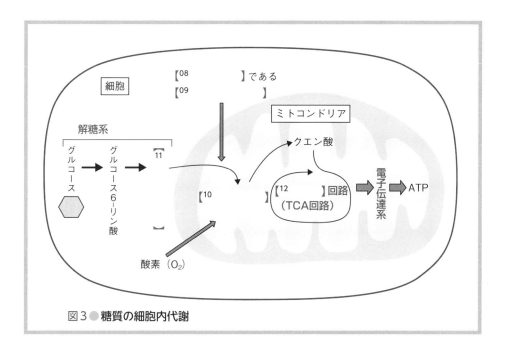

図3 ● 糖質の細胞内代謝

B. 炭水化物エネルギー比率

● 全摂取エネルギーに占める炭水化物の比率を**炭水化物エネルギー比率**という．現在の食事摂取基準では，成人の目標量として【01　　　　】〜【02　　　　】%となっている（付表8参照）．

　● 糖質摂取が極端に少ないと，生体のエネルギー源として，主として脂肪酸が利用されることになる．脂肪酸から**β酸化**を経て合成されたアセチルCoAは，肝細胞で【03　　　　】に変換される．

● ケトン体とは，【04　　　　　　】，【05　　　　　　　】，【06　　　　　　　　　　】の3つの総称で【07　　　　】性の性質を有している．ケトン体の血中濃度が増加しすぎることを【08　　　　　　】といい，このため体全体が酸性に傾き，各臓器が正常に機能しなくなる．このような状態を【09　　　　　　　　　】という．

　● ケトーシスは，1型糖尿病でインスリン作用が急激に不足し，細胞内のエネルギー源にグルコースが使えなくなったときにも起こる．しかし，飢餓状態において，ケトン体が【10　　　　】や**筋肉のエネルギー源**として使用され，生命の危機を救う場合もある（図4）．

---

3 A 08 補酵素　09 ビタミンB_1　10 アセチルCoA　11 ピルビン酸　12 クエン酸
　B 01 50　02 65　03 ケトン体　04 アセトン　05 アセト酢酸
　　06 β-ヒドロキシ酪酸　（04〜06は順不同）　07 酸　08 ケトーシス　09 ケトアシドーシス　10 脳

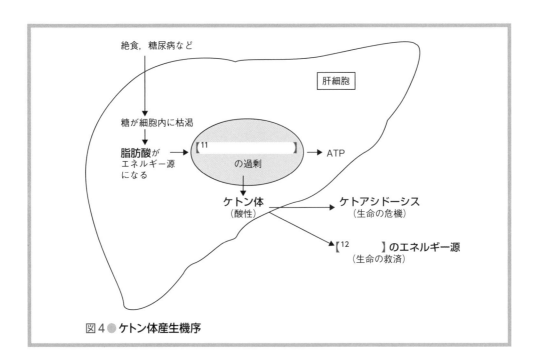

図4 ● ケトン体産生機序

C. その他の代謝経路

1）ペントースリン酸回路

● ペントースリン酸回路（五炭糖リン酸回路）は，エネルギー産生に関与しないグルコースの代謝経路で，【01　　　　　　　】（ニコチンアミドアデニンジヌクレオチドリン酸の還元型）とリボース5-リン酸を生成する．NADPHは脂肪酸やステロイドの生合成に必要な還元型補酵素で，リボース5-リン酸は核酸（DNAやRNA）の構成成分である．

2）グルクロン酸経路

● グルクロン酸経路（ウロン酸経路）もペントースリン酸回路と同じくエネルギー産生を目的としないグルコースの代謝経路の1つである．生体内に存在する毒物や薬物の**解毒**に重要な役割を果たしている．この代謝経路は，グルコースから生じたグルコース6-リン酸が起点となり，グルコース1-リン酸，UDP-グルコースを経てUDP-グルクロン酸を生成する．この**UDP-グルクロン酸**が，薬物や毒物と抱合して体外への排泄を促進している．このはたらきを【02　　　　　　　　　　】という．

---

3 B 11 アセチルCoA　12 脳　C 01 NADPH　02 グルクロン酸抱合

4 血糖とその調節

Text p.73

- 血糖とは，血液中に含まれるグルコースを表し，その濃度測定値を血糖値という．健常者の空腹時血糖値はおおむね【01　　　】〜【02　　　】mg/dLである．
- ヒトの【03　　　】のエネルギー源はほとんど**グルコースのみ**である．血糖値が低下しすぎると，脳へのエネルギー供給が途絶え，昏睡などのいわゆる低血糖症状を招き，死に至る場合もある．

A. インスリンの作用

1）組織へのグルコースの取り込み促進

- インスリンは，血糖値が上昇した際に【01　　　　　　　　　　】**細胞**から血液中に分泌され，筋肉，脂肪組織などに存在するインスリン受容体と結合し，それらの組織にグルコースを吸収させることにより**血糖値を低下させる**．肝臓では，インスリンが糖質代謝に関与している酵素活性を高めて，肝細胞にグルコースの吸収を促進させることにより血糖値を低下させている（**図5**）．
- 空腹時に血糖値が低下してくると，グルカゴン，アドレナリン，成長ホルモン，チロキシン，グルココルチコイド（糖質コルチコイド）などの血糖【02　　　】ホルモンが分泌され，血糖値を正常な範囲内に維持するようになっている（**表1**）．

表1 ● 血糖値調節ホルモン6種

ホルモン	内分泌腺	はたらき
【03　　　　　　　】	膵臓ランゲルハンス島β細胞	血糖値を下げる（↓） 筋肉，脂肪，肝臓に血中のグルコースを吸収させる グリコーゲンの合成
【04　　　　　　　】	膵臓ランゲルハンス島α細胞	血糖値を上げる（↑） 肝臓のグリコーゲンを分解してグルコースをつくる
【05　　　　　　　】	副腎（髄質）	血糖値を上げる（↑） 肝臓のグリコーゲンを分解してグルコースをつくる 交感神経興奮
【06　　　　　　　】	脳下垂体（前葉）	血糖値を上げる（↑） 肝臓のグリコーゲンを分解してグルコースをつくる 体の成長を促進（骨・筋肉）
【07　　　　　　　】 （甲状腺ホルモン）	甲状腺	血糖値を上げる（↑） 肝臓のグリコーゲンを分解してグルコースをつくる 腸での糖吸収促進 代謝促進
【08　　　　　　　】 （糖質コルチコイド）	副腎（皮質）	血糖値を上げる（↑） 肝臓での【09　　　　　　】によりグルコースをつくる 体たんぱく質の**異化**を促進しアミノ酸を産生する

※血糖値を上げるはたらきのあるホルモンが5種類あるのに対し，血糖値を下げるはたらきのあるホルモンは【03　　　　　　　】1種類だけである．また，血糖上昇ホルモン5種のうちほとんどは**肝臓のグリコーゲンを分解し**てグルコースをつくるのに対し，グルココルチコイドだけが，【09　　　　　　】という方法でグルコースをつくり血糖値を上昇させる

---

4 01 70　02 110　03 脳　**A** 01 膵臓ランゲルハンス島β　02 上昇　03 インスリン　04 グルカゴン
05 アドレナリン　06 成長ホルモン　07 チロキシン　08 グルココルチコイド　09 糖新生

2）グリコーゲンの合成促進

● エネルギーが各組織に十分供給され，それでもグルコースが過剰に体内に存在する場合には，**肝臓**と**筋肉**にグルコースを貯蔵する．肝臓と筋肉にのみ存在する【10　　　　　】などのグリコーゲンを合成する酵素を活性化させ，グルコースからグリコーゲンを合成する（図5）．

3）脂肪組織における中性脂肪の合成促進

● インスリンによって，脂肪組織へ取り込まれたグルコースは，【11　　　　　】または【12　　　　　】となって蓄えられる（図5）．

4）体たんぱく質の合成促進

● さらにインスリンは，組織へのアミノ酸吸収を促進し，**たんぱく質合成を促進**，体たんぱく質の分解を抑制する．

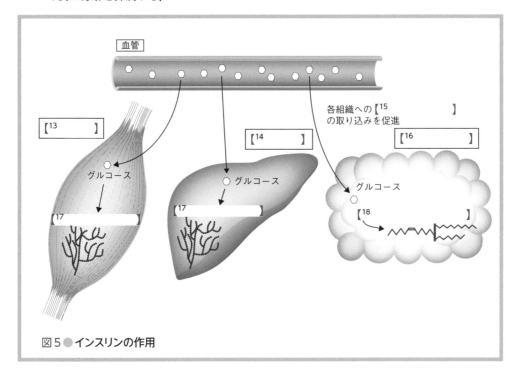

図5 ● インスリンの作用

B. 血糖曲線

● 血糖曲線とは，縦軸に血糖値（mg/dL），横軸に糖質摂取後の経過時間（分）を示し，食後の血糖値の推移をグラフで表したものである．図6に健常者の血糖曲線を示した．食事を摂取すると血糖値は上昇し【01　　　】～【02　　　】**分でピークに達し**，このときの血糖値は120～150 mg/dL程度である．その後インスリンの作用によって徐々に低下し，【03　　　】～【04　　　】**分後にはもとの値まで戻る**．

---

4 **A** 10 分枝酵素（ブランチングエンザイム）　11 中性脂肪
12 トリグリセリド（トリアシルグリセロール）　（11，12は順不同）　13 筋肉　14 肝臓
15 グルコース　16 脂肪組織　17 グリコーゲン　18 トリグリセリド（トリアシルグリセロール）
B 01 30　02 60　03 90　04 120

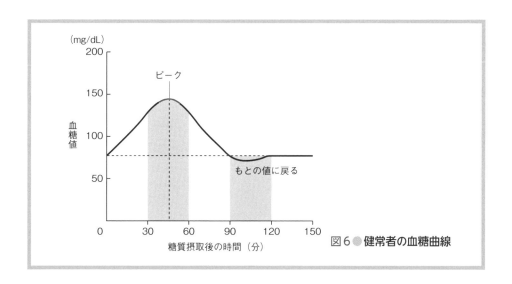

図6 ● 健常者の血糖曲線

5 糖質の体内代謝

Text p.75

A. 食後の糖質代謝

● でんぷん，スクロース（ショ糖），ラクトース（乳糖）は，消化酵素のはたらきで単糖類であるグルコース，フルクトース（果糖），ガラクトースとなり小腸絨毛で毛細血管に吸収される．吸収された単糖類は【01　　　　】（血管）を経て肝臓へ取り込まれる．フルクトースやガラクトースは【02　　　　】においてグルコースに変換される．

● 肝臓からは循環血液中にグルコースが放出され血糖値が上昇することになる．血糖値の上昇に伴ってインスリンが【03　　　　　　　　　　　　】細胞から分泌され，インスリン作用を発揮する．

B. 食間期（空腹時）の糖質代謝

● 食後2時間以上経過すると血糖値は減少してくる．しかし，体内のグルコース利用は続くため，血糖上昇ホルモンである【01　　　　　　　】，【02　　　　　　　　　】，成長ホルモン，チロキシン，グルココルチコイドなどがはたらき，血糖値を正常な範囲内に維持するようになっている．

1）肝臓の役割

● 空腹時の血糖維持に最も重要なはたらきを担うのは肝臓である．血糖値が低下すると，グルカゴン，アドレナリン，成長ホルモン，チロキシンなどが分泌される．すると，【03　　　　】に蓄えられていた【04　　　　　　　　　】がグルコースに分解され血糖として放出される．こうして血糖値は上昇し，一定の値を維持する（図7）．

5 A 01 門脈　02 肝臓　03 膵臓ランゲルハンス島β　B 01 グルカゴン
02 アドレナリン　（01，02は順不同）　03 肝臓　04 グリコーゲン

● グルカゴン，アドレナリン，成長ホルモン，チロキシンの4つのホルモンは，血糖上昇の
メカニズムが同一である．これらのホルモンは【03　　　　】に存在する【04
　　　】分解酵素の1つであるグリコーゲンホスホリラーゼを活性化する．それにより，グ
リコーゲンはグルコース1-リン酸，グルコース6-リン酸を経て，最後にリン酸が外れて
グルコースとなり，血糖として放出される．

● 長時間の飢餓時には糖質以外の材料からグルコースをつくり出し，血糖上昇に利用するこ
とが肝臓で行われる．これを【05　　　　】という．

● 糖新生の主要な材料は2つあり，その1つが【06　　　　】である．筋肉や赤血球で生じ
た【06　　　　】が血流にのって【03　　　　】へ運ばれ，糖新生の材料となる．乳酸を
材料に糖新生することを【07　　　　】回路という．もう1つの主要な材料は【08
　　　】である．血糖値が低下すると，副腎皮質から【09　　　　　　　　】という
血糖上昇ホルモンが分泌される．このホルモンは，筋肉などの体たんぱく質の【10　　　　】
を促進し，血液中に【08　　　　　】を供給する．それらアラニンを主としたアミノ酸
は【03　　　　】に運ばれ糖新生の材料となり，血糖上昇に貢献する．このようなアミノ
酸を材料に行われる糖新生を【11　　　　　　　　　】回路という．

● ほかに糖新生の材料となるものに，脂肪分解で生じた【12　　　　　　　　】がある．

● 脂肪分解で生じた【13　　　　】は糖新生の材料になることはできない（図8）．

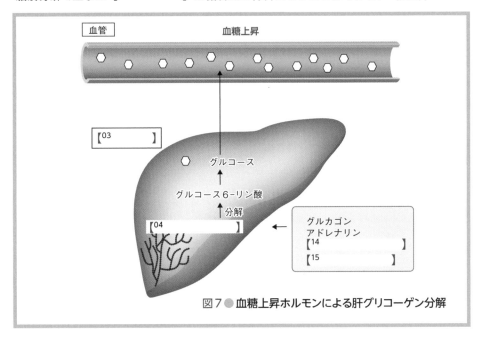

図7 ● 血糖上昇ホルモンによる肝グリコーゲン分解

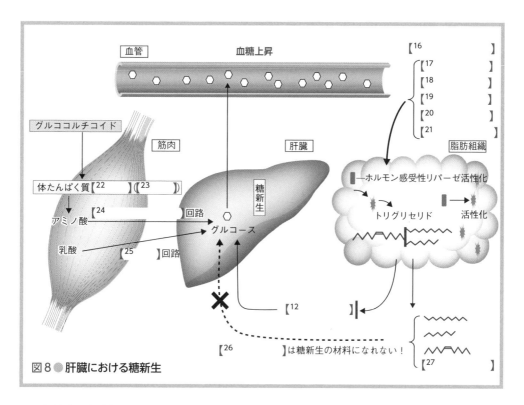

図8 ● 肝臓における糖新生

2）筋肉の役割

● 筋肉はグリコーゲンの分解に必要な酵素であるグルコース6-ホスファターゼ（グルコース6-リン酸をグルコースに変換する）をもたない．このため，**筋肉内に貯蔵されたグリコーゲンは【28　　　　】には貢献できず，【29　　　】など【30　　　】収縮のための【31　　　】源としてのみ使われる**（図9）．

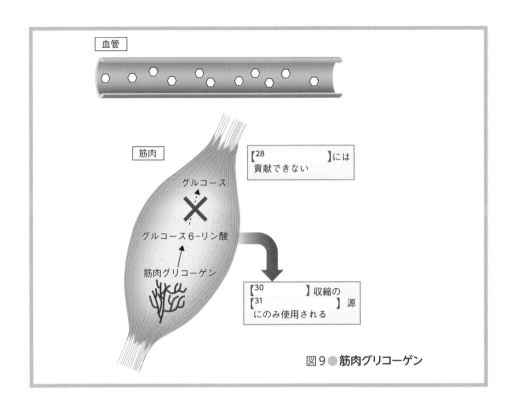

【血管】

【筋肉】

グルコース

×

グルコース6-リン酸

↑

筋肉グリコーゲン

【28　　　　　　　】には
貢献できない

【30　　　　　】収縮の
【31　　　　　　　　　】源
にのみ使用される

図9 ● 筋肉グリコーゲン

3）脂肪組織の役割

● 脂肪組織には，【32　　　　　　　　　　　】という脂肪分解酵素がふだんは非活性の
状態で存在している．血糖値が低下すると，血糖上昇ホルモンの分泌を感知してホルモン
感受性リパーゼが**活性化**し，脂肪組織中の【33　　　　　　　】（【34　　　　　　】）
を分解する．

● ホルモン感受性リパーゼの作用でトリグリセリドは，【35　　　　　】と【36
　　　　】に分解されおのおの血液中に放出される（図8）．グリセロールは【37　　　　】に
運ばれ，【38　　　　　　】の材料となる．脂肪酸は遊離脂肪酸となって【39　　　　　　　】
に結合して血中を移動し，各組織の細胞内で【40　　　　　　】源として使われる．

C. 赤血球における糖質代謝

● 赤血球には【01　　　　　　　　　】が存在しないため，クエン酸回路や電子伝達系での
エネルギー産生はできず，もっぱら【02　　　　　　】でATPを産生している．使えるエネ
ルギー源は**グルコース**のみであり，解糖系の過程で【03　　　　　】も常に産生されている．
赤血球で生じた乳酸は，血流により肝臓へ運ばれ糖新生（【04　　　　　】回路）の材料とな
る．

---

5 B 32 ホルモン感受性リパーゼ　33 トリグリセリド（トリアシルグリセロール）
34 中性脂肪（33，34は順不同）　35 脂肪酸　36 グリセロール（35，36は順不同）　37 肝臓
38 糖新生　39 アルブミン　40 エネルギー　C 01 ミトコンドリア　02 解糖系　03 乳酸
04 コリ（コリの）

6　他の栄養素との関係

Text p.78

A. 糖質と脂質の相互変換

● グルコースと脂肪酸はともにエネルギーを産生できる重要な熱量素である．体内で糖質が不足し，血糖値が低下してくると，脂肪組織から【01　　　　　】が血液中に放出され，【02　　　】以外の細胞のエネルギー源となる．こうすることで，【03　　　　】のさらなる低下を抑制してくれる．

B. 糖質とたんぱく質の関係

1）たんぱく質節約作用

● 摂取したたんぱく質の本来の機能は，体成分として酵素や筋肉などのたんぱく質合成に使用されることである．しかし，摂取したエネルギー量が要求されるエネルギー量より少ないと，たんぱく質はエネルギー源として優先的に使われてしまう．このようなとき，糖質を十分に摂取すれば，糖質がエネルギー源として使われるために，たんぱく質はエネルギー源として使わなくてすむ．結果的にたんぱく質本来の機能であるたんぱく質合成に効率的に使用できることになる．このことを【01　　　　　　　】作用という．

2）糖原性アミノ酸

● アミノ酸は糖原性とケト原性に分けることができる．【02　　　　　】アミノ酸とは糖新生により【03　　　　　】に転換できるアミノ酸のことである．【04　　　　　】アミノ酸とは【05　　　　】代謝系に入ることのできるアミノ酸のことである．ロイシンとリジンは【06　　　】原性アミノ酸，イソロイシン，チロシン，フェニルアラニン，トリプトファンの4つは糖原性とケト原性の両方の性質をもつ．これ以外のアミノ酸はすべて糖原性である．つまり，たんぱく質合成に必要な20種類のアミノ酸のうち，【07　　　】と【08　　　】以外はすべて【02　　　　　】アミノ酸である．

C. ビタミンB₁必要量の増加

● ビタミンB₁（チアミン）はチアミンピロリン酸という**補酵素**として主にグルコースがエネルギー物質であるATPになる際，解糖系で生じた**ピルビン酸がアセチルCoAになるときの反応で不可欠**である．したがって，【01　　　　　　】欠乏では糖質代謝がうまく進行しなくなるし，糖質を過剰に摂取した場合ではビタミンB₁不足をきたす．したがって，糖質を多く摂取する場合には【01　　　　　】の必要量は増加することになる．言い換えれば，糖質の摂取量に比例して，ビタミンB₁の必要量は増す．日本人の主食である白米のみを大量に食べると，ビタミンB₁欠乏症である【02　　　　】になることは古くから知られている．白米には糖質が多いわりにビタミンB₁の含有量が少ないからである．

---

6 A 01 遊離脂肪酸　02 脳　03 血糖値　B 01 たんぱく質節約　02 糖原性　03 グルコース　04 ケト原性　05 脂質　06 ケト　07 ロイシン　08 リジン (07, 08 は順不同)　C 01 ビタミンB₁　02 脚気

7 食物繊維

A. 食物繊維の分類とはたらき

- **食物繊維**は，ヒトの消化酵素で【01　　　　　　　】食物成分と定義されている．
- 食物繊維は，【02　　　　　】と【03　　　　　】の大きく2つに分類することができる．食物繊維の摂取比率は，不溶性が約【04　　　】％で水溶性が約【05　　　　】％といわれている．
- 不溶性食物繊維は，消化されずに大腸まで届くため【06　　　　　】を増加させる．糞便量の増加は，直腸壁を押す圧力となり，【07　　　　　】を起こす．
- 食物繊維は，消化管内での【08　　　】を高め胃から小腸への食塊移動速度（スピード）を【09　　　】させる．この効果は，不溶性食物繊維と水溶性食物繊維のどちらでもみられるが，【10　　　　　】の方がより粘度を高める効果が高い．
- 食塊移動速度が遅いということは，食塊と小腸が接する面積が食物繊維がない場合に比べ【11　　　　　】なることにつながるため，結果として，時間あたりの【12　　　　　　】の吸収量が少なくなり，食事性血糖値の急激な上昇を【13　　　　　】することにつながる．
- 食物繊維は，消化管内で他の栄養素を包み込む作用があるため，糖質の消化吸収を【14　　　　　】にするとも考えられている．この結果，食事の腹持ちがよくなり肥満予防の効果も期待できる．
- 水溶性食物繊維は，【15　　　　　　　　　】を低下させる作用がある．その作用メカニズムは，胆汁の主成分である【16　　　　　】の体外排泄が中心となる．
- 水溶性食物繊維は，【16　　　　　】を吸着し糞便とともに体外へ排出する作用がある．結果として，新たな【16　　　　　】の合成に【17　　　　　　　　】が消費され血清コレステロール値が低下すると考えられている．
- 水溶性食物繊維は，大腸の腸内細菌により発酵を受けるとプロピオン酸，酪酸，カプロン酸などの【18　　　　　　　】を生成する．
- 短鎖脂肪酸の一部は生体内に吸収され，【19　　　　　　　　】として利用されると同時に大腸内環境を【20　　　　】に傾かせる．【20　　　　】化した大腸内では，【20　　　　】環境に強いビフィズス菌や乳酸菌など有用菌（善玉菌）の増殖を促進し，【21　　　　　　　】を改善へと導く．

B. 難消化性糖質

- **難消化性糖質**とは，【01　　　　　　　　　】と【02　　　　　　　　　】のことをさす場合が多い．2〜10個程度の単糖から構成され，消化・吸収される【03　　　　　　　】を除いたものである．具体的には，【04　　　　　　　　】，【05　　　　　　　　　　】，【06　　　　　　　】などがある．

---

7 **A** 01 消化されない　02 不溶性　03 水溶性 (02, 03 は順不同)　04 80　05 20　06 糞便量
07 排便反射　08 粘度（粘りけ）　09 低下　10 水溶性　11 小さく　12 グルコース　13 抑制
14 穏やか　15 血清コレステロール値　16 胆汁酸　17 コレステロール　18 短鎖脂肪酸
19 エネルギー源　20 酸性　21 腸内細菌叢（腸内フローラ）　**B** 01 難消化性オリゴ糖
02 糖アルコール (01, 02 は順不同)　03 二糖類　04 ラフィノース　05 イソマルトオリゴ糖
06 トレハロース (04〜06 は順不同)

84　●栄養科学イラストレイテッド［演習版］

- 糖アルコールは，単糖またはオリゴ糖に【07　　　　　】して還元したものである．
- 一般的に【08　　　　　】で甘味が強いため甘味料として用いられる．具体的には，【09　　　　　】，【10　　　　　】，ソルビトールなどがある．
- キシリトールは，砂糖とほぼ同じ甘味度をもち，【11　　　　】予防作用があることが知られている．またエリスリトールは，ほぼ0 kcalでありながら，砂糖と同程度の甘味があるため【12　　　　　】を目的とした食品などに用いられている．
- 難消化性オリゴ糖や糖アルコールをある量以上まとめて摂取すると【13　　　　】を誘発する．この理由は，大腸内の【14　　　　】が高くなることによって起こる．

C. 腸内細菌

- ヒトの大腸内には100種類以上，100兆個の腸内細菌が棲息しており，【01　　　　　　　】を形成している．
- 腸内細菌は，ヒトに対する作用により【02　　　　】（ビフィズス菌，ラクトバチルス菌などの乳酸菌），【03　　　　】（病原菌，腐敗菌），【04　　　　】の3つに分けることができ，その占有率は食事要因に大きく影響される．
- ヒトの糞便は水分が60 ～ 80 %を占め，固形物の約【05　　　　】%が腸内細菌である．
- 腸内細菌叢により，ビタミン【06　　　　】，B_2，B_6，B_{12}，ビオチン，パントテン酸，葉酸などが生成される．
- 水溶性食物繊維，難消化性オリゴ糖，糖アルコールなど，消化されずに大腸に移行して腸内細菌によって発酵を受けやすい食物成分のことを【07　　　　　　　　　】という．これらの摂取は，大腸内のpHを【08　　　　】させ，【09　　　　】環境に強い有用菌を増殖させ，【10　　　　】環境に弱い有害菌の増殖を抑制する．
- ビフィズス菌などの有用菌の生菌，あるいはそれら生菌を含む食品のことを【11　　　　　　　　】という．
- 【12　　　　　　　　】とは，プレバイオティクスとプロバイオティクスを組み合わせた食品のことである．オリゴ糖や食物繊維を添加したヨーグルトなど多くの食品がある．

D. 食物繊維の目標摂取量

- 厚生労働省は，成人の食物繊維の目標量を1日【01　　　　】g程度としている．これを野菜の量に置き換えると約【02　　　　】gとなる．厚生労働省が平成24年に発表した【03　　　　　　　　　】でも野菜の摂取目標量を約350 gとしている．

文献
1 ）「Nブックス　改訂 基礎栄養学」（林 淳三／監），建帛社，2010
2 ）「基礎栄養学　栄養素のはたらきを理解するために」（川端輝江／著），アイケイコーポレーション，2010
3 ）「健康・栄養科学シリーズ　基礎栄養学 改訂第3版」（奥 恒行，柴田克己／編），南江堂，2009
4 ）「栄養科学イラストレイテッド　生化学 改訂第2版」（薗田 勝／編），羊土社，2012

7 B 07 水素添加　08 低エネルギー　09 キシリトール　10 エリスリトール（09，10は順不同）
11 う蝕（虫歯）　12 肥満予防　13 下痢　14 浸透圧　C 01 腸内細菌叢（腸内フローラ）
02 有用菌　03 有害菌　04 日和見菌　05 50　06 K　07 プレバイオティクス　08 低下
09 酸性　10 酸性　11 プロバイオティクス　12 シンバイオティクス　D 01 20　02 350
03「健康日本21（第2次）」における栄養・食生活の施策

演習問題

該当するものを選択してください

重要 Q1 糖質の栄養に関する記述である．正しいのはどれか．1つ選べ．(平成23年，第25回出題)
- (1) 脳におけるグルコースの利用は，血糖値の影響を受けない．
- (2) 脳におけるグルコースの利用には，ビタミンB_1は必要ではない．
- (3) 食後には，肝臓におけるグルコースの利用が増大する．
- (4) 血糖値が低下すると，グルカゴン分泌が抑制される．
- (5) 空腹時には，骨格筋へのグルコースの取り込みが増大する．

重要 Q2 糖質を多く含む食事を摂取した後の代謝変化に関する記述である．正しいのはどれか．1つ選べ．(平成23年，第25回出題)
- (1) 脳では，エネルギー源としてのケトン体の利用が増大する．
- (2) 肝臓では，アミノ酸からのグルコースの産生が抑制される．
- (3) 筋肉では，グリコーゲンの合成が抑制される．
- (4) 筋肉では，血液中へのアミノ酸の放出が増大する．
- (5) 脂肪組織では，血液中への脂肪酸の放出が増大する．

重要 Q3 糖質の栄養に関する記述である．正しいものの組み合せはどれか．
(平成22年，第24回出題)
- a. インスリンは，脂肪組織へのグルコースの取り込みを促進する．
- b. 糖質の摂取は，体たんぱく質の合成を抑制する．
- c. 糖質の多い食事は，脂肪組織におけるトリアシルグリセロールの合成を促進する．
- d. 飢餓時には，筋肉のグリコーゲンはグルコースに分解され血液中に放出される．

(1) aとb　(2) aとc　(3) aとd　(4) bとc　(5) cとd

重要 Q4 糖質の代謝に関する記述である．正しいのはどれか．1つ選べ．
(平成21年，第23回出題)
- (1) 肝臓のグリコーゲン分解は，門脈中のグルコース濃度の上昇によって促進される．
- (2) 筋肉へのグルコースの取り込みは，インスリンで促進される．
- (3) 筋肉のグリコーゲン合成は，アドレナリンによって促進される．
- (4) 飢餓時には，脂肪酸からグルコースが産生される．
- (5) 赤血球では，グルコースから乳酸は産生されない．

Q5 糖質の代謝回路の主なはたらきに関する記述である．正しいものの組み合せはどれか．
(平成19年，第21回出題)
- a. コリ回路は，急激な運動時に筋肉へグルコースを供給する．
- b. グルコース・アラニン回路は，空腹時に肝臓での糖新生の材料を供給する．
- c. ペントースリン酸回路は，グリコーゲン合成のためのエネルギーを供給する．
- d. グルクロン酸経路 (ウロン酸回路) は，核酸合成のためのリボースを供給する．

(1) aとb　(2) aとc　(3) aとd　(4) bとc　(5) cとd

重要 Q6 血糖の調節に関する記述である．正しいのはどれか．1つ選べ．(平成27年，第29回出題)

(1) 筋肉グリコーゲンは，分解されて血中グルコースになる．

(2) 脂肪酸は，グルコースの合成材料になる．

(3) 乳酸は，グルコースの合成材料になる．

(4) グルカゴンは，血糖値を低下させる．

(5) インスリンは，血中グルコースの脂肪組織への取り込みを抑制する．

重要 Q7 糖質の栄養に関する記述である．正しいのはどれか．1つ選べ．(平成26年，第28回出題)

(1) 空腹時には，グルコースからの脂肪酸合成が促進される．

(2) 空腹時には，アミノ酸からのグルコース合成が抑制される．

(3) 糖質摂取量の増加は，ビタミンB_1必要量を減少させる．

(4) 筋肉グリコーゲンは，脳のエネルギー源として利用される．

(5) 急激な運動時には，グルコースから乳酸が生成される．

重要 Q8 糖質の代謝に関する記述である．正しいのはどれか．1つ選べ．(平成25年，第27回出題)

(1) 糖質の重量あたりに発生するエネルギー量は，脂肪より大きい．

(2) グルコースからのATP産生には，ビタミンCが必要である．

(3) 体内のグリコーゲン貯蔵総量は，食事の影響を受けない．

(4) 筋肉グリコーゲンの分解は，アドレナリン（エピネフリン）により抑制される．

(5) 難消化性糖質は，発酵を受けて代謝される．

Q9 食物繊維，糖関連物質に関する記述である．正しいのはどれか．1つ選べ．
(平成17年，第19回出題)

(1) ペクチンは血清コレステロール濃度を低下させる．

(2) 糖アルコールは口腔内細菌によって利用される．

(3) 食物繊維の大部分は小腸内で腸内細菌により嫌気的発酵をうける．

(4) 日常摂取している食物繊維の大部分は難消化性のたんぱく質である．

(5) 難消化性オリゴ糖の過剰摂取では便秘が誘発される．

Q10 食物繊維・難消化性糖質の生理的効果である．誤っているのはどれか．1つ選べ．
(平成27年，第29回出題)

(1) 難う蝕性

(2) 食後の血糖値上昇抑制

(3) 大腸の蠕動運動抑制

(4) 腸内細菌叢改善

(5) 短鎖脂肪酸の生成

解答と解説 → 別冊p.07

脂質の栄養

第 5 章

学習した日

年　　　　月　　　　日

年　　　　月　　　　日

学習のポイント

❶ 脂質の種類と分類を理解する.

❷ 細胞内で脂肪酸からエネルギー（ATP）が合成されるまでの流れを理解する.

❸ リポたんぱく質とはどのようなものか，代表的なものを4つ理解する.

❹ コレステロールとはどのようなものか理解する.

❺ 脂肪酸由来の生理活性物質（エイコサノイド）について理解する.

学習の前に

☐ 脂質は水には溶けないが，ベンゼン，クロロホルム，エーテルなどのような有機溶媒には溶ける.

☐ 脂質は重要なエネルギー源であるが，体に過剰に蓄積されると生活習慣病の原因にもなる.

Keywords

● トリグリセリド（トリアシルグリセロール, 中性脂肪）　● 脂肪酸　● β酸化　● コレステロール
● リポたんぱく質　● リポたんぱく質リパーゼ（LPL）　● エイコサノイド

✏️書いてみよう！

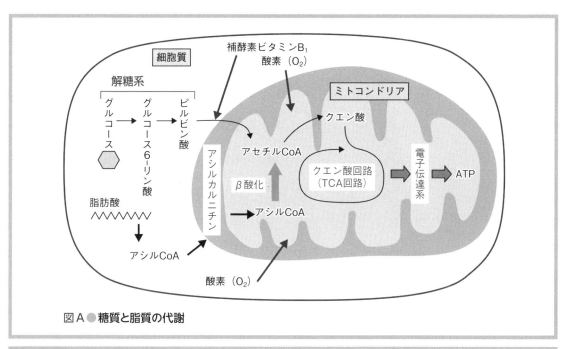

図A●糖質と脂質の代謝

書いてみよう

見本を見ながら①〜⑤のパーツとリポたんぱく質構造を書いてみよう.

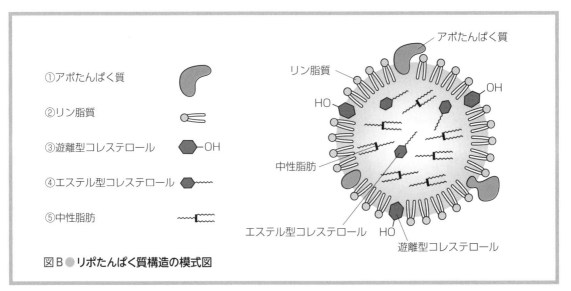

①アポたんぱく質

②リン脂質

③遊離型コレステロール ——OH

④エステル型コレステロール

⑤中性脂肪

図B ● リポたんぱく質構造の模式図

書いてみよう

①アポたんぱく質	
②リン脂質	
③遊離型コレステロール	
④エステル型コレステロール	
⑤中性脂肪	

要点整理問題

【　　　】に該当する語句を入れて学習しましょう

1 脂質の種類とはたらき

Text p.88

- 脂質とは，【01　　　】に溶けない高エネルギー物質の総称である．水には溶けないが，ベンゼン，クロロホルム，エーテルなどのような【02　　　　　】には溶ける．食品に含まれる脂質は，①【03　　　　　　　】になる，②【04　　　　】や【05　　　　　】などの材料になるというはたらきがある．

A. トリグリセリド（トリアシルグリセロール）

- トリグリセリド（triglyceride：TG）はグリセロールに脂肪酸が【01　　　】個結合したものである（図1）．体脂肪を構成している脂質の大部分はトリグリセリドであり，体内で【02　　　　】エネルギー源としてのはたらきをもつ．また，食事で摂取する脂質の大部分もトリグリセリドである．したがって，脂肪といえばトリグリセリド（トリアシルグリセロール）のことをさす場合が多く，最も重要な脂質である．「アシル」とは【03　　　　　】由来のアシル基の意味である．トリグリセリドは別名が非常に多く，**中性脂肪**ともよくいわれる．略語で【04　　　】ともいう．

- グリセロールに脂肪酸が2個結合したものを【05　　　　　　　　　】，グリセロールに脂肪酸が1個結合したものを【06　　　　　　　　】という（図1）．これらは体内で消化や代謝の過程で生成されるが，量は少ない．

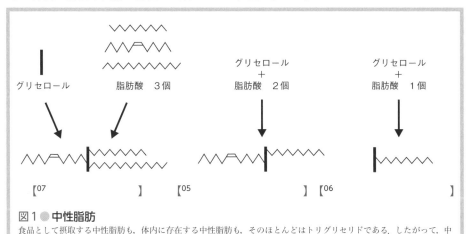

図1● 中性脂肪
食品として摂取する中性脂肪も，体内に存在する中性脂肪も，そのほとんどはトリグリセリドである．したがって，中性脂肪はトリグリセリドと同義とする場合が多い

---

1 01 水　02 有機溶媒　03 エネルギー源　04 細胞膜　05 ホルモン　（04，05は順不同）
A 01 3　02 貯蔵　03 脂肪酸 04 TG　05 ジアシルグリセロール（ジアシルグリセリド）
06 モノアシルグリセロール（モノアシルグリセリド）　07 トリグリセリド（トリアシルグリセロール）

B. 脂肪酸

- 脂肪酸は，1本の炭素骨格（**炭素鎖**）の一方の端に【01　　　　　】基（–COOH），もう一方の端に【02　　　　】基（–CH₃）をもつ構造をしている（図2）．トリグリセリド，コレステロール，リン脂質を構成する成分として，ほとんどすべての脂質に含まれている．また血液中には単独で【03　　　　　】と結合し，【04　　　　】脂肪酸としても存在している．

- 脂肪酸は，炭素鎖の長さ，二重結合の有無，二重結合の位置によって分類されている（**表1**）．このようにさまざまな分類が存在するわけは，体内に摂取した際の栄養学的な作用が異なるからである．

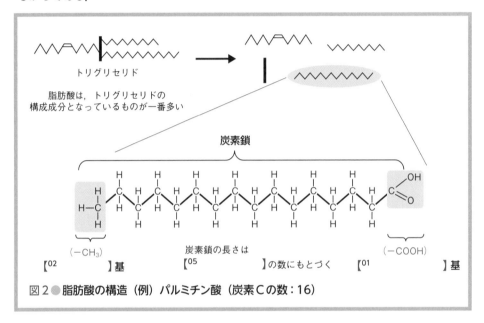

トリグリセリド

脂肪酸は，トリグリセリドの
構成成分となっているものが一番多い

炭素鎖

（–CH₃）

【02　　　　　】基

炭素鎖の長さは【05　　　　　　　】の数にもとづく

（–COOH）

【01　　　　　】基

図2 ● 脂肪酸の構造（例）パルミチン酸（炭素Cの数：16）

1）炭素鎖の長さによる分類

- 炭素鎖の炭素数が4個と6個のものを**短鎖脂肪酸**，8個と10個のものを【06　　　　　】，【07　　　】個以上のものを**長鎖脂肪酸**という．天然に存在する脂肪酸のほとんどは【08　　　　】脂肪酸である．一般に炭素数は大きい方がより多くのATPを合成できる．消化の際，長鎖脂肪酸は【09　　　　】の存在が不可欠であるが，短鎖脂肪酸と中鎖脂肪酸はそれを必要とせず，吸収されるルートも異なる．また，脂肪酸の炭素鎖は，合成も分解も2個ずつ変化するため基本的に**偶数個**である．

2）二重結合の有無による分類（飽和脂肪酸と不飽和脂肪酸）

- 図3に飽和脂肪酸と不飽和脂肪酸の分類を示した．

---

1 B 01 カルボキシ　02 メチル　03 アルブミン　04 遊離　05 炭素（C）　06 中鎖脂肪酸
　07 12　08 長鎖　09 胆汁

表1●主な脂肪酸の分類

脂肪酸の分類				脂肪酸名	炭素数	二重結合数	含有食品
鎖長による分類	短鎖脂肪酸 炭素数4, 6	飽和度による分類	【10　　　】脂肪酸 （二重結合なし）	【11　　　】	4	0	乳製品, バター
				カプロン酸	6	0	乳製品, バター
	中鎖脂肪酸 炭素数8, 10			カプリル酸	8	0	乳製品, バター
				カプリン酸	10	0	乳製品, バター
	長鎖脂肪酸 炭素数12以上			ラウリン酸	12	0	パーム油
				ミリスチン酸	14	0	動物油, 魚油
				【12　　　】	16	0	動物油, 魚油
				【13　　　】	18	0	動物油, 魚油
				アラキジン酸	20	0	落花生油
				ベヘン酸	22	0	菜種油, 落花生油
				リグノセリン酸	24	0	落花生油
			一価不飽和脂肪酸 （二重結合1個） n-7系	パルミトオレイン酸	16	1	魚油, 鯨油
			n-9系	【14　　　】	18	1	植物油, 動物油
			【15　　　】脂肪酸 （二重結合2個以上）二重結合の位置による分類 n-6系	【17　　　】★	18	2	植物油
				γ-リノレン酸	18	3	月見草油
				【18　　　】★	20	4	魚油, 肝油
			【16　　】系	【19　　　】★	18	3	植物油
				エイコサペンタエン酸 （EPA）	20	5	魚油
				【20　　　】 （【21　　　】）	22	6	魚油

★：必須脂肪酸

- さらに，不飽和脂肪酸のなかで二重結合の数による分類もある．二重結合を1個だけもつものを【22　　　】**不飽和脂肪酸**，2個以上もつものを【23　　　】**不飽和脂肪酸**という（表1）．
- **飽和脂肪酸**は，牛肉，豚肉，鶏肉，バターなど【24　　　】性食品に多く含まれ，常温で【25　　　】である．エネルギー源となるが，過剰に摂取すると血清コレステロール値が上昇し，【26　　　　】を引き起こすリスクがある．摂取しすぎに注意の必要な脂質である．動物性食品に含まれる飽和脂肪酸のほとんどは，炭素数16の【27　　　　】と，炭素数18の**ステアリン酸**である．

---

1 B **10** 飽和　**11** 酪酸　**12** パルミチン酸　**13** ステアリン酸　**14** オレイン酸　**15** 多価不飽和　**16** n-3　**17** リノール酸　**18** アラキドン酸　**19** α-リノレン酸　**20** ドコサヘキサエン酸　**21** DHA　**22** 一価　**23** 多価　**24** 動物　**25** 固体　**26** 動脈硬化　**27** パルミチン酸

- **不飽和脂肪酸**は，植物の種子からとれる**サラダ油**や，魚の脂肪である【28　　　　】に多く含まれ，常温で【29　　　】である．エネルギー源となり，摂取しすぎた場合，肥満につながりはするが，生活習慣病のリスクを高める効果はほとんどない．概して**体によい作用をする脂質**である．後述するが，血中のコレステロールを減らして【30　　　　】または【31　　　】の予防につながるものも含まれている．

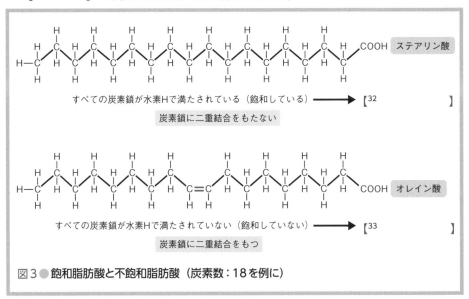

すべての炭素鎖が水素Hで満たされている（飽和している）　➡　【32　　　　　】

炭素鎖に二重結合をもたない

すべての炭素鎖が水素Hで満たされていない（飽和していない）　➡　【33　　　　　】

炭素鎖に二重結合をもつ

図3●飽和脂肪酸と不飽和脂肪酸（炭素数：18を例に）

3）二重結合の位置による分類

- 脂肪酸の炭素鎖の位置は炭素に番号をつけて表す．図4に示すように2通りの数え方があるが，【34　　　　　】側（–CH₃）から数える方法が栄養学的には重要である（図5）．
- **n–9系脂肪酸**のほとんどは【35　　　　　】である．オリーブ油，キャノーラ油，べに花油などの主成分で食物中に最も多い脂肪酸である．摂取しすぎても，生活習慣病のリスクを高めることはない．
- **n–6系脂肪酸**は植物油に多く含まれる．日本人が摂取するn–6系脂肪酸の98％は【36　　　　　】である．体内で合成できないため，積極的に摂取する必要のある脂質（必須脂肪酸）である．適度な摂取の目安として目安量が設定されている．n–6系脂肪酸にはリノール酸以外に重要なものとして，【37　　　　　】がある．【37　　　　　】は，体内でリノール酸から少量合成されるが，必要量には満たないため摂取しなければならない脂質である．【37　　　　　】からは，生体内で重要なはたらきをする**生理活性物質（エイコサノイド）**が合成される．
- **n–3系脂肪酸**は植物油，魚油に多く，人体に必須なものを含み，【38　　　　】または【39　　　　　】予防，**虚血性心疾患予防**など体によいはたらきをする．【40　　　　　　　】

---

1 B 28 魚油　29 液体　30 動脈硬化　31 血栓　（30，31は順不同）　32 飽和脂肪酸
33 不飽和脂肪酸　34 メチル基　35 オレイン酸　36 リノール酸　37 アラキドン酸　38 血栓
39 動脈硬化　（38，39は順不同）　40 α‐リノレン酸

は植物油に含まれ，体内で【41　　　　　　　　　　　　　】（EPA），【42　　　　　　　　】（DHA）へと変換される．EPA と DHA は魚の脂肪である【43　　　　　】に多く含まれ，**虚血性心疾患予防効果**が期待できる体によい脂質である．この理由として，DHA は血中のコレステロールを減少させることが知られている．

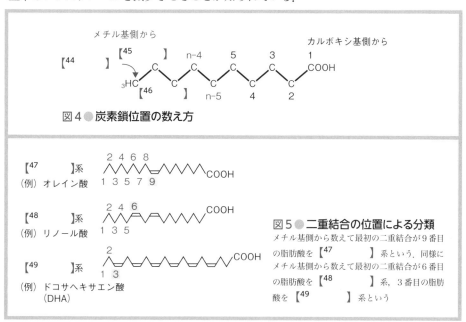

図4 ● 炭素鎖位置の数え方

図5 ● 二重結合の位置による分類
メチル基側から数えて最初の二重結合が9番目の脂肪酸を【47　　　　】系という．同様にメチル基側から数えて最初の二重結合が6番目の脂肪酸を【48　　　　】系，3番目の脂肪酸を【49　　　　】系という

4）必須脂肪酸

● ヒトの体内で合成できず，食物から摂取しなければならない脂肪酸である．一般に，【50　　　　　　】，【51　　　　　　　　　　】，【52　　　　　　　　　　　　　】の3つをさす．アラキドン酸はリノール酸から体内で少量合成できるが，必要量に満たないため必須脂肪酸に分類される．

5）脂肪酸とトリグリセリドの関係

● 摂取する脂肪酸も，体内に貯蔵されている脂肪酸も，実際に存在している形は，そのほとんどが【53　　　　　　　　　】である．そのイメージを図6に示した．脂肪酸単独で存在する【54　　　　　　　】というものもあるが，トリグリセリドに比べると，ずっと少ない．

■ B 41 エイコサペンタエン酸　42 ドコサヘキサエン酸　43 魚油　44 n-1　45 n-2　46 n-3
47 n-9　48 n-6　49 n-3　50 リノール酸　51 アラキドン酸
52 α-リノレン酸　（50～52は順不同）　53 トリグリセリド　54 遊離脂肪酸

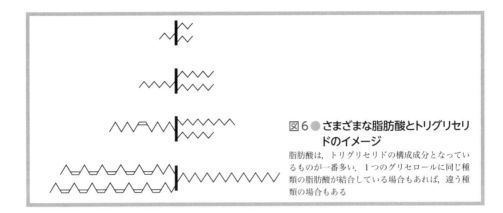

図6 ● さまざまな脂肪酸とトリグリセリドのイメージ

脂肪酸は，トリグリセリドの構成成分となっているものが一番多い．1つのグリセロールに同じ種類の脂肪酸が結合している場合もあれば，違う種類の場合もある

C. リン脂質

1）グリセロリン脂質

- トリグリセリドは3個の脂肪酸がグリセロールに結合しているが，そのうちの1つが【01　　　】を含むものに置き換わっているものを【02　　　　　　　】という（図7）．リン脂質はグリセロリン脂質が大半を占めるため，"リン脂質"というとグリセロリン脂質のことをさす場合が多い．

- グリセロリン脂質はその構造内に水に溶ける性質の部分をもつ（リン酸を含む部分）．この水に溶ける性質の部分を【03　　　】基という．それ以外の水に溶けない部分は【04　　　】基または【05　　　】基という．

- 図7に代表的なグリセロリン脂質である【06　　　　　】（ホスファチジルコリン）の構造を模式的に示した．レシチンは大豆や【07　　　　】に含まれ，細胞膜の構成成分として重要である．細胞膜を構成する際，疎水基を内側に，親水基を外側に向けた二重層構造を構成しており，物質の選択的透過性の機能維持に重要な役割を果たしている．

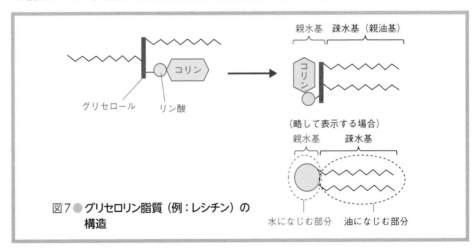

図7 ● グリセロリン脂質（例：レシチン）の構造

---

1 C 01 リン酸　02 グリセロリン脂質　03 親水　04 疎水　05 親油　（04，05は順不同）
06 レシチン　07 卵黄

2) スフィンゴリン脂質

● スフィンゴリン脂質の代表的なものとして**スフィンゴミエリン**がある．スフィンゴミエリンは，脳や神経細胞に多く含まれ，特に神経細胞の軸索を覆うミエリン鞘の主成分として重要である．脊椎動物の場合，この【08　　　　　　】の存在により，【09　　　】伝導が可能となり神経伝達速度が飛躍的に速められる．

D. コレステロール

● ステロイド骨格（4つの環状構造部分）をもつ物質を総称して【01　　　　　　　】というが，コレステロールもその1つである．コレステロールの構造を図8に示した．コレステロールには**遊離型コレステロール**と【02　　　　　　　】**コレステロール**の2種類が存在する．エステル型コレステロールとは遊離型コレステロールの【03　　　　　　　　】（−OH）の部分に脂肪酸が**エステル結合**したものである．**コレステロールは**【04　　　　　　　】**にならない脂質**であり，細胞膜など体成分の材料として使われる．また，**副腎皮質ホルモン，性ホルモン**などの【05　　　　　　　　　　】，胆汁酸，ビタミンDなどは，体内でコレステロールから合成される（図9）．

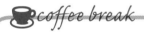

coffee break

重要な脂肪酸は？

　表1に主な脂肪酸の分類を示したが，この表に載っているすべての脂肪酸を覚えなければならないわけではない．飽和脂肪酸については，脂肪酸が炭素鎖4個からはじまり偶数個ずつ増えて24個まで存在することを示したかったためすべて表示したが，栄養学的に重要な脂肪酸は絞られる．覚えておく必要がある脂肪酸を以下に示そう．

　まず，短鎖脂肪酸の代表として**酪酸**は覚えておいてほしい．中鎖脂肪酸の2つの具体名を記憶しておく必要はないであろう．次に動物油の大半を占める**パルミチン酸**と**ステアリン酸**は覚えるべき脂肪酸である．サ

ラダ油やオリーブ油の主成分であり，食品として摂取する脂質で最も多い一価不飽和脂肪酸である**オレイン酸**は覚えておかなければならない．必須脂肪酸の3つは暗記しておかなければならない．このうち**リノール酸**と**アラキドン酸**はn-6系であるということも重要である．n-3系で必須脂肪酸である**α−リノレン酸**，魚油に多く含まれ，血中コレステロール値を下げる効果のある**エイコサペンタエン酸（EPA）**，**ドコサヘキサエン酸（DHA）**は必ず覚えておかなければならない．以上9個の脂肪酸は覚えておいてほしい．

■1 C 08 ミエリン鞘　09 跳躍　D 01 ステロイド　02 エステル型　03 ヒドロキシ基
04 エネルギー源　05 ステロイドホルモン

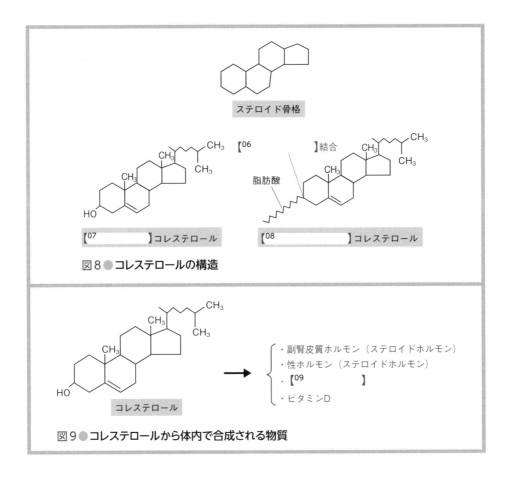

図8 ● コレステロールの構造

図9 ● コレステロールから体内で合成される物質

1）コレステロールの合成

● コレステロールは肝臓などにおいて**1日約700 mg合成**される．一方，食事による平均的な摂取量は400〜500 mg程度であり体内で合成される量より少ないということになる．

● コレステロール合成の材料は，【10　　　　　　】である．コレステロール合成の模式図を図10に示した．3分子のアセチルCoAが縮合してヒドロキシメチルグルタリルCoA (hydroxymethylglutaryl–CoA：【11　　　　　　】）となり，それが【12　　　　　　】酵素により還元されて【13　　　　　　】を生じる．その後，数段階の反応を経てコレステロールが合成される．HMG-CoA還元酵素はコレステロール合成反応の律速酵素として重要である．

■ D 06 エステル　07 遊離型　08 エステル型　09 胆汁酸　10 アセチルCoA　11 HMG-CoA
12 HMG-CoA還元　13 メバロン酸

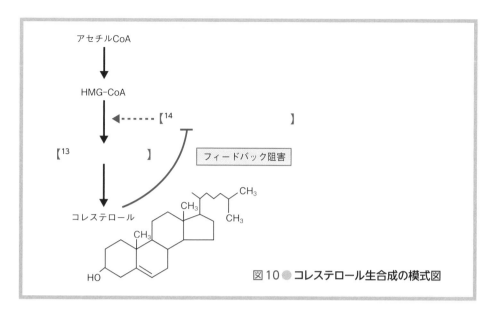

図10 ● コレステロール生合成の模式図

（図中）
アセチルCoA
HMG-CoA
【14　　　　　　　】
フィードバック阻害
【13　　　　　　　】
コレステロール
CH₃
CH₃
CH₃
HO

2）フィードバック調節

- コレステロールが生合成され，ある程度の量に達すると，コレステロール合成の律速酵素であるHMG-CoA還元酵素の活性を抑制する方向へコレステロール自身が作用する．これによって合成にブレーキがかかりコレステロールを合成しすぎないようにしている．このようなしくみを【15　　　　　　　】または【16　　　　　　　　】という（図10）.

3）胆汁酸の腸肝循環

- 胆汁酸は，【17　　　　】において【18　　　　　　　　】から合成される．肝臓から分泌された胆汁酸は，いったん【19　　　　】に蓄えられ濃縮される．その後，必要に応じて十二指腸に分泌される．胆汁酸は，構造内に水に溶ける部分と油に溶ける部分の両方をもつため，**界面活性物質**として作用する．これにより摂取した脂質は乳化され，リパーゼの作用を受け分解される．その後，胆汁酸は【20　　　　　】を形成し，脂質の消化・吸収に大きく貢献する（**図11**）.

- 小腸内ではたらきを終えた胆汁酸のほとんど（約90％）は，小腸の【21　　　　】において再吸収され肝臓に戻される．このような胆汁酸の動態を【22　　　】**循環**とよんでいる．再吸収されなかったわずかな胆汁酸は，糞便として排泄されるが，コレステロールの体外排泄はこの胆汁酸のみである．腸肝循環というしくみが存在するため，体内のコレステロールは節約され，通常は大きく減少しないようになっている．

- 胆囊（のう）から分泌される胆汁酸を**一次胆汁酸**ともいう．普通，胆汁酸とは【23　　　　　　　】のことをさす．これに対し，小腸管内における腸内細菌によって変化を受けたものを【24　　　　　】**胆汁酸**という．二次胆汁酸は，大腸がんなどのリスクを高めることが指摘されているが，まだ科学的根拠は十分ではない．

---

1 D 14 HMG-CoA還元酵素　15 フィードバック阻害　16 フィードバック調節　（15，16は順不同）
17 肝臓　18 コレステロール　19 胆囊　20 ミセル　21 回腸　22 腸肝　23 一次胆汁酸
24 二次

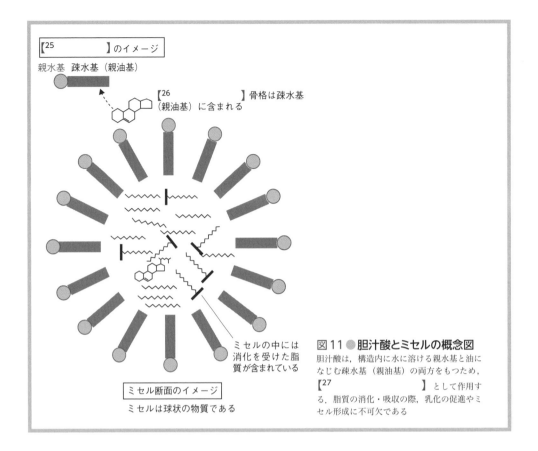

【25 　　　　　】のイメージ

親水基　疎水基（親油基）

【26 　　　　　】骨格は疎水基
（親油基）に含まれる

ミセルの中には
消化を受けた脂
質が含まれている

ミセル断面のイメージ

ミセルは球状の物質である

図11 ● 胆汁酸とミセルの概念図
胆汁酸は，構造内に水に溶ける親水基と油に
なじむ疎水基（親油基）の両方をもつため，
【27 　　　　　】 として作用す
る．脂質の消化・吸収の際，乳化の促進やミ
セル形成に不可欠である

Text
p.95

2 脂質の臓器間輸送

A. リポたんぱく質

● 血液中の脂質をうまく移動させるために，ヒトには【01 　　　　　　　　】というもの
が存在する．簡単にいうとリポたんぱく質とは，血液中で脂質を小さな粒状にして輸送す
るカプセルのようなものである．水に溶けない**中性脂肪**や**コレステロール**を水となじむ**リ
ン脂質**や**たんぱく質**の殻に入れて移動する．この**殻と中の脂質の複合体**をリポたんぱく質
というのである．

● リポたんぱく質構造の模式図を**図B**（90ページ）に示した．リポたんぱく質に使われるた
んぱく質部分を【02 　　　　　　　】という．主にアポたんぱく質，リン脂質，遊離
型コレステロールの3種で殻を形成する．たんぱく質は本来水になじむ性質なので，アポ
たんぱく質は血液と接する殻の材料に適している．リン脂質は水になじむリン酸部分が外

1 D 25 胆汁酸　26 ステロイド　27 界面活性物質
2 A 01 リポたんぱく質　02 アポたんぱく質

側に向き，【03 　　　】は内側を向いている．遊離型コレステロールは，水になじむヒドロキシ基（–OH）が【04 　　】側に向いている．中に入るのは親水基をもたない【05 　　　】と【06 　　　】コレステロールである．このように，外側に水になじむ材料を集め，内側にうまく脂質を閉じ込めて輸送しているのである．

● リポたんぱく質の分類と特徴を**図12**にまとめた．図に示すように大別すると4種類ある．カイロミクロン（キロミクロン）が一番大きく比重は最も【07 　　　】．VLDL（very low density lipoprotein：超低比重リポたんぱく質），LDL（low density lipoprotein：低比重リポたんぱく質），HDL（high density lipoprotein：高比重リポたんぱく質）となるに従って粒が小さくなり，中に入る脂質の量は少なくなる．リポたんぱく質の材料のなかで一番重いのは【08 　　　　】である．アポたんぱく質の含まれる殻の部分は重いということになる．したがって，殻に対して含まれる脂質の量が一番少ない【09 　　】が比重は一番高い（重い）ということになる．

B. 遊離脂肪酸

● グリセロールやコレステロールに結合せず単独で存在する脂肪酸を【01 　　　　】という．体脂肪として脂肪組織に蓄積されたトリグリセリド（中性脂肪）は，【02 　　　　】リパーゼのはたらきで分解され，血液中に遊離脂肪酸として放出される．この遊離脂肪酸は，リポたんぱく質に取り込まれることはなく，たんぱく質である【03 　　　　】と結合して血液中を移動する．

● 食事に由来する短鎖脂肪酸，中鎖脂肪酸も消化管から吸収後，【04 　　】血へと放出され，【05 　　　】と結合して循環する．

---

2 **A** 03 脂肪酸　04 外　05 中性脂肪　06 エステル型　07 軽い
08 たんぱく質（アポたんぱく質）　09 HDL　**B** 01 遊離脂肪酸　02 ホルモン感受性
03 アルブミン　04 門脈　05 アルブミン

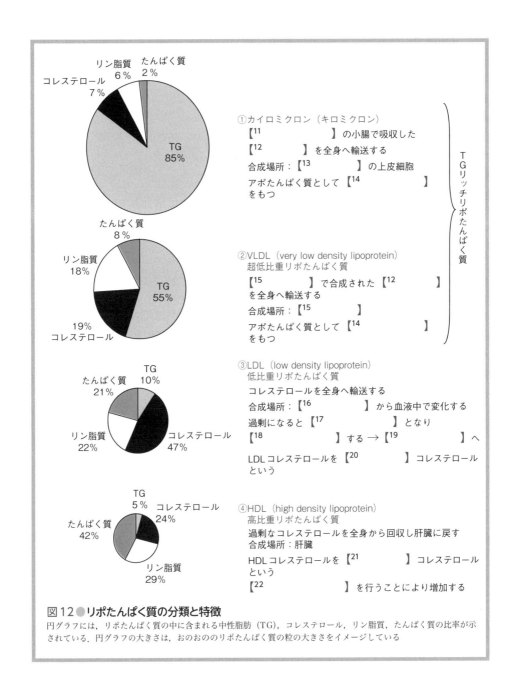

リン脂質 6%　たんぱく質 2%
コレステロール 7%
TG 85%

①カイロミクロン（キロミクロン）
【11　　　　　　　】の小腸で吸収した
【12　　　　　　】を全身へ輸送する
合成場所：【13　　　　　　】の上皮細胞
アポたんぱく質として【14　　　　　　　　】
をもつ

たんぱく質 8%
リン脂質 18%
TG 55%
19% コレステロール

②VLDL（very low density lipoprotein）
　超低比重リポたんぱく質
【15　　　　　　】で合成された【12　　　　　】
を全身へ輸送する
合成場所：【15　　　　　　】
アポたんぱく質として【14　　　　　　】
をもつ

TG 10%
たんぱく質 21%
リン脂質 22%
コレステロール 47%

③LDL（low density lipoprotein）
　低比重リポたんぱく質
コレステロールを全身へ輸送する
合成場所：【16　　　　　　　】から血液中で変化する
過剰になると【17　　　　　　】となり
【18　　　　　　】する →【19　　　　　　】へ
LDLコレステロールを【20　　　　　　】コレステロール
という

TG 5%　コレステロール 24%
たんぱく質 42%
リン脂質 29%

④HDL（high density lipoprotein）
　高比重リポたんぱく質
過剰なコレステロールを全身から回収し肝臓に戻す
合成場所：肝臓
HDLコレステロールを【21　　　　　　】コレステロール
という
【22　　　　　　　　】を行うことにより増加する

TGリッチリポたんぱく質

図12●リポたんぱく質の分類と特徴
円グラフには，リポたんぱく質の中に含まれる中性脂肪（TG），コレステロール，リン脂質，たんぱく質の比率が示されている．円グラフの大きさは，おのおののリポたんぱく質の粒の大きさをイメージしている

2 A 11 食事由来　12 TG　13 小腸　14 アポCII　15 肝臓　16 VLDL　17 変性LDL
18 血管に沈着　19 動脈硬化　20 悪玉　21 善玉　22 持久的運動

3 脂質の体内代謝

Text p.98

A. 食後の脂質代謝

● 小腸から吸収されたモノアシルグリセロールと脂肪酸は，【01　　　　　】細胞でトリグリセリドに再合成され，リポたんぱく質の1つである【02　　　　　】に入る．カイロミクロンは食事によって取り込んだトリグリセリドを全身に輸送する役割を果たしており，約【03　　　】％がトリグリセリドで構成されている（図12）．カイロミクロンは【04　　　　　】管に入り，【05　　　　　】，胸管を経て，【06　　　　　】静脈にて血流に合流する．

● カイロミクロンは，筋肉，脂肪組織など全身の各組織にトリグリセリドを供給しながら次第に小さくなり，**カイロミクロン**【07　　　　　】となって循環系から肝臓に取り込まれて処理される．

● 食後，肝臓ではグルコースからトリグリセリドが合成される．肝臓で合成されたトリグリセリドは【08　　　】の中に入り血液中を循環する．VLDL中にはトリグリセリドが約【09　　　】％含まれており，カイロミクロン同様に筋肉，脂肪組織など全身の各組織にトリグリセリドを供給しながら次第に小さくなり，**VLDL**【10　　　　　】となり，肝臓に戻るものと【11　　　　】に変化するものがある．

● LDLは図12に示すように【12　　　　　】の含有率が最も高いリポたんぱく質で，全身の必要部位にコレステロールを供給するはたらきをしている．

● カイロミクロンやVLDLからのトリグリセリドの末梢組織への取り込みを行うのは，【13　　　　　　　　　　】である．LPLは，脂肪組織や筋肉周辺の末梢血管の内側に多くはりめぐらされている（図13）．【14　　　　　　　】や【15　　　　　】の表面に存在するアポたんぱく質である【16　　　　　】に接触すると**活性化**され，カイロミクロンやVLDL内の【17　　　　　　　】を**分解**し，**脂肪酸やグリセロール**を放出する．放出された脂肪酸は脂肪組織や筋肉に取り込まれる．グリセロールは，肝臓に取り込まれ，糖新生などに利用される．脂肪組織に取り込まれた脂肪酸は，細胞内に存在するグリセロールとともにトリグリセリドに**再合成**され貯蔵される．筋肉に取り込まれた脂肪酸は，エネルギー産生（ATP合成）に利用される．

B. 空腹時（食間期）の脂質代謝

● 空腹時，体脂肪として蓄積されているトリグリセリドは，脂肪酸とグリセロールに分解される．グリセロールは血液中を移動して【01　　　　　】の材料となるものが多い．脂肪酸は【02　　　　　】と結合し遊離脂肪酸として血液中を移動し，必要な組織に取り込まれて**エネルギー（ATP）**として利用される．

● 脂肪組織には，【03　　　　　　　　　　】という脂肪分解酵素がふだんは非活性の状態で存在している．血糖値が低下すると，グルカゴンやアドレナリンなどの**血糖上昇ホルモン**が分泌され，肝グリコーゲンを分解することで血糖値を高めようとする．これらの

---

3 A 01 小腸上皮　02 カイロミクロン（キロミクロン）　03 85　04 リンパ　05 乳び槽（乳び管）
06 左鎖骨下　07 レムナント　08 VLDL　09 55　10 レムナント　11 LDL　12 コレステロール
13 リポたんぱく質リパーゼ（LPL）　14 カイロミクロン（キロミクロン）　15 VLDL（14，15は順不同）
16 アポCII　17 トリグリセリド（トリアシルグリセロール）　B 01 糖新生　02 アルブミン
03 ホルモン感受性リパーゼ

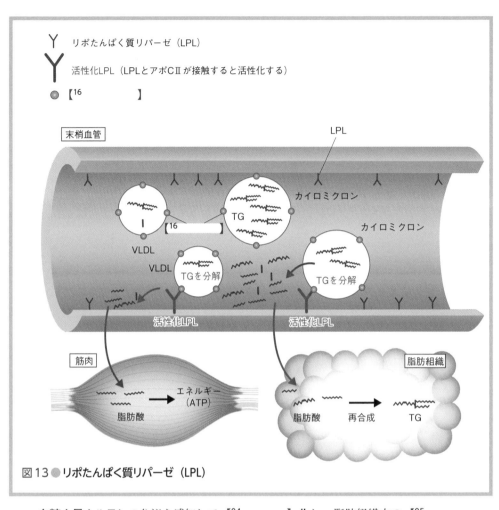

図13 ● リポたんぱく質リパーゼ（LPL）

血糖上昇ホルモンの分泌を感知して【04　　　　】化し，脂肪組織中の【05　　　　　　】を分解するのがホルモン感受性リパーゼである．ホルモン感受性リパーゼの作用でトリグリセリドは，【06　　　　】と【07　　　　　　　】に分解されおのおの血液中に放出される（**図14**）．グリセロールは【08　　　　】に運ばれ，糖新生の材料となる．脂肪酸は【09　　　　　　】となってアルブミンに結合して血中を移動する．遊離脂肪酸は各組織の細胞内で【10　　　　　　　】として使われ，**グルコースの消費を抑えて**くれる．

3 B 04 活性　05 トリグリセリド（トリアシルグリセロール）　06 脂肪酸
07 グリセロール　（06, 07 は順不同）　08 肝臓　09 遊離脂肪酸　10 エネルギー源

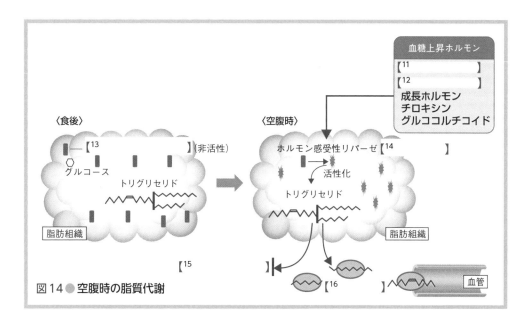

図14 ● 空腹時の脂質代謝

C. エネルギー源としての脂肪酸（β酸化とクエン酸回路）

1）脂肪酸の代謝

● 細胞内に取り込まれた脂肪酸は，ATP合成の重要な材料となる．その流れを**図A**に示した．脂肪酸は細胞質内で**アシルCoA**となりミトコンドリアに入るが，そのままの形ではミトコンドリアの内膜を通過できない．そのため【01　　　　　】と結合し【02　　　　　】となり内膜を通過する．そして再び【03　　　　　】となり【04　　　　】によって多くの【05　　　　　】を産生する．

● その後，グルコースと同様に**クエン酸回路**と**電子伝達系**を経て【06　　　　】を合成する．グルコース1分子からアセチルCoAは2分子合成される．これに対し，脂肪酸のパルミチン酸では**β酸化**により1分子から8分子のアセチルCoAが合成される．このことからも脂質が効率のよいエネルギー源であることがわかる．

2）β酸化

● 脂肪酸の炭素鎖の炭素の名前のつけ方には前述したもの以外にもう1つある．カルボキシ基の結合した炭素から順に α，β，γ，…といういい方である．β酸化とは，脂肪酸のカルボキシ基側から【07　　　】個ずつ炭素を切り離す反応のことである．α位とβ位の間で切り離される，つまりβ位の手前で切り離される酸化反応であることから【08　　　　】という．2個炭素が少なくなった脂肪酸を活性脂肪酸というが，この活性脂肪酸はさらにβ位の手前で同様に切断され，**連続的に次々とアセチルCoAを合成する**．図15に例として示したパルミチン酸の場合，合計7回のβ酸化を受けることでアセチルCoAが8分子産生されることになる．

---

3 B 11 グルカゴン　12 アドレナリン　（11，12は順不同）　13 ホルモン感受性リパーゼ　14 活性化
　15 グリセロール　16 遊離脂肪酸　C 01 カルニチン　02 アシルカルニチン　03 アシルCoA
　04 β酸化　05 アセチルCoA　06 ATP　07 2　08 β酸化

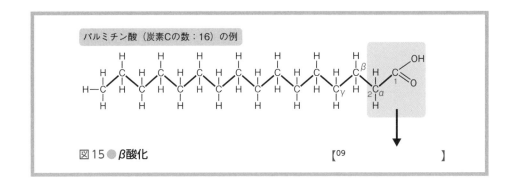

パルミチン酸（炭素Cの数：16）の例

図15 ● β酸化　　　　　　　　　　　　　　　　【09　　　　　　　　　】

4　貯蔵エネルギーとしての作用

Text
p.100

- 体脂肪の標準値は成人男性で約15％，女性では約25％である．体内における主な貯蔵場所は【01　　　　】と【02　　　　】周囲である．体脂肪のほとんどは【03　　　　】であり，エネルギーの貯蔵庫となっている．

A. トリグリセリドの合成

- トリグリセリドの合成は主に脂肪組織と肝臓で行われる．グリセロールに3個の脂肪酸が段階的に【01　　　　】結合することで産生される．材料となる脂肪酸の合成は，細胞質において脂肪酸合成酵素複合体によって進行する．【02　　　　】からマロニルCoAが生成し，マロニルCoAが付加して炭素鎖が【03　　　】個ずつ増えていき脂肪酸が合成される．

B. 脂肪細胞の役割

- 脂肪細胞は，主に皮下と内臓周囲に存在する．その役割を以下4つにまとめる．まず，最も重要な役割は，【01　　　　】の貯蔵である．1gの脂質が発生するエネルギーは約【02　　　】kcalと糖質やたんぱく質の2倍以上である．少ない容積で多くのエネルギーを貯蔵できる．
- 2つ目の役割は，体の【03　　　　】である．皮下に存在する脂肪細胞の役割である．熱が体外へ放散するのを防ぎ，外部からの熱の侵入を防いでいる．
- 3つ目の役割は，体の【04　　　　】である．これも主に皮下脂肪の役割である．外部からの物理的な衝撃に対し，クッションの役目を果たしている．
- 4つ目の役割は，【05　　　　　　】の分泌である．アディポサイトカインとは，脂肪細胞から分泌される内分泌因子の総称である．代表的なものとして，摂食抑制作用をもつ【06　　　　】，抗動脈硬化作用やインスリン作用を高める【07

---

3 C 09 アセチルCoA
4 01 皮下　02 内臓　（01, 02は順不同）　03 トリグリセリド（トリアシルグリセロール）
　　A 01 エステル　02 アセチルCoA　03 2　B 01 エネルギー　02 9　03 保温　04 保護
　　05 アディポサイトカイン　06 レプチン　07 アディポネクチン

】などがある.

C. 褐色脂肪細胞と白色脂肪細胞

● 脂肪細胞には，【01　　　】色脂肪細胞と【02　　　】色脂肪細胞の2種類が存在する．褐色脂肪細胞には多数の【03　　　　　】が存在し，活発な熱産生が行われている．ミトコンドリアの色が褐色であるため，褐色がかった色に見える．小さい【04　　　　】が多数存在するのも特徴の1つである．白色脂肪細胞には，ミトコンドリアがみられず，細胞のほとんどが大きな脂肪滴で満たされているのが特徴である（図16）．褐色脂肪細胞は，【05　　　　】に多くみられるが，成長とともに減少し，成人になると脂肪組織のほとんどが白色脂肪細胞で占められる．

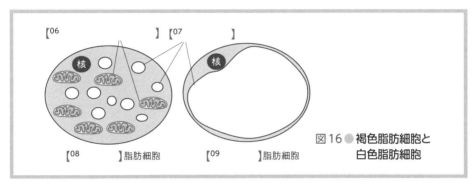

図16 ● 褐色脂肪細胞と白色脂肪細胞

5 摂取する脂質の量と質の評価

Text
p.101

A. 脂肪エネルギー比率

● 厚生労働省の「日本人の食事摂取基準（2020年版）」では，**1歳以上の脂肪エネルギー比率の目標量**を【01　　　】%〜【02　　　】%に定めている（付表9）.

B. 各脂肪酸の食事摂取基準

● 脂肪エネルギー比率以外に飽和脂肪酸，n–6系不飽和脂肪酸，n–3系不飽和脂肪酸については食事摂取基準が策定された．【01　　　　】については，摂りすぎによる動脈硬化を予防する観点から，低めに摂取範囲が定められた．【02　　　　】不飽和脂肪酸については目安量が示された．DHAやEPAを中心とする【03　　　　　】不飽和脂肪酸は，不足すると皮膚炎などを発症するため，目安量が設定された．【04　　　　　】については，目標量を算定するための十分な科学的根拠が得られなかったため，算定が見送られた.

---

4 C 01 褐　02 白　（01，02は順不同）　03 ミトコンドリア　04 脂肪滴　05 新生児
06 ミトコンドリア　07 脂肪滴　08 褐色　09 白色
5 A 01 20　02 30　B 01 飽和脂肪酸　02 n-6系　03 n-3系　04 コレステロール

6 脂肪酸由来の生理活性物質

- n–6系脂肪酸とn–3系脂肪酸の生体内における代謝を**図17**に示した．n–6系の必須脂肪酸である【01　　　　】からは，アラキドン酸が合成される．n–3系の必須脂肪酸である【02　　　　】からはエイコサペンタエン酸（EPA）やドコサヘキサエン酸（DHA）が合成される．【03　　　　】は体内で合成されてはいるが，必要量に満たないため必須脂肪酸と見なされている．

- この炭素数【04　　】のアラキドン酸とエイコサペンタエン酸からは，微量でさまざまな生理作用をもつ【05　　　　　】が産生される．炭素数20の多価不飽和脂肪酸から生成される生理活性物質を総称してエイコサノイドとよんでいる．

- エイコサノイドには，**プロスタグランジン（PG），プロスタサイクリン（PGI），ロイコトリエン（LT），トロンボキサン（TX）** などがある．おのおのの作用はアラキドン酸から合成されるものを例として**図18**に示した．エイコサペンタエン酸（EPA）から合成されるエイコサノイドもほぼ同じ種類，作用を有するが，一般に【06　　　　　】から合成されるものの方が強い作用を示すことがほとんどである．

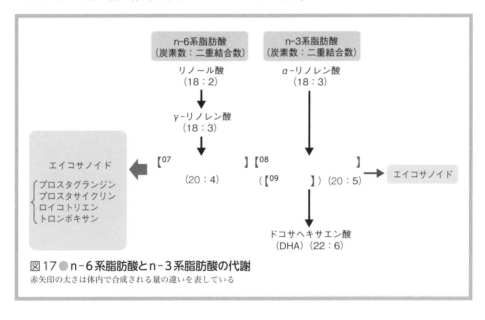

図17 ● n–6系脂肪酸とn–3系脂肪酸の代謝
赤矢印の太さは体内で合成される量の違いを表している

6 01 リノール酸　02 α–リノレン酸　03 アラキドン酸　04 20　05 エイコサノイド
06 アラキドン酸　07 アラキドン酸　08 エイコサペンタエン酸　09 EPA

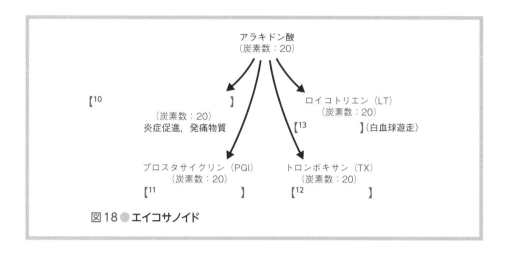

図18●エイコサノイド

7 他の栄養素との関係

Text p.102

A. ビタミンB₁節約作用

- 糖質からエネルギーであるATPを産生する際，ピルビン酸からアセチルCoAに変化するための補酵素として【01　　　　　】は不可欠である．このため，大量の糖質を摂取するとビタミンB₁欠乏症である【02　　　　】を引き起こす場合もある．しかし，脂質は体内で同じようにATPを産生する場合，β酸化を介する別のルートでアセチルCoAを産生するためビタミンB₁の必要量が少なくてすむ．このことを脂質による，【03　　　　　　】作用という．

B. エネルギー源としての糖質の節約作用

- 脂質1gのエネルギーは約9kcalであるが，糖質1gは約4kcalである．つまり，脂質は体内で同じようにエネルギー源として使われる糖質の約2倍のエネルギーをもっている．このため，脂質を食事として摂取しエネルギー源として使うと，糖質の消費は少なくてすむことになる．このことをエネルギー源としての【01　　　　　】の節約作用という．

文献
1）「Nブックス　改訂 基礎栄養学」（林 淳三，他／監），建帛社，2010
2）「基礎栄養学　栄養素のはたらきを理解するために」（川端輝江／著），アイケイコーポレーション，2010
3）「健康・栄養科学シリーズ　基礎栄養学 改訂第3版」（奥 恒行，柴田克己／編），南江堂，2009
4）「栄養科学イラストレイテッド　生化学 改訂第2版」（薗田 勝／編），羊土社，2012

6 10 プロスタグランジン（PG）　11 血小板凝集阻害　12 血小板凝集　13 免疫能
7 A 01 ビタミンB₁　02 脚気　03 ビタミンB₁節約　B 01 糖質

演習問題

該当するものを選択してください

Q1 脂質代謝に関する記述である．正しいものの組み合せはどれか．(平成23年，第25回出題)

a. 食事由来のトリアシルグリセロールは，脂肪組織に蓄積されることはない．
b. 空腹時には，脂肪組織におけるトリアシルグリセロールの分解が促進する．
c. 脂肪酸からグルコースは合成されない．
d. 脂質の吸収は，糖質を多く含む食品を同時に摂取すると増大する．

(1) aとb　(2) aとc　(3) aとd　(4) bとc　(5) cとd

重要 Q2 脂質の体内輸送に関する記述である．正しいものの組み合せはどれか．(平成22年，第24回出題)

a. カイロミクロン（キロミクロン）は，食事から吸収されたトリアシルグリセロールを輸送する．
b. VLDLのトリアシルグリセロールは，そのままの形で脂肪細胞に取り込まれる．
c. LDLは，肝外組織に遊離脂肪酸を輸送する．
d. HDLは，肝外組織のコレステロールを肝臓へ輸送する．

(1) aとb　(2) aとc　(3) aとd　(4) bとc　(5) cとd

Q3 脂質の栄養に関する記述である．正しいものの組み合せはどれか．(平成22年，第24回出題)

a. ケトン体は，脳でエネルギー源として利用される．
b. 脂肪組織におけるトリアシルグリセロールの分解は，絶食により抑制される．
c. 脂肪組織からのレプチンの分泌は，脂肪蓄積量が多くなると増大する．
d. 肝臓におけるコレステロールの合成は，食事性コレステロールが多いと促進される．

(1) aとb　(2) aとc　(3) aとd　(4) bとc　(5) cとd

重要 Q4 脂質代謝に関する記述である．正しいのはどれか．1つ選べ．(平成21年，第23回出題)

(1) 食事直後には，脂肪組織におけるトリアシルグリセロールの分解が亢進する．
(2) 食事直後には，カイロミクロン（キロミクロン）のコレステロールが脂肪組織に取り込まれる．
(3) 食事直後には，血中の遊離脂肪酸濃度が上昇する．
(4) 2日間の絶食によって，血中のケトン体濃度が上昇する．
(5) 1日の絶食によって，肝臓では脂肪酸からのエネルギー産生が低下する．

重要 Q5 食後の脂質代謝に関する記述である．正しいのはどれか．1つ選べ．(平成19年，第21回出題)

(1) 血中遊離脂肪酸濃度が上昇する．
(2) 血中キロミクロン（カイロミクロン）のトリアシルグリセロールの分解が進む．
(3) 血中HDL-コレステロール濃度が上昇する．
(4) 肝臓における脂肪酸合成が低下する．
(5) 脂肪組織におけるトリアシルグリセロールの分解が進む．

重要 Q6 不飽和脂肪酸に関する記述である．正しいのはどれか．1つ選べ．(平成27年，第29回出題)

(1) オレイン酸は，必須脂肪酸である．

(2) リノール酸は，体内でパルミチン酸から合成される．

(3) α-リノレン酸は，一価不飽和脂肪酸である．

(4) エイコサペンタエン酸は，エイコサノイドの合成材料である．

(5) ドコサヘキサエン酸は，n-6系の脂肪酸である．

Q7 食後の脂質代謝に関する記述である．正しいのはどれか．1つ選べ．(平成26年，第28回出題)

(1) エネルギー源としての脂肪酸の利用が高まる．

(2) 脂肪組織から放出される脂肪酸量は増加する．

(3) リポたんぱく質リパーゼの活性が低下する．

(4) 血中のカイロミクロン（キロミクロン）が増加する．

(5) 肝臓からのVLDLの分泌が減少する．

Q8 コレステロールと胆汁酸の代謝に関する記述である．正しいのはどれか．1つ選べ．
(平成26年，第28回出題)

(1) コレステロール合成は，細胞内にコレステロールが蓄積すると促進される．

(2) 肝臓のコレステロールは，LDLに取り込まれて血中に分泌される．

(3) コレステロールから胆汁酸への代謝は，胆囊で行われる．

(4) 分泌された胆汁酸は，十二指腸で吸収される．

(5) 分泌された胆汁酸は，腸内細菌によって二次胆汁酸へ代謝される．

重要 Q9 リポたんぱく質の代謝に関する記述である．正しいのはどれか．1つ選べ．
(平成25年，第27回出題)

(1) キロミクロンは，コレステロールを含まない．

(2) VLDLは，主に小腸で合成される．

(3) LDLは，VLDLから生成される．

(4) LDLは，VLDLよりトリアシルグリセロール含有率が高い．

(5) HDLは，肝臓で合成されたコレステロールを末梢組織へ運搬する．

重要 Q10 脂質の体内代謝に関する記述である．正しいのはどれか．1つ選べ．
(平成24年，第26回出題)

(1) ケトン体は，肝臓でエネルギー源として利用される．

(2) 血中の遊離脂肪酸は，アルブミンに結合して運搬される．

(3) インスリンは，ホルモン感受性リパーゼの働きを促進する．

(4) コレステロールは，エネルギー源として利用される．

(5) LDLは，トリアシルグリセロールを含有していない．

解答と解説 → 別冊p.09

第6章　たんぱく質の栄養

🔍 学習のポイント

❶ たんぱく質代謝・アミノ酸代謝について，食後・食間期の違い，臓器による違いを理解する.

❷ 体たんぱく質の合成と分解について理解する.

❸ 食品たんぱく質の栄養価の評価法（生物学的評価法，化学的評価法）について理解する.

📖 学習の前に

☐ $-NH_2$ を**アミノ基**，$-COOH$ を**カルボキシ基**という.

☐ アミノ酸には，L-型とD-型がある.

☐ たんぱく質（ペプチド）は，アミノ酸が多数結合した化合物である.

☐ たんぱく質は，体を形づくるだけでなく，酵素など多様なはたらきがある.

🔑 Keywords

● 糖原性アミノ酸　● ケト原性アミノ酸　● 尿素　● アミノ酸プール　● 栄養価
● アミノ酸の補足効果

書いてみよう！

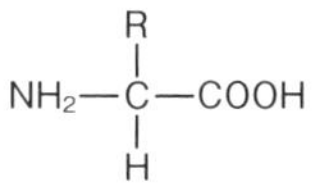

$$\mathrm{NH_2-\overset{\displaystyle R}{\underset{\displaystyle H}{C}}-COOH}$$

図A ● α−アミノ酸

書いてみよう

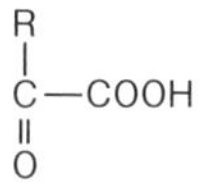

$$\mathrm{\overset{\displaystyle R}{\underset{\displaystyle O}{C}}-COOH}$$

図B ● α−ケト酸

書いてみよう

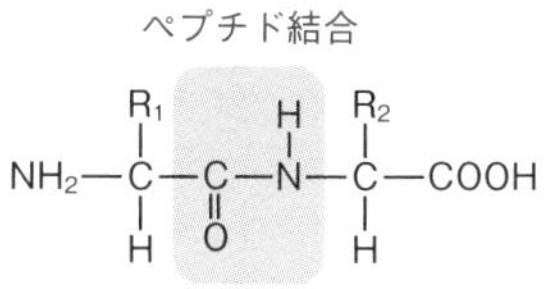

ペプチド結合

$$\mathrm{NH_2-\overset{\displaystyle R_1}{\underset{\displaystyle H}{C}}-\overset{}{\underset{\displaystyle O}{C}}-\overset{\displaystyle H}{N}-\overset{\displaystyle R_2}{\underset{\displaystyle H}{C}}-COOH}$$

図C ● ペプチド

書いてみよう

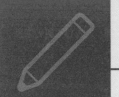

要点整理問題

【 　 】に該当する語句を入れて学習しましょう

1 アミノ酸・たんぱく質の構造・機能

Text
p.108

表1 ● たんぱく質を構成するアミノ酸

分類	名称	略号*1	側鎖（R）の構造*2
脂肪族アミノ酸	グリシン	Gly (G)	―H
	アラニン	Ala (A)	【01　　　　】
	【02　　　　】★	Val (V)	―CH―CH₃ / CH₃
	【03　　　　】★	leu (I)	―CH₂―CH―CH₃ / CH₃
	【04　　　　】★	Ile (I)	―CH―CH₂―CH₃ / CH₃
ヒドロキシアミノ酸	セリン	Ser (S)	―CH₂―OH
	【05　　　　】★	Thr (T)	―CH―OH / CH₃
【06　　　】アミノ酸	システイン	Cys (C)	―CH₂―SH
	【07　　　　】★	Met (M)	―CH₂―CH₂―S―CH₃
【08　　　】アミノ酸	【09　　　　】★	Phe (F)	―CH₂―（ベンゼン環）
	チロシン	Tyr (Y)	―CH₂―（ベンゼン環）―OH
	【10　　　　】★	Trp (W)	―CH₂―（インドール環）
【11　　　】アミノ酸	【12　　　】★	Lys (K)	―CH₂―CH₂―CH₂―CH₂―NH₂
	アルギニン	Arg (R)	―CH₂―CH₂―CH₂―NH―C―NH₂ / NH
	【13　　　　】★	His (H)	―CH₂―（イミダゾール環）
【14　　　】アミノ酸とそのアミド	アスパラギン酸	Asp (D)	―CH₂―COOH
	グルタミン酸	Glu (E)	―CH₂―CH₂―COOH
	アスパラギン	Asn (N)	―CH₂―CO―NH₂
	グルタミン	Gln (Q)	【15　　　　　　　　】
イミノ酸	プロリン	Pro (P)	H₂C―NH / CH―COOH / H₂C―CH₂

★：ヒト成人における不可欠（必須）アミノ酸（9種類）
＊1 略号のうち，Glyなどを三文字表記，Gなどを一文字表記という
＊2 プロリンのみ，アミノ酸全体の構造式を示した（赤い部分が側鎖）

114 ● 栄養科学イラストレイテッド［演習版］

- 脂肪族アミノ酸のうち，【02　　　　　　】，【03　　　　　　　】，【04　　　　　　　　】の3つを，**分枝（分岐鎖）アミノ酸**と呼ぶ．
- たんぱく質は，分子の形から**球状たんぱく質**と**繊維状たんぱく質**に分類される．
- たんぱく質本体に加えて，他の構成成分を含んでいるものもある．これらは【16　　　　　　】と呼ばれる．逆に，アミノ酸のみで構成されているものを【17　　　　　　】という．
- 栄養学では，【18　　　　　　　　　】と【19　　　　　　　　　】に分類することがある．
- たんぱく質の**一次構造**とは，アミノ酸の並び順のことで，【20　　　　　　　】ともいう．
- たんぱく質の**二次構造**とは，ポリペプチド鎖の【21　　　　　　】な立体構造のことをいう．例えば，らせん状の構造である**αヘリックス構造**や，ひだ状のシート構造である**βシート構造**がある．
- たんぱく質の**三次構造**とは，1本のポリペプチド鎖の【22　　　　　　】な立体構造のことである．
- **ヘモグロビン**などのように，機能を発揮するために，2つ以上のたんぱく質が会合（結合）することがある．会合した全体の構造をユニット，1つ1つのたんぱく質のことを【23　　　　　　】という．四次構造とは，【23　　　　　　】の会合のしかたのことをいう．

☕ *coffee break*

不可欠アミノ酸の覚え方

不可欠アミノ酸には，さまざまな語呂合わせが知られている．そのうち，成長期に不可欠のアルギニンを含めた10種類を網羅した，有名な語呂合わせとして，「雨降り一色バス（アメフリヒトイロバス）」がある．順にアルギニン，メチオニン，フェニルアラニン，リジン，ヒスチジン，トリプトファン，イソロイシン，ロイシン，バリン，スレオニンになる．ほかに「風呂場悲鳴リスト（フロバヒメイリスト）」，「トロリーバス不明，ヒ！（トロリバスフメイヒ）」などがある．ヒスチジンは1980年代から不可欠アミノ酸とされたためか，このような後付けの語呂合わせもある．

あくまで一例なので，自分にとって覚えやすいものをいろいろ調べてみよう．

---

1 01 − CH_3　02 バリン　03 ロイシン　04 イソロイシン　05 スレオニン（トレオニン）　06 含硫
07 メチオニン　08 芳香族　09 フェニルアラニン　10 トリプトファン　11 塩基性
12 リジン（リシン）　13 ヒスチジン　14 酸性　15 − $CH_2 − CH_2 − CO − NH_2$
16 複合たんぱく質　17 単純たんぱく質　18 動物性たんぱく質
19 植物性たんぱく質（18, 19は順不同）　20 アミノ酸配列　21 部分的　22 全体的　23 サブユニット

表2●生物学的機能によるたんぱく質の分類

分類	例
酵素	トリプシン（【24　　　　　　】消化酵素） リボヌクレアーゼ（RNA分解酵素）
輸送たんぱく質	ヘモグロビン（【25　　　　】の輸送） トランスフェリン（【26　　　　】の輸送） リポたんぱく質（【27　　　　】の輸送）
貯蔵たんぱく質	グリアジン（小麦），オボアルブミン（卵白），カゼイン（乳汁）
収縮性（運動性）たんぱく質	アクチン，ミオシン（【28　　　　】の収縮）
構造たんぱく質	ケラチン（毛髪，爪），フィブロイン（昆虫の繭糸），コラーゲン（結合組織，骨，歯）
防御たんぱく質	免疫グロブリン（【29　　　　】） フィブリノーゲン（【30　　　　　　】） トロンビン（【30　　　　　　】）
調節たんぱく質	インスリン（【31　　　　】低下） グルカゴン（【31　　　　】上昇） 副甲状腺ホルモン（血中【32　　　　　　】濃度上昇） カルシトニン（血中【32　　　　　　】濃度低下）
毒素たんぱく質	ボツリヌス毒素（ボツリヌス菌），ジフテリア毒素（ジフテリア菌），ヘビ毒（ヘビ）

文献1より引用

2 たんぱく質の合成と分解

Text p.110

- 生物の形や生理作用などは，すべて【01　　　　　　】によって決まっている．
- 遺伝子の本体は【02　　　　】であり，そこに保存されている情報が，たんぱく質に【03　　　　】されることで，その機能を果たす．
- **遺伝子発現**とは【04　　　　　　】**合成**のことである．
- たんぱく質の組織的な分解機構として，【05　　　　　　】系，【06　　　　　　】系，【07　　　　】系などがある．
- たんぱく質は，種類によって分解されやすさが決まっている．あるたんぱく質の半分が入れ替わるまでの時間のことを，そのたんぱく質の【08　　　　】という．

■1 24 たんぱく質　25 酸素　26 鉄　27 脂質　28 筋肉　29 抗体　30 血液凝固　31 血糖値
32 カルシウム
■2 01 遺伝子　02 DNA　03 翻訳　04 たんぱく質　05 リソソーム
06 ユビキチン・プロテアソーム　07 カルパイン（05〜07は順不同）　08 半減期

3 たんぱく質・アミノ酸の体内代謝

Text
p.112

A. 食後・食間期のたんぱく質・アミノ酸代謝（図1, 2）

● 食後は，食事由来のアミノ酸が，小腸・【01　　　】を経て，全身に輸送される．したがって，血中アミノ酸濃度が【02　　　】し，筋肉などの組織で体たんぱく質合成が【03　　　】される．

● インスリンは，組織へのアミノ酸の取り込みを【04　　　】し，たんぱく質合成の【04　　　】とたんぱく質分解の【05　　　】を引き起こす．

● 食間期，特に朝の起床時は，血糖値が【06　　　】し，肝臓でグルコース合成（**糖新生**）が【07　　　】される．このとき体たんぱく質やアミノ酸の分解が【07　　　】され，糖新生の材料として利用されたり，**クエン酸回路**を経由してエネルギーとして利用されたりする．

● 糖質代謝に合流するアミノ酸を【08　　　　　】，脂質代謝に合流するアミノ酸を【09　　　　　　】と呼ぶ．

● ロイシンとリジン（リシン）は，代表的な【10　　　】原性アミノ酸である．

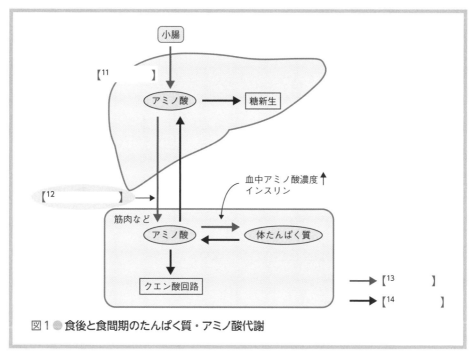

図1 ● **食後と食間期のたんぱく質・アミノ酸代謝**

---

3 A 01 肝臓　02 上昇　03 促進　04 促進　05 抑制　06 低下　07 促進　08 糖原性アミノ酸
09 ケト原性アミノ酸　10 ケト　11 肝臓　12 インスリン　13 食後　14 食間期

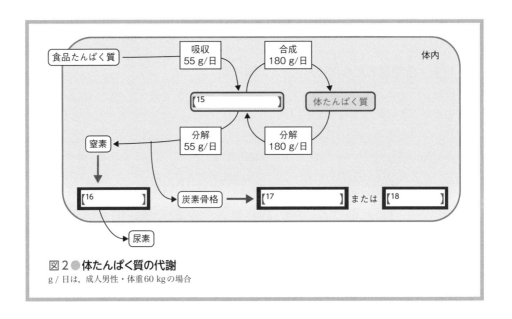

図2 ● 体たんぱく質の代謝
g / 日は,成人男性・体重60 kgの場合

B. たんぱく質・アミノ酸代謝の臓器差

- たんぱく質の代謝回転速度が速い臓器は,血液,【01　　　　】,【02　　　　】で,平均のたんぱく質半減期は,約【03　　　】日である.
- たんぱく質の代謝回転速度が遅い臓器は,【04　　　　】や【05　　　】で,前者の平均半減期は約【06　　　】日である.
- **小腸**は,【07　　　　　】と【08　　　　　　　】を最も多く代謝する.
- **肝臓**は,アミノ酸代謝の重要な臓器である.小腸から吸収されたアミノ酸は,【09　　　　】を経て肝臓に運ばれ,【10　　　　　　　】以外のほとんどのアミノ酸が代謝される.
- **骨格筋**は,【10　　　　　　　】を代謝する主要な臓器である.
- **腎臓**は,**グルタミン**を**グルタミン酸**と**アンモニア**に分解して,アンモニアを尿中に排泄する.また,**グリシン**からセリンを合成する.
- 血液中の**分枝アミノ酸**濃度と**芳香族アミノ酸**濃度の比率を【11　　　　　　　】という.芳香族アミノ酸はフェニルアラニンとチロシンである.

C. アミノ酸の代謝 (図3, 4)

- アミノ酸の【01　　　　　】(−NH₂)は,**α−ケト酸**へ移され,アミノ基を受け取ったα−ケト酸は新たなアミノ酸になる.この反応を,【02　　　　　　　　】という.
- ヒトでは,アミノ酸のアミノ基は,最終的に**α−ケトグルタル酸**に転移されて【03　　　　　　】が生成される.
- **アンモニア**(NH₃)は毒性が非常に強いため,アミノ基をなるべく遊離させずに,【04　　　　　】に変換して排泄する.

---

3 A 15 アミノ酸プール　16 尿素回路　17 クエン酸回路　18 糖新生 (17, 18は順不同)
B 01 肝臓　02 消化管 (01, 02は順不同)　03 10　04 骨格筋　05 骨 (04, 05は順不同)
06 180　07 グルタミン　08 グルタミン酸 (07, 08は順不同)　09 門脈
10 分枝アミノ酸 (分岐鎖アミノ酸)　11 フィッシャー比　**C** 01 アミノ基　02 アミノ基転移反応
03 グルタミン酸　04 尿素

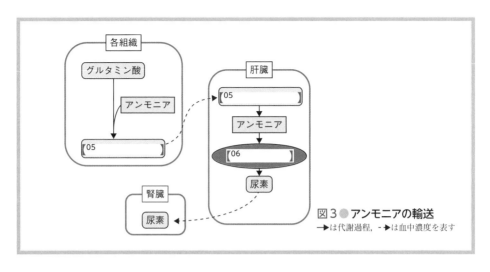

図3 ●アンモニアの輸送
→は代謝過程，- ▶は血中濃度を表す

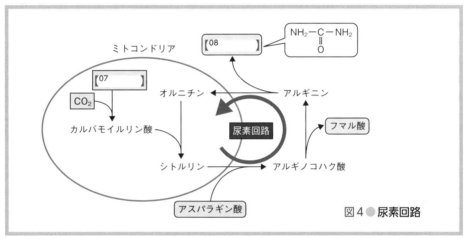

図4 ●尿素回路

D. アルブミン

● **アルブミン**は，【01　　　　】で合成され，血中へ放出される．

● アルブミンの主なはたらきは，血液の【02　　　　】維持，【03　　　　】やビリルビンなどの非水溶性成分の吸着・輸送，血液の【04　　　　】作用，組織へのアミノ酸供給である．

● アルブミンは，半減期が【05　　　　】週間あることから，比較的長期のたんぱく質栄養状態を評価する指標として用いられる．

● 肝硬変などの場合には，肝臓でのアルブミン合成が【06　　　　】して，血清アルブミン濃度が【06　　　　】する．

---

3 C 05 グルタミン　06 尿素回路　07 NH_3　08 尿素　D 01 肝臓　02 浸透圧　03 脂肪酸
04 pH緩衝　05 2～3　06 低下

E. 急速代謝回転たんぱく質 (RTP)

- 【01　　　　　　　　　　】は，半減期が8日である．
- 【02　　　　　　　　　　】は，半減期が3〜4日である．
- 【03　　　　　　　　　　】は，半減期が12〜16時間である．
- このようなたんぱく質は，【04　　　　　　　　　　】（rapid turnover protein：RTP）または短半減期たんぱく質と呼ばれ，たんぱく質栄養状態の影響を受け【05　　　　　　　　　　】ため，短期の栄養状態の評価に用いられている．

4　アミノ酸の臓器間輸送

Text p.117

- 体重60 kgの成人男性で，1日に【01　　　】gの体たんぱく質の合成と分解をくり返している．たんぱく質摂取量と排泄量は等しく，1日約【02　　　】gである．
- 体たんぱく質合成の材料として，体内にはある程度の**遊離アミノ酸**が常にストックされている．このストックを，【03　　　　　　　　　　】という．
- 【03　　　　　　　　　　】には，食事由来のアミノ酸だけでなく，体たんぱく質が【04　　　　　　　　　　】されて生成したアミノ酸も合流する．
- 【05　　　　　　　　　　】は，筋肉で分解されて多くのエネルギーを発生する．

5　摂取するたんぱく質の量と質の評価

Text p.117

- 食品たんぱく質は，量だけでなく質が重要になる．食品たんぱく質の質のことを，【01　　　　　　　　　　】という．
- 栄養価の評価法には，【02　　　　　　　　　】評価法（図5）と【03　　　　　　　　　】評価法（図6）の2種類がある．
- **生物学的評価法**には，たんぱく質効率比，【04　　　　　　　　　】，【05　　　　　　　　　】，【06　　　　　　　　　】がある．**化学的評価法**には，【07　　　　　　　　　】がある．
- たんぱく質効率比＝【08　　　　　　　　　】／【09　　　　　　　　　】
- 窒素出納値＝【10　　　　　　　　　】－【11　　　　　　　　　】
- 糞や尿には，**無たんぱく質食**を摂取した場合でも窒素の排泄がある．これを【12　　　　　　　　　】という．
- 【13　　　　　　　　　】は，体内で合成できないので，食事から摂取する必要が【14　　　　　　　　　】．
- ヒト成人の不可欠アミノ酸は，【15　　　】種類である．
- 不可欠アミノ酸以外のアミノ酸を，【16　　　　　　　　　】という．

---

3 E 01 トランスフェリン　02 トランスサイレチン（プレアルブミン）　03 レチノール結合たんぱく質 (RBP)
　04 急速代謝回転たんぱく質　05 やすい

4 01 180　02 55　03 アミノ酸プール　04 分解　05 分枝アミノ酸（分岐鎖アミノ酸）

5 01 栄養価　02 生物学的　03 化学的　04 窒素出納　05 生物価
　06 正味たんぱく質利用率 (04〜06 は順不同)　07 アミノ酸価（アミノ酸スコア）　08 体重増加量
　09 摂取たんぱく質量　10 摂取窒素量　11 損失窒素量　12 内因性窒素排泄　13 不可欠アミノ酸
　（必須アミノ酸）　14 ある　15 9　16 可欠アミノ酸（非必須アミノ酸）

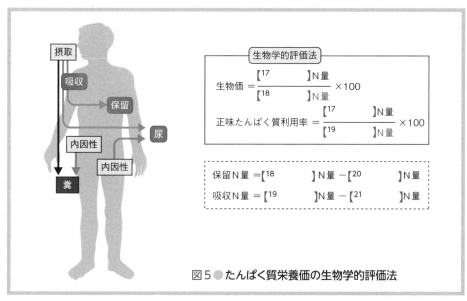

図5●たんぱく質栄養価の生物学的評価法

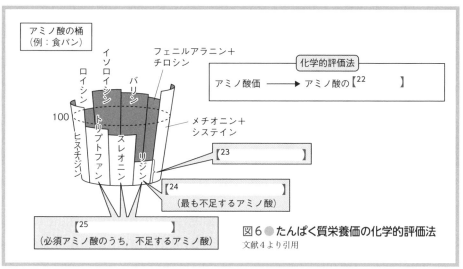

図6●たんぱく質栄養価の化学的評価法
文献4より引用

5 17 保留　18 吸収　19 摂取　20 尿中　21 糞中　22 桶　23 アミノ酸価（%）
24 第一制限アミノ酸　25 制限アミノ酸

- 表3から，とうもろこしの**制限アミノ酸**は，【26   】と【27   】である．そのうち，**第一制限アミノ酸**は，【26   】である．
- 表3から，とうもろこしの**アミノ酸価**は，四捨五入すると【28   】である．
- 食品たんぱく質に**制限アミノ酸**がある場合，そのアミノ酸を食品に添加することで，食品たんぱく質の栄養価を【29   】することができる．これを**アミノ酸**の【30   】という．

表3●とうもろこしのアミノ酸組成とアミノ酸評点パターン

アミノ酸	とうもろこし （mg/gタンパク質）	アミノ酸評点パターン （mg/gタンパク質）
ヒスチジン	31	18
イソロイシン	39	31
ロイシン	150	63
リジン（リシン）	18	52
含硫アミノ酸	50	26
芳香族アミノ酸	94	46
スレオニン（トレオニン）	32	27
トリプトファン	5.3	7.4
バリン	48	42

第23回管理栄養士国家試験問題より引用

6 他の栄養素との関係

Text p.121

- **筋肉**で生成された【01   】が，**肝臓**で【02   】に変換され，筋肉で再び利用される．これを，【03   】という（図7）．
- 【04   】は，体内で補酵素型の**ピリドキサールリン酸**（pyridoxal phosphate：PLP）に変換されて，**アミノ基転移酵素**の活性を助ける．
- たんぱく質の摂取量が増加すると，【04   】の必要量も増加する．

---

5 26 リジン（リシン） 27 トリプトファン 28 35 29 改善 30 補足効果
6 01 アラニン 02 グルコース 03 グルコース・アラニン回路 04 ビタミンB$_6$

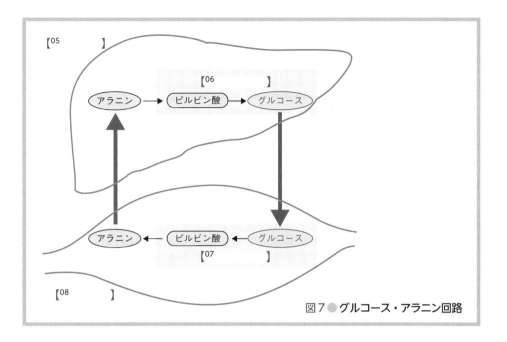

図7 ● グルコース・アラニン回路

文献

1 ）「健康・栄養科学シリーズ　基礎栄養学 改訂第4版」（奥 恒行，柴田克己／編），南江堂，2012

2 ）「イラストレイテッド　ハーパー・生化学　原書28版」（上代淑人，清水孝雄／訳），丸善出版，2011

3 ）「健康・栄養科学シリーズ　臨床栄養学」（中村丁次，他／編），南江堂，2008

4 ）「Nブックス　改訂 基礎栄養学」（林 淳三／監），建帛社，2010

5 ）「栄養科学シリーズNEXT　栄養生化学」（加藤秀夫，他／編），講談社，2012

6 05 肝臓　06 糖新生　07 解糖系　08 筋肉

重要 Q1 たんぱく質・アミノ酸の体内代謝に関する記述である．正しいのはどれか．1つ選べ．
(平成25年，第27回出題)

(1) たんぱく質摂取量の増加によって，体たんぱく質の合成は減少する．

(2) たんぱく質摂取量の増加によって，尿素合成は減少する．

(3) たんぱく質摂取量の増加によって，ビタミンB_6の必要量は減少する．

(4) たんぱく質の摂取不足によって，窒素出納は正になる．

(5) たんぱく質の摂取不足によって，血中ラピッドターンオーバープロテイン（RTP）値は低下する．

重要 Q2 たんぱく質とアミノ酸の代謝に関する記述である．正しいのはどれか．1つ選べ．
(平成26年，第28回出題)

(1) 食事たんぱく質由来の遊離アミノ酸は，体内のアミノ酸プールに入る．

(2) 体たんぱく質の分解で生じた遊離アミノ酸は，体たんぱく質合成に再利用されない．

(3) 体たんぱく質の合成は，インスリンによって抑制される．

(4) 骨格筋たんぱく質の平均半減期は，消化管たんぱく質の平均半減期より短い．

(5) 分枝アミノ酸は，肝臓に優先的に取り込まれて代謝される．

重要 Q3 たんぱく質・アミノ酸の代謝に関する記述である．正しいのはどれか．1つ選べ．
(平成27年，第29回出題)

(1) たんぱく質の平均半減期は，肝臓よりも骨格筋の方が短い．

(2) 食後に血糖値が上昇すると，筋肉たんぱく質の分解は促進される．

(3) エネルギー摂取量が減少すると，たんぱく質の必要量は減少する．

(4) 分枝アミノ酸のアミノ基は，骨格筋でアラニン合成に利用されない．

(5) グルタミンは，小腸粘膜のエネルギー源となる．

Q4 たんぱく質・アミノ酸の代謝に関する記述である．正しいのはどれか．1つ選べ．
(平成29年，第31回出題)

(1) トランスフェリンの半減期は，レチノール結合たんぱく質より短い．

(2) たんぱく質の平均半減期は，筋肉より肝臓で長い．

(3) アミノ酸の筋肉への取り込みは，インスリンにより抑制される．

(4) バリンは，ケト原性アミノ酸である．

(5) ロイシンは，筋たんぱく質の合成を促進する．

Q5 たんぱく質とアミノ酸の代謝に関する記述である．正しいのはどれか．1つ選べ．
(平成31年，第33回出題)

(1) たんぱく質の摂取量が不足すると，窒素出納は正になる．

(2) たんぱく質の摂取量が増加すると，尿中への尿素排泄量は減少する．

(3) アルブミンは，腎臓で合成される．

(4) トリプトファンは，パントテン酸に変換される．

(5) バリンは，糖新生に利用される．

重要 Q6 アミノ酸の代謝に関する記述である．正しいのはどれか．1つ選べ．(平成28年，第30回出題)

(1) ロイシンは，糖新生の材料として利用される．

(2) トリプトファンは，葉酸に変換される．

(3) 芳香族アミノ酸を代謝する組織は，主に筋肉である．

(4) 分枝アミノ酸を代謝する組織は，主に小腸である．

(5) フィッシャー比に用いる血漿芳香族アミノ酸は，フェニルアラニンとチロシンである．

重要 Q7 摂取するたんぱく質の量と質の評価に関する記述である．正しいのはどれか．1つ選べ．
(平成27年，第29回出題)

(1) 無たんぱく質食摂取時にも，尿中へ窒素が排泄される．

(2) 正味たんぱく質利用率は，吸収された窒素量のうち，体内に保留された割合である．

(3) アミノ酸価は，含有するアミノ酸総量で決められる．

(4) アミノ酸インバランスとは，制限アミノ酸の補充で栄養価を改善することである．

(5) 窒素出納は，エネルギー摂取量の影響を受けない．

Q8 たんぱく質の栄養に関する記述である．正しいのはどれか．1つ選べ．(平成28年，第30回出題)

(1) 窒素平衡の状態は，体内の窒素量が増加していることを示す．

(2) 生物価は，摂取した窒素量のうちの体内に保留された窒素量の割合を示す．

(3) 不可欠（必須）アミノ酸の必要量は，種類に関わらず一定である．

(4) アミノ酸価は，食品たんぱく質中の不可欠（必須）アミノ酸量によって決まる．

(5) たんぱく質の栄養価は，摂取する食品の組合せでは変化しない．

Q9 たんぱく質の量と質の評価に関する記述である．正しいのはどれか．1つ選べ．(平成29年，第31回出題)

(1) コルチゾールの分泌が増加すると，窒素出納は正になる．

(2) 不可欠アミノ酸は，11種類である．

(3) 分枝アミノ酸は，不可欠アミノ酸である．

(4) アミノ酸価は，食品中の可欠アミノ酸のバランスで決定される．

(5) たんぱく質の生物価は，摂取窒素量に対する体内保留窒素量の割合を示す．

Q10 たんぱく質の栄養に関する記述である．正しいのはどれか．1つ選べ．(平成30年，第32回出題)

(1) 食品たんぱく質の栄養価は，アミノ酸の総量で決まる．

(2) アミノ酸価は，食品たんぱく質中の理想的な可欠（非必須）アミノ酸量を示す．

(3) 制限アミノ酸が複数ある食品に，第一制限アミノ酸のみを加えると，栄養価が低下することがある．

(4) たんぱく質効率比（protein efficiency ratio）は，窒素出納をもとにして算出される．

(5) 飢餓状態では，窒素出納は正になる．

解答と解説 → 別冊 p.12

ビタミンの栄養

第 7 章

学習した日

| 年 | 月 | 日 |
| 年 | 月 | 日 |

🔍 学習のポイント

❶ 体内の代謝や生理機能の調節におけるビタミンの役割を理解する.

❷ 脂溶性ビタミンと水溶性ビタミンの特有の性質について理解する.

❸ ビタミンの欠乏症および過剰症について理解する.

📖 学習の前に

☐ ビタミンは体内では合成されないか, もしくは合成されても必要量を満たさないため, 食事から摂取しなければならない**必須栄養素**である.

☐ ヒトに不可欠な**13種類のビタミン**が知られている.

☐ ビタミンは溶解性の違いで**脂溶性ビタミン (4種類)** と**水溶性ビタミン (9種類)** に分けられる.

🔑 Keywords

● 脂溶性ビタミン　● 水溶性ビタミン　● 補酵素型 (活性型)　● 欠乏症　● 過剰症　● 腸内細菌

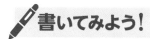書いてみよう！

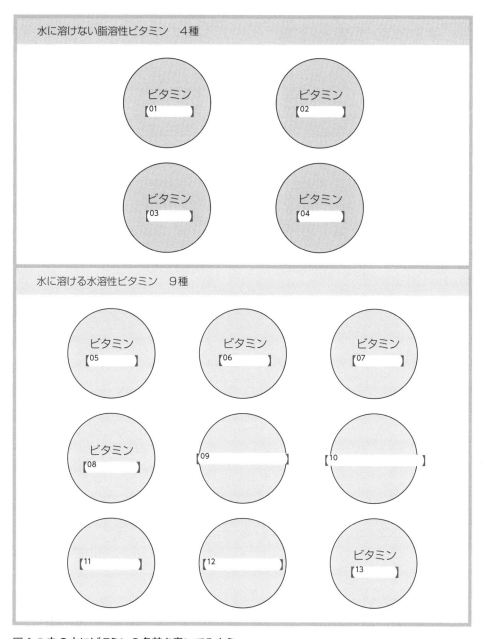

水に溶けない脂溶性ビタミン　4種

ビタミン【01　　　　　】

ビタミン【02　　　　　】

ビタミン【03　　　　　】

ビタミン【04　　　　　】

水に溶ける水溶性ビタミン　9種

ビタミン【05　　　　　】

ビタミン【06　　　　　】

ビタミン【07　　　　　】

ビタミン【08　　　　　】

【09　　　　　】

【10　　　　　】

【11　　　　　】

【12　　　　　】

ビタミン【13　　　　　】

図A ● 丸の中にビタミンの名前を書いてみよう

［答え］
01 A　02 D　03 E　04 K（01〜04は順不同）　05 B$_1$　06 B$_2$
07 B$_6$　08 B$_{12}$　09 ナイアシン　10 パントテン酸
11 葉酸　12 ビオチン　13 C（05〜08，13は順不同）

要点整理問題

【　　　】に該当する語句を入れて学習しましょう

1 ビタミンの構造と機能

Text p.126

A. 脂溶性ビタミン（表1）

表1●脂溶性ビタミン

名称	ビタミンA	ビタミンD	ビタミンE	ビタミンK
化合物名	【01　　】,レチナール,レチノイン酸	エルゴカルシフェロール（D_2）,【05　　】（D_3）	【10　　】	フィロキノン（K_1）,【14　　】（K_2）
機能	【02　　】の成分，細胞の増殖や分化の調節	血中【06　　】濃度の調節，骨代謝	【11　　】の生成抑制（【12　　】）	【15　　】の合成
欠乏症	【03　　】,皮膚・粘膜の角化異常	小児の【07　　】,成人の【08　　】,骨粗鬆症	【13　　】	【16　　】
過剰症	【04　　】	【09　　】,腎不全	なし	なし
主な供給源	にんじん，かぼちゃ，レバー	魚，きのこ	アーモンド，大根葉	春菊，納豆
腸内細菌合成（その他）	×	×（7-デヒドロコレステロールから合成）	×	○
血中輸送	レチノール結合たんぱく質	ビタミンD結合たんぱく質	VLDL, LDL	VLDL, LDL

- 水に溶けない（溶けにくい）ビタミンを【17　　】ビタミンと呼ぶ.
- 体内で最も多く存在するビタミンAは【01　　】である.
- カロテノイドはビタミンAの前駆体となるため【18　　】と呼ばれる.
- 11-シスレチナールはオプシン（たんぱく質）と結合して【02　　】となる.
- ビタミンAが欠乏すると【03　　】になり，過剰に摂取すると【04　　】を生じる.
- ヒトの【19　　】においてビタミンD_3は【20　　】の合成過程で生じたプロビタミンD_3から【21　　】の作用によってつくられる.
- ビタミンDは肝臓においてヒドロキシ化され【22　　】となり，さらに腎臓においてヒドロキシ化され【23　　】（活性型ビタミンD）に変換される.
- 活性型ビタミンDは，血中の【06　　】濃度を調節する.

---

1 A 01 レチノール　02 ロドプシン　03 夜盲症　04 頭蓋内圧亢進　05 コレカルシフェロール
06 カルシウム　07 くる病　08 骨軟化症　09 高カルシウム血症　10 トコフェロール
11 過酸化脂質　12 抗酸化作用　13 溶血性貧血　14 メナキノン　15 血液凝固因子
16 血液凝固障害　17 脂溶性　18 プロビタミンA　19 皮膚　20 コレステロール　21 紫外線
22 25-ヒドロキシビタミンD〔25（OH）D〕　23 1α, 25-ジヒドロキシビタミンD

● ビタミンDが欠乏すると小児の【07　　　　　】や成人の【08　　　　　　　　】を引き起こし, 過剰に摂取すると高カルシウム血症や【24　　　　　　】を生じる.

・ ビタミンEのなかで最も生理活性が強いのは【25　　　　　　　　　　　　】である.

● ビタミンEは【26　　　　】の酸化を防ぐ（詳細は131ページ参照）.

● ビタミンEが欠乏すると【13　　　　　　　】になる.

・ ビタミンK₂（メナキノン）は【27　　　　　　】によってつくられる.

・ ビタミンKは肝臓における【28　　　　　　　】合成や, 骨組織における【29　　　　　　　】合成に**補酵素**としてかかわる.

● ビタミンKが欠乏すると【30　　　　　　】や【31　　　　　　　】に障害がみられる.

B. 水溶性ビタミン（表2）

・ 水に溶けるビタミンを【01　　　　　　】ビタミンと呼ぶ.

● ビタミンB₁は補酵素型の【02　　　　　　　　　　】として【03　　　　】代謝にかかわる.

・【04　　　　　　】の多飲は【04　　　　　　　】代謝亢進によるビタミンB₁必要量の増加や消化管におけるビタミンB₁の吸収障害を引き起こすため, ビタミンB₁欠乏になりやすい.

● ビタミンB₁が欠乏すると【05　　　　　　】になる.

・ ビタミンB₂の補酵素型であるFMN（フラビンモノヌクレオチド）やFAD（フラビンアデニンジヌクレオチド）は【06　　　　　】反応を触媒する【07　　　　　　　】の補酵素である.

● ビタミンB₆は補酵素型の【08　　　　　　　　　】として【09　　　　　】代謝にかかわる.

● ビタミンB₆の必要量は【10　　　　　　　】の摂取量が多くなると増加する.

・ ビタミンB₂やB₆が欠乏すると【11　　　　　】,【12　　　　　】などの口内外炎症や皮膚炎になる.

・ ビタミンB₁₂の補酵素型である【13　　　　　　　】やアデノシルコバラミンは主に【14　　　　　　　】反応を触媒する酵素の補酵素である.

・ ビタミンB₁₂が欠乏すると【15　　　　　　　】になる.

・ ビタミンB₁₂の構成元素は【16　　　　　】である.

・ ナイアシンの補酵素型であるニコチンアミドアデニンジヌクレオチド（NAD⁺）やニコチンアミドアデニンジヌクレオチドリン酸（NADP⁺）は【17　　　　　　　】の補酵素である.

・ ナイアシンは体内で不可欠アミノ酸（必須アミノ酸）の【18　　　　　　　】から合成される.

● ナイアシンが欠乏すると【19　　　　　　】になる.

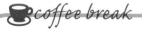

coffee break

脂溶性ビタミン4つの暗記法

　ステーキハウスでステーキを注文したら, 想像以上に脂身が多いステーキが出てきたとしよう. そこで一言. 「脂デカ（DEKA）！」脂溶性ビタミン4つ. これで覚えられるだろう.

（田地 陽一）

---

１ A 24 腎障害　25 α-トコフェロール　26 脂質　27 微生物　28 血液凝固因子（プロトロンビン）
29 骨たんぱく質（オステオカルシン）　30 血液凝固　31 骨形成（30, 31 は順不同）　B 01 水溶性
02 チアミンピロリン酸（TPP）　03 糖質　04 アルコール　05 脚気（ウェルニッケ・コルサコフ症候群）
06 酸化還元　07 フラビン酵素　08 ピリドキサールリン酸（PLP）　09 アミノ酸　10 たんぱく質
11 口角炎　12 口唇炎（11, 12 は順不同）　13 メチルコバラミン　14 メチル基転移
15 巨赤芽球性貧血　16 コバルト　17 酸化還元酵素（脱水素酵素）
18 トリプトファン　19 ペラグラ

表2●水溶性ビタミン

名称	ビタミンB群			
	ビタミンB₁	ビタミンB₂	ビタミンB₆	ビタミンB₁₂
化合物名	【20　　　】	【23　　　】	【25　　　】, ピリドキシン, ピリドキサミン	【27　　　】
機能	【21　　　】代謝の補酵素	【24　　　】酵素の補酵素	【26　　　】代謝の補酵素	【28　　　】酵素の補酵素
欠乏症	【22　　　】, 疲労感, ウェルニッケ・コルサコフ症候群	口角炎, 口唇炎, 皮膚炎	口角炎, 口唇炎, 皮膚炎	【29　　　】(悪性貧血を含む), 高ホモシステイン血症(動脈硬化)
過剰症	なし	なし	知覚神経障害	なし
主な供給源	豚肉, 胚芽米, にんにく	乳製品, 卵	ピーマン, 鶏肉	かき(貝), 魚
腸内細菌合成(その他)	×	○	○	○
血中輸送				トランスコバラミン(吸収時は内因子と複合体を形成する)

（下段につづく）

表2●水溶性ビタミン（つづき）

名称	ビタミンB群				ビタミンC
	ナイアシン	パントテン酸	葉酸	ビオチン	
化合物名	【30　　　】, ニコチンアミド	パントテン酸	プテロイルモノグルタミン酸	ビオチン	【35　　　】
機能	【31　　　】反応の補酵素	糖質代謝, 脂質代謝, アミノ酸代謝の補酵素	【32　　　】合成の補酵素	【34　　　】反応の補酵素	【36　　　】, 【37　　　】合成
欠乏症	ペラグラ	成長障害	【33　　　】, 高ホモシステイン血症(動脈硬化), 胎児の神経管閉鎖障害	皮膚炎	【38　　　】
過剰症	消化管および肝臓障害	なし	なし	なし	なし
主な供給源	牛肉, 魚	米, 小麦, 鶏肉	レバー, キャベツ	卵, 乳製品	果実, じゃがいも
腸内細菌合成(その他)	×(トリプトファンから合成)	○	○	○	×
血中輸送					

1 B 20 チアミン　21 糖質　22 脚気　23 リボフラビン　24 フラビン　25 ピリドキサール　26 アミノ酸　27 コバラミン　28 メチル基転移　29 巨赤芽球性貧血　30 ニコチン酸　31 酸化還元　32 核酸　33 巨赤芽球性貧血　34 炭酸固定　35 アスコルビン酸　36 抗酸化作用　37 コラーゲン　38 壊血病

- パントテン酸は体内で【39　　　　】に変換される．
- 葉酸は補酵素型の【40　　　　　　】として【41　　　】合成などにかかわる．
- 葉酸が欠乏すると【42　　　　　　】になる．妊娠期の葉酸欠乏は胎児の【43　　　　　　】のリスクを高める．
- ビオチンは卵白中の【44　　　　】と結合し，腸管吸収が阻害される．
- ビタミンCは酸化されやすく，生体内で【45　　　　　　　　】となる．
- ビタミンCが欠乏すると【46　　　　】になる．

2 ビタミンの栄養学的機能

Text p.135

A. レチノイドと活性型ビタミンDのホルモン様作用

- レチノイン酸や活性型ビタミンD_3は【01　　　　】と結合し，【02　　　　】の調節を行う．

B. 補酵素

- ビタミンB群は体内で【01　　　　】に変換される（表3）．

表3●ビタミンB群と補酵素型

ビタミン名	補酵素型（活性型）
ビタミンB₁	【02　　　　　　　　　】
【03　　　　　】	フラビンモノヌクレオチド（FMN），フラビンアデニンジヌクレオチド（FAD）
ビタミンB₆	【04　　　　　　　　】
【05　　　　　】	メチルコバラミン，アデノシルコバラミン
【06　　　　　】	ニコチンアミドアデニンジヌクレオチド（NAD⁺），ニコチンアミドアデニンジヌクレオチドリン酸（NADP⁺）
パントテン酸	【07　　　　】（【08　　　　　】，【09　　　】）
葉酸	【10　　　　　　】
ビオチン	【11　　　】

C. 抗酸化作用とビタミンC・ビタミンE・カロテノイド

- 抗酸化作用をもつビタミンとして【01　　　　】，【02　　　　　　】，カロテノイドがある．
- 強い還元能をもつビタミンCは生体内で過酸化物質の生成を抑制するほか，【03　　　】の合成や【04　　】の吸収などにかかわる．
- ビタミンEは【05　　　　】中で【06　　　　　】を抑制する．

---

1 B 39 補酵素A（コエンザイムA，CoA）　40 テトラヒドロ葉酸　41 核酸　42 巨赤芽球性貧血　43 神経管閉鎖障害　44 アビジン　45 デヒドロアスコルビン酸　46 壊血病
2 A 01 核内受容体　02 遺伝子発現　B 01 活性型（補酵素型）　02 チアミンピロリン酸（TPP）　03 ビタミンB₂　04 ピリドキサールリン酸（PLP）　05 ビタミンB₁₂　06 ナイアシン　07 補酵素A　08 コエンザイムA　09 CoA（07〜09は順不同）　10 テトラヒドロ葉酸　11 ビオチン　C 01 ビタミンC　02 ビタミンE（01，02は順不同）　03 コラーゲン　04 鉄　05 生体膜　06 脂質の過酸化

- ビタミンEは動脈硬化の原因となる【07　　　　】の酸化を防ぐ.

D. 血液凝固とビタミンK

- ビタミンKは【01　　　　　　　】の前駆体を活性型に変換する酵素の補酵素である.
- ビタミンKが欠乏すると【02　　　　　　】を生じる.

E. 一炭素単位代謝とビタミンB$_{12}$・葉酸

- テトラヒドロ葉酸はメチル基など【01　　　　　　】の供与体として作用する.
- メチルテトラヒドロ葉酸のメチル基が【02　　　　　　　　】に付加すると【03　　　　　　】となる. この反応の補酵素は【04　　　　　　　　】（ビタミンB$_{12}$の補酵素型）である.
- ビタミンB$_{12}$や葉酸が不足するとメチオニン合成が抑制され【05　　　　　　　　】になり【06　　　　　　】を引き起こす.

F. 造血作用とビタミンB$_{12}$・葉酸

- ビタミンB$_{12}$や葉酸が不足すると新しい赤血球の核形成が妨げられ【01　　　　　　　】になる.

G. 脂質・糖質代謝とビオチン・パントテン酸

- ビオチンはピルビン酸カルボキシラーゼなどの補酵素として【01　　　　　　】**反応**にかかわる.
- **パントテン酸**は補酵素型の【02　　　　　　】として生体内の主要反応にかかわる.

3　ビタミンの生物学的利用度

Text p.138

A. 脂溶性ビタミンと脂質の消化吸収の共通性

- 脂溶性ビタミンは消化管において脂質とともに【01　　　　　　】される.
- 腸管吸収された脂溶性ビタミンは【02　　　　　　】に取り込まれ,【03　　　　　　】へ移行する.
- 脂溶性ビタミンの吸収は食事中の【04　　　　】の影響を受ける.

B. 水溶性ビタミンの組織飽和と尿中排出

- 各組織内で**飽和量**に達した水溶性ビタミンは直ちに【01　　　　　】に排出される.
- 水溶性ビタミンは【02　　　　　】になりやすい.

C. 腸内細菌叢とビタミン

- ビタミンKなど腸内細菌による供給量が多いビタミンは【01　　　　　　】の長期連用に

---

2 C 07 LDL　D 01 血液凝固因子　02 血液凝固障害　E 01 一炭素単位　02 ホモシステイン
　　　03 メチオニン　04 メチルコバラミン　05 高ホモシステイン血症　06 動脈硬化
　　　F 01 巨赤芽球性貧血　G 01 炭酸固定　02 補酵素A（コエンザイムA，CoA）
3 A 01 ミセル化　02 カイロミクロン（キロミクロン）　03 リンパ管　04 脂質　B 01 尿中　02 欠乏症
　　　C 01 抗生物質

より必要量が増加する．

D. ビタミンB₁₂吸収機構の特殊性

- 食品中のビタミンB₁₂はたんぱく質と結合しており，【01　　　　】の作用により遊離する．
- 遊離したビタミンB₁₂は【02　　　　】から分泌される【03　　　　】と呼ばれる糖たんぱく質と結合し，【04　　　　】より吸収される．

4 他の栄養素との関係

Text p.138

A. エネルギー代謝とビタミン

- 大部分の水溶性ビタミンはエネルギー代謝過程におけるさまざまな反応において【01　　　　】としてはたらく．

B. 糖質代謝とビタミン

- チアミンピロリン酸は【01　　　　　　　　　】複合体の補酵素として糖質代謝に関与する（図1）．

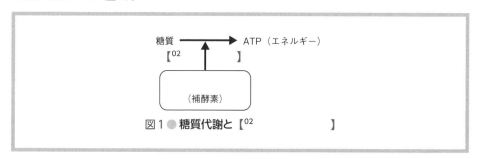

図1 ● 糖質代謝と【02　　　　　　　】

C. たんぱく質・核酸代謝とビタミン

- ピリドキサールリン酸は【01　　　　　　　】，FADやNAD⁺は【02　　　　　　】の補酵素としてアミノ酸代謝に関与する．
- 【03　　　】や【04　　　　　】は核酸の原料となるプリン体などの合成に必要なビタミンである．

D. カルシウム代謝とビタミン

- 活性型ビタミンDの生成は【01　　　　　　】の作用により促進される．
- 活性型ビタミンDは腸管からの【02　　　　　　】吸収を促進する（図2）．
- 骨からのカルシウム流出を抑制するオステオカルシンの合成に【03　　　　　　】が補酵素として必要である．

---

3 D 01 胃液　02 胃壁　03 内因子　04 回腸
4 A 01 補酵素　**B** 01 ピルビン酸デヒドロゲナーゼ　02 ビタミンB₁　**C** 01 アミノ基転移反応　02 脱アミノ反応　03 葉酸　04 ビタミンB₁₂（03，04は順不同）
　D 01 パラトルモン（副甲状腺ホルモン）　02 カルシウム　03 ビタミンK

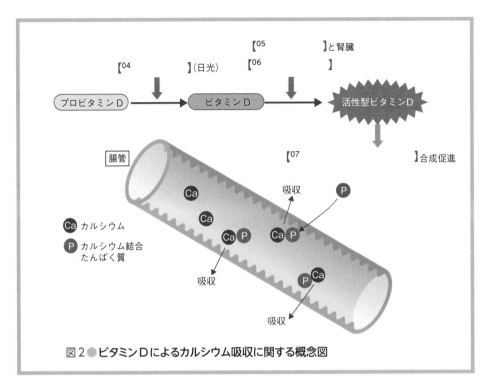

図2●ビタミンDによるカルシウム吸収に関する概念図

文献

1）「イラストレイテッド　ハーパー・生化学　原書28版」（上代淑人，清水孝雄/訳），丸善，2011
2）「Nブックス　改訂 基礎栄養学」（林 淳三/監），建帛社，2010

4 D 04 紫外線　**05** 肝臓　**06** ヒドロキシ化　**07** カルシウム結合たんぱく質

演習問題

該当するものを選択してください

重要 Q1 脂溶性ビタミンに関する記述である．正しいのはどれか．1つ選べ．(平成25年，第27回出題)

(1) 脂溶性ビタミンは，水溶性ビタミンに比べて体内に蓄積しやすい．

(2) β-カロテンの大量摂取は，胎児奇形のリスクを高める．

(3) ビタミンDは，生体膜におけるフリーラジカルの生成を防止する．

(4) ビタミンEは，血液凝固因子の産生に必要である．

(5) ビタミンKは，欠乏すると溶血性貧血をきたす．

重要 Q2 脂溶性ビタミンに関する記述である．正しいものの組み合せはどれか．
(平成23年，第25回追試出題)

a. ビタミンAの活性体は，遺伝子発現の調節に関与する．

b. ビタミンDは，肝臓でコレステロールに転換される．

c. ビタミンEは，血液の凝固に必須である．

d. ビタミンKは，腸内細菌によって合成される．

(1) bとc　(2) aとd　(3) aとb　(4) aとc　(5) cとd

重要 Q3 脂溶性ビタミンに関する記述である．正しいのはどれか．1つ選べ．
(平成21年，第23回出題)

(1) ビタミンAが不足すると，エネルギー代謝が亢進する．

(2) ビタミンKが不足すると，血液凝固が促進される．

(3) β-カロテンの大量摂取は，ビタミンAの過剰症を引き起こす．

(4) ビタミンEが不足すると，巨赤芽球性貧血が引き起こされる．

(5) ビタミンDの大量摂取は，腎障害を引き起こす．

Q4 ビタミンB群の機能に関する記述である．正しいのはどれか．1つ選べ．
(平成28年，第30回出題)

(1) 核酸の合成には，ビタミンB_1が関与している．

(2) アミノ基転移反応には，ビタミンB_2が関与している．

(3) ピルビン酸からオキサロ酢酸への変換には，ナイアシンが関与している．

(4) ピルビン酸からアセチルCoAへの変換には，ビタミンB_{12}が関与している．

(5) 脂肪酸の合成には，パントテン酸が関与している．

Q5 ビタミンB群のはたらきと栄養に関する記述である．正しいのはどれか．1つ選べ．
(平成25年，第27回出題)

(1) ビタミンB_2は，脂肪酸からのエネルギー産生に必要である．

(2) ナイアシンの必要量は，エネルギー摂取量が多いと減少する．

(3) 葉酸が不足すると，血中ホモシステイン値は低下する．

(4) ビタミンB_{12}が不足すると，DNA合成は亢進する．

(5) ビオチンは，コエンザイムA（CoA）の構成成分である．

重要 Q6 ビタミンの栄養に関する記述である．誤っているのはどれか．1つ選べ．
(平成27年，第29回出題)

(1) エネルギー消費量が多いと，ナイアシンの必要量は増加する．

(2) たんぱく質の摂取量が多いと，ナイアシンの必要量は増加する．

(3) たんぱく質の異化が亢進すると，ビタミンB_6の必要量は増加する．

(4) 核酸の合成が亢進すると，葉酸の必要量は増加する．

(5) 日照を受ける機会が少ないと，ビタミンDの必要量は増加する．

Q7 ビタミンに関する記述である．正しいのはどれか．1つ選べ．(平成26年，第28回出題より改変)

(1) ビタミンAは，血液凝固因子の活性化に必要である．

(2) ビタミンEは，腸内細菌によって合成される．

(3) ビタミンB_1は，アセチルCoAの構成成分である．

(4) ナイアシンの必要量は，たんぱく質摂取量の影響を受けない．

(5) ビタミンCは，コラーゲンの生成に必要である．

Q8 食事として摂取すべきビタミンの量に関する記述である．正しいものの組み合せはどれか．
(平成22年，第24回出題)

a. ナイアシンの量は，たんぱく質の摂取量が少ない場合，増加させる．

b. ビタミンB_6の量は，たんぱく質の摂取量が多い場合，減少させる．

c. ビタミンB_1の量は，アルコールを大量に摂取する場合，増加させる．

d. ビタミンKの量は，多価不飽和脂肪酸が多い場合，増加させる．

(1) bとc　(2) aとc　(3) cとd　(4) aとb　(5) aとd

重要 Q9 ビタミンと核酸，たんぱく質代謝に関する記述である．正しいのはどれか．1つ選べ．
(平成20年，第22回出題)

(1) ビタミンB_{12}が不足すると，DNA合成が亢進する．

(2) ビタミンB_6は，アミノ酸代謝に関与する．

(3) ビタミンCが不足すると，コラーゲン合成が亢進する．

(4) ビタミンB_1は，たんぱく質合成に関与する．

(5) 葉酸が不足すると，DNAおよびRNA合成が亢進する．

Q10 ビタミンの栄養に関する記述である．正しいのはどれか．1つ選べ．(平成19年，第21回出題)

(1) ビタミンAを過剰摂取すると，頭蓋内圧が亢進する．

(2) ビタミンDを過剰摂取すると，低カルシウム血症が生じる．

(3) 葉酸を過剰摂取すると，貧血が生じる．

(4) ビタミンEを過剰摂取すると，溶血性貧血が生じる．

(5) ビタミンCを過剰摂取すると，鉄の吸収が阻害される．

解答と解説 → 別冊p.14

第 8 章

ミネラルの栄養

🔍 学習のポイント

❶ ミネラルの生体機能の調節における役割を理解する.

❷ 多量ミネラルと微量ミネラルの性質をそれぞれ理解する.

❸ ミネラルの欠乏症や過剰症における特徴を理解する.

📖 学習の前に

☐ 生体を構成する多様な元素のうち, 酸素 (O), 炭素 (C), 水素 (H), 窒素 (N) の4元素がおよそ96％を占めている. これらの元素を除いた残り (4％) の元素を**ミネラル (無機質)** という.

☐ 日本人の食事摂取基準では, **13種類**のミネラルが策定されている. 各ミネラルの必要量は, 性別や年齢によって違いがある (巻末付表参照).

☐ 1日の必要量によって**多量ミネラル** (5種類) と**微量ミネラル** (8種類) に分けられる.

☐ 日本人に不足しがちなミネラルは, カルシウム (Ca) と鉄 (Fe) である. この2種に重点を置いて学習することが重要である.

🔑 Keywords

● 多量ミネラル　● 微量ミネラル　● 硬組織　● ヘム鉄, 非ヘム鉄　● 酵素　● 欠乏症　● 過剰症

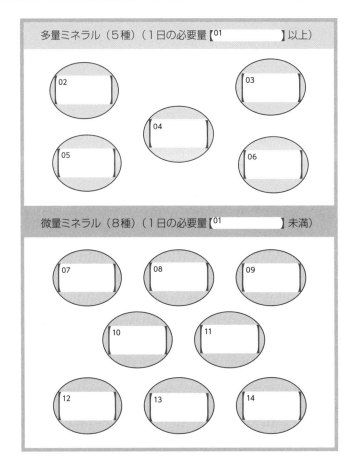

書いてみよう！

多量ミネラル（5種）（1日の必要量【01　　　】以上）

02
03
04
05
06

微量ミネラル（8種）（1日の必要量【01　　　】未満）

07
08
09
10
11
12
13
14

[答え]
01 100 mg　02 カルシウム（Ca）　03 リン（P）　04 カリウム（K）　05 ナトリウム（Na）
06 マグネシウム（Mg）（02〜06は順不同）　07 鉄（Fe）　08 亜鉛（Zn）　09 銅（Cu）　10 マンガン（Mn）
11 クロム（Cr）　12 ヨウ素（I）　13 モリブデン（Mo）　14 セレン（Se）（07〜14は順不同）

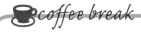 coffee break

細胞内外のナトリウム，カリウムの覚え方

　膜電位と浸透圧の形成のため，細胞内と細胞外ではナトリウムイオン濃度とカリウムイオン濃度は明らかに異なる．この2者のどちらが細胞内に多く，どちらが少ないのか明確に覚えておかなければならないが，その暗記法を紹介しよう．参考になれば使ってほしい．
　カリウムイオン（K^+）のまわりに円（サークル）を描く．これで「サークルK」と覚えておこう．細胞内がK^+，自動的に細胞外がNa^+ということになる．

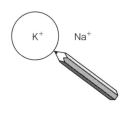

（田地 陽一）

要点整理問題

【　　】に該当する語句を入れて学習しましょう

1 ミネラルの分類と栄養学的機能

Text
p.143

表1●多量ミネラル

元素名	主な体内分布	生理作用	欠乏症・過剰症	主な供給源
カルシウム (Ca)	【01　　】(99%)	骨や歯の形成, 筋肉の収縮	欠乏症：くる病, 骨軟化症, 【02　　】 過剰症：結石, 【03　　】	牛乳, 乳製品
リン (P)	【01　　】(85%)	骨や歯の形成, 生体内化合物の構成成分	欠乏症：くる病, 骨軟化症 過剰症：骨軟化症	米, 麦
カリウム (K)	【04　　】	浸透圧維持, 細胞の興奮	欠乏症：低カリウム血症 過剰症：高カリウム血症	野菜
ナトリウム (Na)	【05　　】	浸透圧維持, 血液量調節, 細胞の興奮	欠乏症：食欲不振, 血圧低下 過剰症：高血圧症	食塩
マグネシウム (Mg)	骨や歯 (60%)	骨や歯の形成, 酵素の構成成分, 細胞の興奮	欠乏症：虚血性心疾患など 過剰症：下痢	野菜, そば

表2●微量ミネラル

元素名	主な体内分布	生理作用	欠乏症・過剰症	主な供給源
鉄 (Fe)	【06　　】やミオグロビン (70%), フェリチン (30%)	酸素運搬, 【07　　】の構成成分	欠乏症：【08　　】 過剰症：ヘモクロマトーシス	肉, レバー, ほうれん草
亜鉛 (Zn)	すべての細胞	酵素 (【09　　】, DNAポリメラーゼなど) の構成成分, 核酸代謝	欠乏症：食欲不振, 味覚障害	米, 小麦, かき (貝)
銅 (Cu)	筋肉や骨など	酵素 (セルロプラスミン, 【09　　】など) の構成成分	欠乏症：メンケス病, 貧血 過剰症：ウィルソン病	米, 小麦, レバー
マンガン (Mn)	骨や肝臓など	酵素 (【09　　】など) の構成成分	欠乏症：骨の発育障害	米, 小麦, 緑茶
クロム (Cr)	筋肉など	【10　　】作用の増強	欠乏症：【11　　】	米, 小麦
ヨウ素 (I)	【12　　】	甲状腺ホルモンの構成成分	欠乏症：甲状腺腫 過剰症：甲状腺機能低下, 甲状腺腫	海藻
モリブデン (Mo)	肝臓や副腎など	酵素 (亜硫酸オキシダーゼ, キサンチンオキシダーゼなど) の構成成分	欠乏症：成長障害	米, 小麦
セレン (Se)	筋肉や肝臓など	酵素 (【13　　】) の構成成分	欠乏症：【14　　】 過剰症：爪の変形, 脱毛など	魚, 小麦

1 01 骨や歯　02 骨粗鬆症　03 ミルクアルカリ症候群　04 細胞内液　05 細胞外液　06 ヘモグロビン　07 ヘムたんぱく質　08 鉄欠乏性貧血　09 スーパーオキシドジスムターゼ (SOD)　10 インスリン　11 耐糖能の低下　12 甲状腺　13 グルタチオンペルオキシダーゼ　14 克山病

- ミネラルのなかには，ヒトの必須栄養素として栄養学的に重要な元素が含まれている．「日本人の食事摂取基準（2020年版）」では，1日の必要量が**100 mg以上**のものを【15　　　】ミネラル，**100 mg未満**のものを【16　　　】ミネラルと分類している．
- 現在，13種類のミネラルについて食事摂取基準が策定されている（付表参照）．これらのミネラルは，**生体の構成成分**や**生体機能の調節**などの多彩な生理作用をもつ．また，摂りすぎると【17　　　】を生じたり，体内合成できないために【18　　　】を引き起こす．
- 食事摂取基準策定の対象となっている**多量ミネラル**は，【19　　　　　】，【20　　　　　】，【21　　　　　】，【22　　　　　】，【23　　　　　】の5種である（**表1**）．
- 食事摂取基準策定の対象となっている**微量ミネラル**は，【24　　　】，【25　　　　】，【26　　　】，【27　　　　】，【28　　　　】，【29　　　　】，【30　　　　】，【31　　　】の8種である（**表2**）．
- 体内におけるミネラルの役割を大きく分けると**図1**のようになる．

1）【32　　　　　　　　　　】
・骨や歯などの硬組織を形成する
・生体内の有機化合物（ヘム鉄やリン脂質など）の構成成分となる
・酵素の構成成分となる

2）【33　　　　　　　　　　】
・細胞内外液の浸透圧や酸・塩基平衡を保つ
・筋肉の収縮・弛緩，神経の興奮伝達にかかわる

図1 ● 体内におけるミネラルの役割

2　硬組織におけるはたらき

Text p.145

A. 硬組織とカルシウム，リン，マグネシウム

- 生体に最も多く含まれるミネラルは【01　　　　　　】である．
- **カルシウム**は【02　　　　　　】の主要構成成分であり，体内のカルシウムの**99％**が存在する．
- 骨のカルシウムは，カルシウム摂取が少ないときに溶け出し，血中カルシウム濃度を一定に保つために利用される．カルシウム不足が続くと，骨密度が低下して【03　　　　　　】を引き起こす．
- 【04　　　】はミネラルのなかでカルシウムについで多く，生体内の**約85％**は【05　　　　】に存在する．

---

1 15 多量　16 微量　17 過剰症　18 欠乏症　19 カルシウム (Ca)　20 リン (P)　21 カリウム (K)　22 ナトリウム (Na)　23 マグネシウム (Mg)　**(19～23は順不同)**　24 鉄 (Fe)　25 亜鉛 (Zn)　26 銅 (Cu)　27 マンガン (Mn)　28 クロム (Cr)　29 ヨウ素 (I)　30 モリブデン (Mo)　31 セレン (Se)　**(24～31は順不同)**　32 生体組織の構成成分　33 生体機能の調節
2 A 01 カルシウム　02 骨および歯（硬組織）　03 骨粗鬆症　04 リン　05 硬組織

- 骨や歯のカルシウムは，リン酸と結びついて【06　　　　　　　】となり，最終的には【07　　　　　　　】と呼ばれる強固な結晶構造を形成する．
- リンは【08　　　　　　】と結合しやすいため，過剰なリンは腸管における【08　　　　　　】の吸収率を低下させる．また，リンがカルシウムより多くなると，バランスを取るために骨からカルシウムが溶出する．
- 【09　　　　　　】は，カルシウム，リンにつぐ【10　　　　　　】の構成成分である．
- 生体内のマグネシウムの約60％は骨中に含まれている．

B. 骨と運動・ビタミンDの関係

- 【01　　　　　　】（活性型ビタミンD）は，細胞核内にあるビタミンD受容体（核内受容体の一種）と結合し，腸管内で【02　　　　　　】吸収にかかわっている輸送たんぱく質である【03　　　　　　】の遺伝子発現を促進する．それによって産生された【03　　　　　　】は，腸管内で食物中のカルシウムと結合し，カルシウムを体内へ吸収するはたらきを担っている．
- カルシウム吸収量が低下すると，骨のカルシウムが血中に溶け出し（骨吸収），子どもでは【04　　　　】，成人では【05　　　　　】を引き起こす．また，高齢化社会において【06　　　　　】の一因となる．

> 骨軟化症と骨粗鬆症の違い
> 骨軟化症は，骨を構成する材料の1つであるカルシウムが，ビタミンD不足などによって減少して起こる（骨の組成が変化）．骨粗鬆症は，エストロゲンの減少や運動不足などにより骨代謝が低下し，全体的に骨密度が低下する病気である．

- 吸収されたカルシウムの骨への沈着（骨形成）は，適度な運動によって【07　　　　】される．
- 血中カルシウム濃度の調節には，ビタミンDのほか，甲状腺ホルモン（【08　　　　　】）や副甲状腺ホルモン（【09　　　　　　】）も重要な役割を担う（図2）．

> 副甲状腺ホルモン（パラトルモン）は別名が多くあり，パラサイロドホルモン，PTH，パラソルモンともいう．

2 A 06 リン酸カルシウム　07 ヒドロキシアパタイト　08 カルシウム　09 マグネシウム　10 硬組織
B 01 ビタミンD　02 カルシウム　03 カルシウム結合たんぱく質　04 くる病　05 骨軟化症
06 骨粗鬆症　07 促進　08 カルシトニン　09 パラトルモン

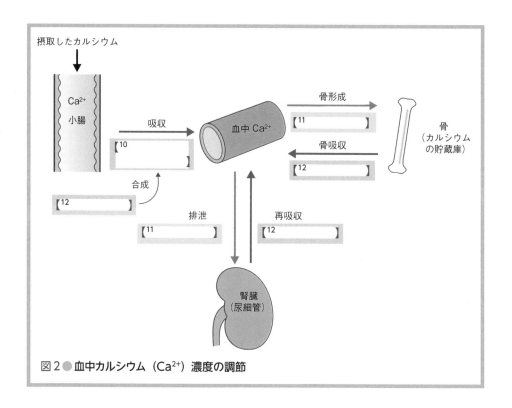

図2 ● 血中カルシウム（Ca²⁺）濃度の調節

C. 歯とフッ素

- 日本人の食事摂取基準策定の対象ではないが，骨や歯に含まれる微量ミネラルに【01　　　】がある．
- 適量の【01　　　】はヒドロキシアパタイトを耐酸性の高い**フルオロアパタイト**に変換し，虫歯を防止する（図3）．

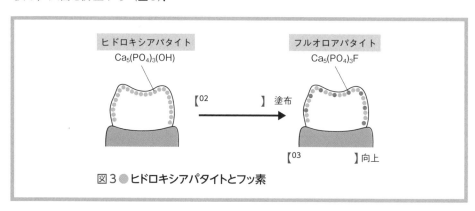

ヒドロキシアパタイト
$Ca_5(PO_4)_3(OH)$

フルオロアパタイト
$Ca_5(PO_4)_3F$

【02　　　】塗布

【03　　　】向上

図3 ● ヒドロキシアパタイトとフッ素

---

2 B 10 活性型ビタミンD₃　11 カルシトニン　12 副甲状腺ホルモン（パラトルモン）　C 01 フッ素
02 フッ素　03 耐酸性

3 生体機能の調節機構

Text
p.147

A. レニン‐アンジオテンシン‐アルドステロン系とナトリウム

● 【01　　　　　　】は腎臓でつくられる酵素で，血圧が低下すると分泌され，血流中を循環しているアンジオテンシノーゲンと呼ばれるたんぱく質を分解し，【02　　　　　　　　】を産生する．

● アンジオテンシン I は，さらに【03　　　　　　　　　　　　　　】のはたらきによって【04　　　　　　　　　　】に変換される．アンジオテンシン II は，副腎皮質からアルドステロンと呼ばれるステロイドホルモンを放出させ，尿細管における【05　　　　　　】の再吸収を促進する．ナトリウムが再吸収され体内に保持されると，血液量が増加して血圧が【06　　　】する（図4）．

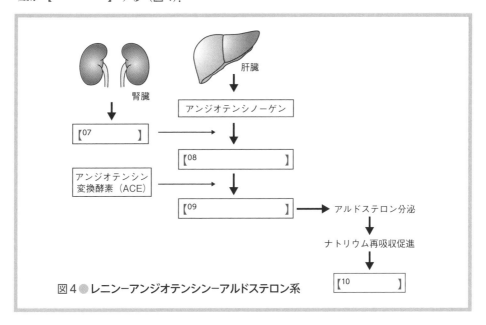

図4 ● レニン‐アンジオテンシン‐アルドステロン系

● 【11　　　　　】にはナトリウム再吸収を【12　　　】して尿中への排出量を増加させることにより血圧を【13　　　】させるはたらきがある．

B. 神経・筋肉の機能維持とカリウム・マグネシウム

● すべての細胞の内部には【01　　　　　　】イオン（K^+）が多く，外部には【02　　　　　　】イオン（Na^+）が多い．【01　　　　　　】や【02　　　　　　　】は細胞内外の【03　　　　】を維持している．

● 神経や筋肉などの興奮性細胞は，刺激を受けて興奮すると，細胞外の【02　　　　　　　　】

---

3 **A** 01 レニン　02 アンジオテンシン I　03 アンジオテンシン変換酵素（ACE）　04 アンジオテンシン II　05 ナトリウム　06 上昇　07 レニン　08 アンジオテンシン I　09 アンジオテンシン II　10 血圧上昇　11 カリウム　12 抑制　13 低下　**B** 01 カリウム　02 ナトリウム　03 浸透圧

が細胞内に流入し，細胞内の【01　　　　　　】が細胞外へ流出する．その際，細胞に**活動電位**が発生し，隣接する細胞との間に生じた電位差を利用して興奮を伝達していく．

- 【04　　　　　　　】はカリウムについで細胞内液に多く含まれる**陽イオン**であり，神経や筋肉の機能維持に必要である．

C. 糖代謝とクロム

- 【01　　　　　　】は**糖代謝**の維持に必要な微量ミネラルである．
- **クロモデュリン**と呼ばれる**オリゴペプチド**は，インスリン受容体に結合し，細胞内へインスリンの刺激伝達を促進するはたらきがある．クロモデュリンはクロムと結合することで活性化し，【02　　　　　　　】を【03　　　　　】する．そのため，クロム欠乏は【04　　　　　　　】を引き起こす．

4　酵素反応の賦活作用

Text p.148

- 生体内の多くの**酵素**は，酵素としてのはたらきを発揮するためにたんぱく質以外の成分を必要とする．これらの成分のことを【01　　　　　　】と呼び，酵素の**構成成分**となる．

A. 活性酸素と銅・亜鉛・マンガン・セレン

- **活性酸素**はたんぱく質，脂質，DNA などを酸化変性させてしまい，【01　　　　】や【02　　　　　】の原因となる．
- 生体は，活性酸素を分解する種々の酵素をもっている．代表的な酵素として，【03　　　　　　　　　】や**グルタチオンペルオキシダーゼ**が知られている（図5）．
- **SOD** は活性酸素（スーパーオキシド）を過酸化水素と酸素に分解する酵素で，【04　　　】，【05　　　】，【06　　　　　】が構成成分となる．
- **グルタチオンペルオキシダーゼ**は過酸化水素や過酸化脂質を分解する酵素で【07　　　　　】を構成成分とする．

☕ coffee break

スーパーオキシドジスムターゼ（SOD）の構成成分となるミネラルの暗記法

　スーパーオキシドジスムターゼ（SOD）は，体に有害な活性酸素を消去する重要な酵素である．このSODの構成成分となるミネラルは3種類存在する．銅（Cu），亜鉛（Zn），マンガン（Mn）の3つである．管理栄養士国家試験に頻出する項目なので，3つともしっかり暗記しておく必要がある．

　そこで1つ暗記法を紹介しよう．これは，年頃の娘の交際相手が家に挨拶に来ることを聞かされた父親の心境を表現したものである．

　「スーパー マンが来たって，どうしても会えん！（｀∧´）」

　スーパーオキシドジ　Mn　　　　　Cu　　　　Zn
　スムターゼ

（田地 陽一）

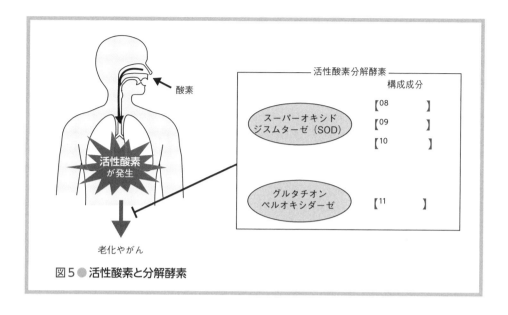

図5 ● 活性酸素と分解酵素

B. 呼吸酵素と鉄・銅・モリブデン・ヨウ素

- ミトコンドリア膜の**電子伝達系**には複数の【01　　　　　】が存在する．シトクロムはミトコンドリアに存在する**ヘムたんぱく質**の一種であり，【01　　　　　】と呼ばれる**シトクロムオキシダーゼ**の作用を受けると，シトクロム中の【02　　】イオンの原子価が変化（二価と三価）する．その際に生じる電子を伝達してATP合成に利用する．
- 電子伝達系の最終段階ではたらく**シトクロムcオキシダーゼ**（複合体IV）は，【03　　　　】を補因子とする．
- 【04　　　　　】を補因子とする**亜硫酸オキシダーゼ**は，ミトコンドリアにおいて亜硫酸を硫酸に酸化する．その際に生じた電子は，**シトクロムc**を経由して電子伝達系へと移される．
- 体内の【05　　　　】は，その大部分が【06　　　　】に存在し，【06　　　　】ホルモンのチロキシンとトリヨードチロニンをつくる材料になる．

5　鉄代謝と栄養

Text
p.149

A. ヘム鉄と非ヘム鉄（図6）

- 【01　　　　】は，ヘモグロビンやミオグロビンに含まれる鉄とポルフィリンの錯体であり（図7），動物性食品（肉や魚などの赤身）に多く含まれている．
- ヘム鉄以外の鉄を【02　　　　】といい，野菜や穀類などの植物性食品や乳製品およ

---

4 A 08 Cu　09 Zn　10 Mn（08〜10は順不同）　11 Se　B 01 呼吸酵素　02 鉄　03 銅
　04 モリブデン　05 ヨウ素 06 甲状腺
5 A 01 ヘム鉄　　02 非ヘム鉄

び海藻に含まれている.

● 摂取した鉄の吸収は，ヘム鉄と非ヘム鉄で大きく異なり，ヘム鉄の方が非ヘム鉄より吸収率が【03　　　　　】.

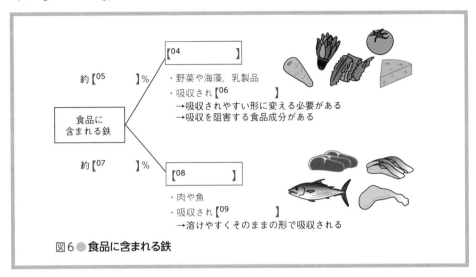

図6 ● 食品に含まれる鉄

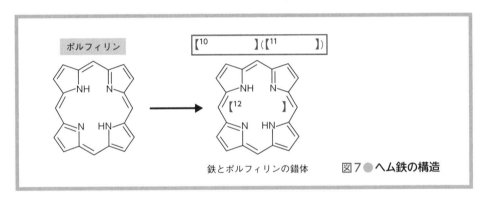

図7 ● ヘム鉄の構造

B. 鉄の体内運搬と蓄積

● 体内鉄の約70％は【01　　　　　】と呼ばれ，主に**酸素の運搬や保持**に関与している.そのほとんどが血液中の**赤血球**で酸素を全身に配る役割を担っている【02　　　　　】の構成成分として存在する.そのため，鉄が欠乏すると，【03　　　　　】を引き起こす.分解された赤血球の鉄は，ヘモグロビンの合成に再利用される.

● 残りの30％は【04　　　　　】と呼ばれ，鉄貯蔵たんぱく質の【05　　　　　】として肝臓に蓄えられる.また，血液中において鉄が輸送される際は，【06　　　　　】と呼ばれる鉄輸送たんぱく質として運搬される（図8）.

---

5 A 03 高い　04 非ヘム鉄　05 90　06 にくい　07 10　08 ヘム鉄　09 やすい　10 ヘム鉄
11 ヘム　12 Fe^{2+}　**B** 01 機能鉄　02 ヘモグロビン　03 鉄欠乏性貧血　04 貯蔵鉄　05 フェリチン
06 トランスフェリン

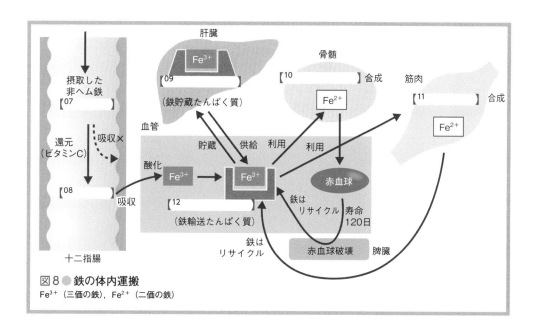

図8 ● 鉄の体内運搬
Fe^{3+}（三価の鉄），Fe^{2+}（二価の鉄）

6 ミネラルの生物学的利用度

Text
p.151

A. カルシウムの消化吸収率と変動要因

- カルシウム吸収率は，【01　　　　】によってしだいに低下する．その要因として，カルシウム吸収の促進因子である**活性型ビタミンD**の産生が加齢に伴い低下することが考えられる．
- カルシウムの吸収を阻害する食品因子として，穀類中の【02　　　　　】や野菜に含まれる**シュウ酸**が知られている．

B. 鉄の消化吸収率と変動要因

- 鉄の吸収率はヘム鉄か非ヘム鉄かによって大きく異なる．非ヘム鉄の吸収率は，ヘム鉄の吸収率より【01　　　　】なる．
- 非ヘム鉄の吸収を促進する食品成分として，【02　　　　　】をはじめ，**クエン酸**や**乳酸，動物性たんぱく質**（肉・魚類）が知られている．
- 鉄吸収を阻害する食品成分には，【03　　　　　】のほか，【04　　　　　】，**不溶性食物繊維**などがある．
- 非ヘム鉄の吸収率は，【05　　　　　】によって促進される．

---

5 B 07 Fe^{3+}　08 Fe^{2+}　09 フェリチン　10 ヘモグロビン　11 ミオグロビン　12 トランスフェリン
6 A 01 加齢　02 フィチン酸　B 01 低く　02 ビタミンC　03 フィチン酸　04 タンニン　05 鉄欠乏

C. ビタミンCと鉄吸収（図8）

●非ヘム鉄は【01　　　　　　　　】として十二指腸上部より吸収される．【02
　　】などの還元物質は，三価鉄から二価鉄への変換（還元）を促進するため，吸収率を
高める．

文　献

1 ）「イラストレイテッド　ハーパー・生化学　原書28版」（上代淑人，清水孝雄／訳），丸善，2011
2 ）「Nブックス　改訂 基礎栄養学」（林 淳三，他／監），建帛社，2010

6 C 01 二価の鉄イオン（Fe^{2+}）　02 ビタミンC

演習問題

該当するものを選択してください

Q1 多量ミネラルに関する記述である．正しいのはどれか．1つ選べ．(平成27年，第29回出題)

(1) クロムは，多量ミネラルである．

(2) 副甲状腺ホルモン（PTH）は，骨へのカルシウムの蓄積を促進する．

(3) 血中カルシウムイオン濃度の低下は，骨吸収を促進する．

(4) 体内のリンの80％以上は，細胞内液に存在する．

(5) マグネシウムを大量に摂取すると，便秘が誘発される．

Q2 微量ミネラルに関する記述である．正しいのはどれか．1つ選べ．(平成27年，第29回出題)

(1) 鉄は，ビタミンB_{12}の構成成分である．

(2) 亜鉛の過剰摂取によって，味覚障害が起こる．

(3) 銅は，セルロプラスミンの構成成分である．

(4) ヨウ素は，70％以上が肝臓に存在する．

(5) セレンは，スーパーオキシドジスムターゼ（SOD）の構成成分である．

Q3 微量ミネラルの代謝と栄養に関する記述である．正しいのはどれか．1つ選べ．
(平成25年，第27回出題)

(1) 鉄には，過剰症はない．

(2) 亜鉛は，ヘモジデリン（hemosiderin）の構成成分である．

(3) 銅は，スーパーオキシドジスムターゼ（SOD）の構成成分である．

(4) マンガンは，チロキシンの構成成分である．

(5) クロムが欠乏すると，インスリンの作用が増強する．

Q4 ミネラル（無機質）の栄養に関する記述である．正しいのはどれか．1つ選べ．
(平成24年，第26回出題)

(1) リンは，核酸の構成成分である．

(2) 血中カルシウム値が上昇すると，カルシトニン分泌は低下する．

(3) マグネシウムの体内貯蔵量は，血清フェリチン値に反映される．

(4) 亜鉛の吸収は，フィチン酸で促進される．

(5) ヨウ素は，副甲状腺ホルモン（PTH）の構成成分である．

Q5 無機質に関する記述である．正しいものの組み合せはどれか．(平成23年，第25回出題)

a. カルシウムの摂取量が不足すると，副甲状腺ホルモン分泌が亢進する．

b. 摂取した過剰の鉄は，主に尿中に排泄される．

c. マグネシウムは，微量元素に含まれる．

d. ヨウ素が欠乏すると，甲状腺腫を発症する．

(1) aとb　(2) aとc　(3) aとd　(4) bとc　(5) cとd

重要 Q6 鉄の吸収と代謝に関する記述である．正しいのはどれか．1つ選べ．(平成22年，第24回出題)

(1) 海藻に含まれる鉄の吸収率は，肉類に含まれる鉄の吸収率より高い．

(2) 非ヘム鉄の吸収率は，鉄欠乏によって低下する．

(3) 分解された赤血球の鉄は，ヘモグロビンの合成に再利用される．

(4) 体内の貯蔵鉄量は，機能鉄量より多い．

(5) 体内の機能鉄量の半分は，ミオグロビン鉄として存在する．

重要 Q7 鉄の代謝と栄養に関する記述である．正しいのはどれか．1つ選べ．(平成26年，第28回出題)

(1) 消化管における鉄の吸収率は，約80％である．

(2) 体内機能鉄は，骨格筋に最も多く存在する．

(3) 体内総鉄量に占める貯蔵鉄の割合は，機能鉄より大きい．

(4) 赤血球の破壊で遊離した鉄は，ヘモグロビン合成に再利用される．

(5) 鉄は，セルロプラスミンの構成成分である．

重要 Q8 カルシウム代謝に関する記述である．正しいのはどれか．1つ選べ．(平成21年，第23回出題)

(1) 血中カルシウム濃度が低下すると，骨からのカルシウム放出が抑制される．

(2) 血中カルシウム濃度が低下すると，尿細管でのカルシウムの再吸収が抑制される．

(3) 血中カルシウム濃度が低下すると，活性型ビタミンDの産生が抑制される．

(4) カルシウム摂取が不足すると，腸管からのカルシウムの吸収が促進される．

(5) カルシウムを大量に摂取しても，過剰症は起こらない．

Q9 ミネラルとそれを構成成分とするたんぱく質の組み合せである．正しいのはどれか．1つ選べ．
(平成28年，第30回出題)

(1) 亜鉛－－－－アルカリホスファターゼ

(2) セレン－－－トランスフェリン

(3) 鉄－－－－－セルロプラスミン

(4) 銅－－－－－グルタチオンペルオキシダーゼ

(5) ヨウ素－－－ヘモグロビン

Q10 微量元素とそれらに関連するたんぱく質との組み合せである．正しいのはどれか．1つ選べ．
(平成20年，第22回出題)

(1) 亜鉛－－－－チロキシン

(2) 銅－－－－－トランスフェリン

(3) 鉄－－－－－セルロプラスミン

(4) セレン－－－グルタチオンペルオキシダーゼ

(5) ヨウ素－－－スーパーオキシドジスムターゼ（SOD）

解答と解説 ➡ 別冊 p.15

🔍 学習のポイント

❶ 生体内の水の分布と出納について，その構成と役割を理解する．

❷ 浸透圧について，生体内での重要性とその調節機構を理解する．

❸ 生体内における電解質の状態やその役割について学習し，さらに，酸塩基平衡や血圧の調節についても理解する．

📖 学習の前に

☐ 水は酸素1分子と水素2分子が結合した物質で，分子量が同程度の物質と比較し，沸点や融点が高く，さまざまな物質を溶解することができる．

☐ 浸透圧は溶液濃度が濃いほど高くなる．水は浸透圧の低い方から高い方へと移動する．すなわち，濃い溶液を薄める方向へ溶液濃度を均一にするように移動する．

☐ 体内の浸透圧を考える場合，細胞外液の浸透圧変化を基準に考える．

☐ 細胞膜は，脂質二重層構造で半透膜様の性質をもつ（図1）．毛細血管は，1層の内皮細胞よりなるため，透過できる物質が異なる．

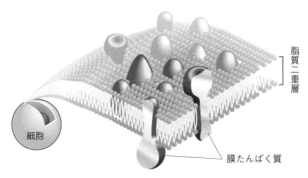

図1 ● 細胞膜の構造
文献1より引用

🔑 Keywords

● 代謝水　● 不感蒸泄　● 不可避尿　● 浸透圧　● 電解質　● 酸塩基平衡

✏️書いてみよう！

枠の中に，数字，元素記号，化学式をいれよう．

Step1） グルコースの分子量を計算してみよう．ただし原子量はC＝12，H＝1，O＝16とします．

グルコースの分子式：$C_6H_{12}O_6$

☐（炭素の原子量）×☐（個数）＋☐（水素の原子量）×☐（個数）＋☐（酸素の原子量）×☐（個数）

＝☐＋☐＋☐＝☐

Step2） グルコースは6分子の酸素と反応して，水と二酸化炭素になります．反応式を書いてみよう．

☐＋☐→☐＋☐

Step3） 反応してできた水こそが代謝水．では代謝水の量（g）を計算してみよう．

$6H_2O$は水6個なので，☐×〔☐（水素の原子量）×☐（個数）＋☐（酸素の分子量）〕

＝☐×☐

Step4） 1gのグルコースから生成する代謝水の量（g）を計算してみよう．

180gのグルコースから108gの水が生成するので，☐÷☐＝☐g

Step5） 100kcalのグルコースから生成する代謝水の量（g）を計算してみよう．ただし，グルコース1gは4kcalとします．

1gのグルコースから0.60gの代謝水が生成するので，☐÷☐×☐＝☐g

応用） グルタミン（$C_5H_{10}O_3N_2$）やステアリン酸（$C_{18}H_{36}O_2$）にも挑戦してみよう（**図1**参照）．

図A●代謝水の量を計算してみよう

［答え］

Step1) 12（炭素の原子量）×6（個数）＋1（水素の原子量）×12（個数）＋16（酸素の原子量）×6（個数）
＝72＋12＋96＝180

Step2) $C_6H_{12}O_6 + 6O_2 → 6H_2O + 6CO_2$

Step3) 6×〔1（水素の原子量）×2（個数）＋16（酸素の原子量）〕＝6×18＝108

Step4) 108÷180＝0.60g

Step5) 100÷4×0.60＝15g

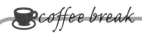

pHとH⁺の関係

pHを簡潔にいうと，一定量の溶液に含まれるH^+の量となる．H^+の量が多いと溶液のpHは小さく＝酸性に，H^+量が少ないとpHは大きく＝塩基（アルカリ）性になる．pH1の溶液は1L中に10^{-1}個（1個）のH^+が含まれ，pH2の溶液は1L中に10^{-2}個（0.1個）のH⁺が含まれる．このようにpHが1増えると濃度は1/10に，pHが1減ると10倍増える．また，pHが2増えると濃度は1/100に減り，数値が3増えると濃度は1/1,000に減る．中性＝pH7，酸性＜pH7，アルカリ性＞pH7である．

A）下の物質名の分子式を書いてみよう.

水	1		アンモニア	5	
塩酸	2		二酸化炭素	6	
硫酸	3		炭酸ガス	7	
リン酸	4		炭酸	8	

B）下の物質のイオン式を書いてみよう.

水素イオン	9		水酸化物イオン	12	
ナトリウムイオン	10		アンモニウムイオン	13	
カリウムイオン	11		重炭酸イオン	14	

C）二酸化炭素（炭酸ガス）が水に溶けると, 炭酸になり, さらに重炭酸イオンと水素イオンになる. この反応式を書いてみよう.

15 □ ＋ 16 □ ⇔ 17 □ ⇔ 18 □ ＋ 19 □

図B● □ の空欄を埋めてみよう

[答え]

1. H_2O　　2. HCl　　3. H_2SO_4　　4. H_3PO_4

5. NH_3　　6. CO_2　　7. CO_2　　8. H_2CO_3

9. H^+　　10. Na^+　　11. K^+

12. OH^-　　13. NH_4^+　　14. HCO_3^-

15. CO_2　　16. H_2O　　17. H_2CO_3　　18. HCO_3^-　　19. H^+

☕ *coffee break*

高血圧の分類と食事療法

　高血圧には, 病因が不明な本態性高血圧と, 病因が明らかな二次性高血圧があり, 本態性高血圧が患者数の約90％を占める. 高血圧の原因は, 遺伝, 性, 年齢, 生活習慣（塩分過剰, 運動不足, 肥満, 喫煙, 飲酒）などさまざまだが, 食事療法としては塩分を控えることが大切であり, 酸味や香辛料を活用し, 少ない塩分でおいしく食べる工夫が必要である. 厚生労働省の「日本人の食事摂取基準（2020年版）」では, 1日の食塩摂取量の目標値は18歳以上の男性7.5 g未満, 女性6.5 g未満である.

要点整理問題

【 　 】に該当する語句を入れて学習しましょう

1 生体内の水

Text p.155

- ヒトの**水分割合**は，**成人男性**で約【01　　　】%，**成人女性**で約【02　　　】%である．女性で水分量が少ない理由は**体脂肪量が多い**ためであり，**肥満者も同様に少ない**．
- 生体の水は，水分全体の約3分の2（**体重に対して約40%**）が【03　　　】，残り約3分の1（**体重に対して約20%**）は【04　　　】として存在する．
- 【03　　　】は細胞内（細胞質）に存在する水である．
- 【04　　　】は，細胞を直接取り囲む【05　　　】（**約15%**）と，血液の液体成分の【06　　　】（**約5%**）にわけられる．
- 細胞内液，細胞間液，血漿をあわせて，【07　　　】と呼ぶ．

2 水の出納 （すいとう）

Text p.156

- 健全な状態では1日あたりの**出納はほぼ一定**で，成人の出納量は約2,500 mLである．
- 水の供給源は，およそ**飲料水**1,200 mL，**食品**1,000 mLと【01　　　】300 mLである．
- 【01　　　】は，生体内で栄養素からエネルギーを産生する代謝（【02　　　】）の際に，必ず生じる水であり，**酸化水，燃焼水**ともいう．
- 代謝水生成量は，栄養素1 gあたり，**たんぱく質**【03　　　】g，**糖質**【04　　　】g，**脂質**【05　　　】gであり，【06　　　】が最も多い．理由は構成元素に，【07　　　】が多いからである（図1）．
- 水の排出は尿1,500 mL，糞便中100 mL，【08　　　】900 mLである．
- 尿は生体内の代謝を考えると【09　　　】1,000 mL，【10　　　】500 mLに分けられる．
- 【11　　　】は，代謝物の排泄に必須であり，**飲水の有無にかかわらず**生成される．
- 【12　　　】は飲水量と相関した排出量がある．
- 【13　　　】は，無自覚のうちに【14　　　】や【15　　　】から発散され失われる水分であり，自覚できる【16　　　】は含まれない．
- 不感蒸泄により体表面から水が蒸発すると，**体内にたまった熱が放散される**．
- 【17　　　】は，**外気温の影響を受け**，**暑いときには増加する**．**運動時も熱産生が亢進する**ので**増加する**．
- 消化管に分泌される**消化液量**は1日あたり6,000〜8,000 mLであるため摂取する水分量より【18　　　】．
- 消化管内の水は，そのほとんどが【19　　　】および【20　　　】で吸収される．

---

1 01 60　02 55　03 細胞内液　04 細胞外液　05 細胞間液　06 血漿　07 体液
2 01 代謝水　02 酸化反応　03 0.433　04 0.555　05 1.07　06 脂質　07 水素　08 不感蒸泄　09 随意尿　10 不可避尿　11 不可避尿　12 随意尿　13 不感蒸泄　14 呼気　15 皮膚（体表面）(14, 15は順不同)　16 汗　17 不感蒸泄量　18 多い　19 小腸　20 大腸 (19, 20は順不同)

- 消化管内で吸収されなかった水は【²¹　　　　　】に排泄される．
- **水分必要量**は，水分摂取量に関係なく必ず排出される【²²　　　　　　】と【²³　　　　　　】の合計から，【²⁴　　　　　】生成量を差し引いた量である．

たんぱく質　1gあたりの代謝水生成量【²⁵　　　　　】g

例：グルタミンの完全燃焼反応

$C_5H_{10}O_3N_2$（146 g）＋ 9/2O_2（144 g）→ 3H_2O（54 g）＋4CO_2（176 g）＋$(NH_2)_2CO$（60 g）

（1分子のグルタミンと9/2分子の酸素が反応し，**3分子の水**と4分子の二酸化炭素と1分子の尿素が生成する）

糖質　1gあたりの代謝水生成量【²⁶　　　　　】g

例：グルコースの完全燃焼反応

$C_6H_{12}O_6$（180 g）＋ 6O_2（192 g）→ 6H_2O（108 g）＋6CO_2（264 g）

（1分子のグルコースと6分子の酸素が反応し，**6分子の水**と6分子の二酸化炭素が生成する）

脂質　1gあたりの代謝水生成量【²⁷　　　　　】g　※三大栄養素で最も多い

例：ステアリン酸の完全燃焼反応

$C_{18}H_{36}O_2$（284 g）＋ 26O_2（832 g）→ 18H_2O（324 g）＋18CO_2（792 g）

（1分子のステアリン酸と26分子の酸素が反応し，**18分子の水**と18分子の二酸化炭素が生成する）

図1●三大栄養素の代謝水生成量（代表的な物質が代謝された際の反応式）

※これらの数値は代表的な数値であり，物質の構造によって変動する
文献2をもとに作成

---

2 21 糞便中　22 不可避尿量　23 不感蒸泄量　24 代謝水　25 0.433　26 0.555　27 1.07

3 脱水，浮腫(ふしゅ)

A. 浸透圧 (図2)

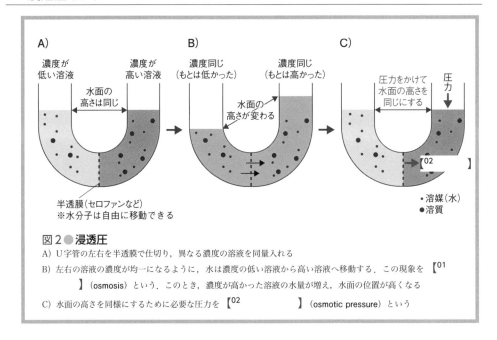

A) 濃度が低い溶液　濃度が高い溶液　水面の高さは同じ

半透膜(セロファンなど)
※水分子は自由に移動できる

B) 濃度同じ(もとは低かった)　濃度同じ(もとは高かった)　水面の高さが変わる

C) 圧力をかけて水面の高さを同じにする　圧力

・溶媒(水)
●溶質

[02]

図2●浸透圧
A) U字管の左右を半透膜で仕切り，異なる濃度の溶液を同量入れる
B) 左右の溶液の濃度が均一になるように，水は濃度の低い溶液から高い溶液へ移動する．この現象を【01　　　　】(osmosis) という．このとき，濃度が高かった溶液の水量が増え，水面の位置が高くなる
C) 水面の高さを同様にするために必要な圧力を【02　　　　】(osmotic pressure) という

- 【03　　　　】には，【04　　　　】や【05　　　　　】が溶解しており，その濃度により浸透圧が変化する．
- 体液の正常な浸透圧は約【06　　　　】mOsm/Lである．
- 【07　　　　　　】の維持には血中の【08　　　　　】量が重要である．
- 生体内の浸透圧恒常性を考える場合，【09　　　　　】の浸透圧を基準として考える．
- 浸透圧が高いことを【10　　　】，低いことを【11　　　　】という．

B. 脱水

- 生体の水分が**1％**失われると**口渇**を感じ，10〜20％以上で死に至る．
- **乳幼児**や**高齢者**は，成人に比べ脱水に陥りやすい．
- 大量発汗など，体内水分欠乏時に飲水しないと【01　　　　　　　】が起こる．
- 【01　　　　　　】では，血漿の**水分量が減少**するが，電解質はあまり減少しないため，細胞外液の**浸透圧が増加**する．
- 【01　　　　　　】では，浸透圧を一定に保つため，【02　　　　　　】から【03　　　　　】(血漿)へ水が移行するため，**細胞内液量が減少**する (図3)．

---

3 A 01 浸透　02 浸透圧　03 体液　04 電解質　05 たんぱく質 (04，05は順不同)　06 280
07 血漿膠質(こうしつ)浸透圧　08 アルブミン　09 細胞外液　10 高張　11 低張
B 01 水分欠乏型脱水 (高張性脱水)　02 細胞内液　03 細胞外液

- 水分欠乏型脱水は，【03　　　　　　】の浸透圧が増加するため，**高張性脱水**ともいう．
- 大量の発汗などが起こった際に，水分のみを補給することで【04　　　　　　　　】が起こる．
- 【04　　　　　　　　】では，血漿の**水分量は回復**するが，**電解質損失は回復しない**ため，細胞外液の**浸透圧が低下**する．
- 【04　　　　　　　　】では，浸透圧を一定に保つために，【03　　　　　】（血漿）から【02　　　　　】へ水が移行するため，**細胞内液量は増加**し，**血漿量は減少**する（図3）．
- 塩分欠乏型脱水は，【03　　　　　　】の浸透圧が低下するため，**低張性脱水**ともいう．

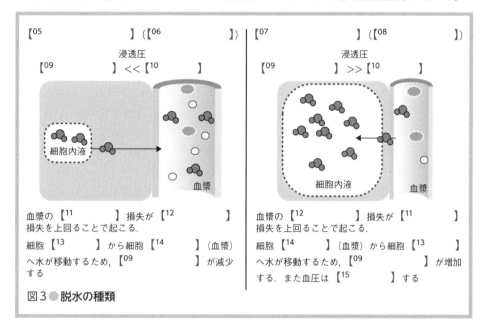

図3●**脱水の種類**

- 浸透圧の変化は，**間脳視床下部の口渇中枢（血液浸透圧調節中枢）**で察知し，**脳下垂体後葉**へその情報が送られる．
- 【16　　　　　　　　】は**脳下垂体後葉**より分泌されるホルモンで，主に腎集合管で水の再吸収を促進する．【17　　　　】ホルモンとも呼ばれる．
- 血漿水分量減少が要因である水分欠乏型脱水では，**体水分量を増やす**ため【16　　　　　】分泌が増え，主に腎集合管で水の再吸収を【18　　　】し，尿量は減少する．
- 【16　　　　　　　　】による水の再吸収調節は腎臓に発現する【19　　　　　　　　】（水チャネル）というたんぱく質が関与する．

C. 浮腫

- **浮腫**は，【01　　　　　　　】が異常に増加した状態である．
- 体液交換は末梢の毛細血管にかかる血圧と血漿膠質浸透圧が影響を与え，圧力バランスの

---

3 B 04 塩分欠乏型脱水（低張性脱水）　05 水分欠乏型脱水　06 高張性脱水　07 塩分欠乏型脱水　08 低張性脱水　09 細胞内液　10 血漿　11 水分　12 電解質　13 内　14 外　15 低下　16 バソプレシン　17 抗利尿　18 促進　19 アクアポリン　C 01 細胞間液量

乱れは浮腫の原因となる．

● うっ血性心不全，特に右心室のはたらきが弱くなると，末梢静脈の**血圧が上昇**し，【02　　　】から【03　　　　　　】へ水が移動し浮腫となる．

● ネフローゼ症候群，栄養不良では，血漿【04　　　　　　　　】濃度が低下し，**血漿膠質浸透圧が低下**するため，【03　　　　　　】から【02　　　　　　】への水の移動量が減少し浮腫となる．

● 血漿水分量が低下すると，循環血液量が減少し，血圧が【05　　　　】する．

● 血圧の調節には【06　　　　　　　　　　　　　　　　　　】系がはたらく．

● 血圧低下による腎臓血流量の減少により，腎臓から【07　　　　　　】が分泌される．

● 【07　　　　　】は，肝臓で合成された**アンジオテンシノーゲン**から**アンジオテンシンⅠ**を生成する．

● **アンジオテンシンⅠ**に，【08　　　　】などで合成された【09　　　　　　　　　　　　　　　】（**ACE**）が作用すると，【10　　　　　　　　　】となる．

● 【10　　　　　　　　　】は血管収縮作用を有し，血圧を上昇させる．

● 血圧上昇により，【02　　　　　　】から【03　　　　　　】へ水が移動する．

● 【10　　　　　　　　　】は副腎皮質からの**アルドステロン**〔ミネラルコルチコイド（鉱質コルチノイド）〕分泌も促進する．

● **アルドステロン**は，**腎集合管**でナトリウムイオンの再吸収を促進する．

● **アルドステロン**の作用で，細胞外液のナトリウムイオン濃度が増加し，**血漿浸透圧は上昇する**．

● 血漿浸透圧上昇により，【11　　　　　　　】分泌が促進され，主に腎集合管での水の【12　　　　　】が増加し，【01　　　　　　】が増加する．

4　電解質代謝と栄養

Text p.163

A. 水・電解質・酸塩基平衡の調節

● **電解質**とは，溶媒中に溶解した際に，【01　　　　　　】や【02　　　　　　】に電離する物質のことである．

● 体液の電解質組成は，細胞内液では【03　　　　　　　　】が多く，細胞外液は【04　　　　　　　】が多い．

● **細胞内液**は，陽イオンとして【03　　　　　　　　】，【05　　　　　　　　　　】，陰イオンとして【06　　　　　　】，【07　　　　　　】などが多い．

● **細胞外液**は，陽イオンとして【04　　　　　　　　】，陰イオンとして【08　　　　　】や【09　　　　　　　】が多い．

● 細胞内液と細胞外液は【10　　　　　　】で区切られており，水溶性の電解質は，**チャネル**

---

❸ C **02** 血漿　**03** 細胞間液　**04** アルブミン　**05** 低下　**06** レニン-アンジオテンシン-アルドステロン　**07** レニン　**08** 肺　**09** アンジオテンシン変換酵素　**10** アンジオテンシンⅡ　**11** バソプレシン　**12** 再吸収

❹ A **01** 陽イオン　**02** 陰イオン（**01，02は順不同**）　**03** カリウムイオン（K^+）　**04** ナトリウムイオン（Na^+）　**05** マグネシウムイオン（Mg^{2+}）　**06** リン酸イオン（$HPO_4{}^{2-}$）　**07** たんぱく質　**08** 塩化物イオン（Cl^-）　**09** 重炭酸（炭酸水素）イオン（$HCO_3{}^-$）　（**08，09は順不同**）　**10** 細胞膜

やポンプを通じて出入りする．これらは【11　　　　　　　　　】があり，細胞内外で**電解質濃度差**をつくり，生命活動に寄与する．

- 細胞外液は，【12　　　　　　　】と【13　　　　　　　】にわけられ，両者を隔てる**毛細血管**は，【07　　　　　　　　】のような高分子物質は透過できないが，【14　　　　　　】のような低分子の物質は自由に通過できるため，たんぱく質以外の電解質組成は類似している．また，血漿の【15　　　　　　　　　】はたんぱく質の分だけ細胞間液より高い．

- 電解質の役割は，【16　　　　　　　　】，【17　　　　　　　　】のほか，神経・筋の**活動電位の発生**（**興奮**），細胞内外の**水や物質の出入り**などがある．

- 摂取した栄養素からエネルギーを産生する際に，CO_2やリン酸，硫酸，乳酸などが生成されるため，体液は【18　　　】性側に傾きやすい．

- 【19　　　】とはH^+イオンを遊離する分子やイオン，【20　　　　】とは，H^+を受け取る分子やイオンと定義される．

- 体液は**細胞内液**がpH【21　　　　　　】，**細胞外液**（**血液**）がpH【22　　　　　　　】～【23　　　　　】という狭い範囲に維持されている．

- 生体で，電解質の種類や濃度を調節する**緩衝系**によりpHを一定に保つことを【17　　　　　　　】という．

- 生命活動により生成した酸や塩基は，$CO_2 + H_2O \Leftrightarrow H_2CO_3 \Leftrightarrow HCO_3^- + H^+$のように調節される．このなかで，$CO_2$は【24　　　　　　】，$HCO_3^-$は【25　　　　　　　】である．この過程は**可逆性**で，血液中の酸（H^+）が増加すると左側へ反応が進行する．

- 酸塩基平衡は主に，【26　　　　　】，【27　　　　】および【28　　　　　　】で調整される（図4）．

B. 高血圧とナトリウム・カリウム

- 【01　　　　　】は，**血流によって血管壁が押される圧力**のことであり，一般的には【02　　　　】をさす．

☕ coffee break

らくだのこぶの正体

　砂漠で生きている「らくだ」には，水分摂取が少ない状況でも生き延びるための手段が備わっている．らくだの背中の大きな「こぶ」はご存知かと思う．実はあのこぶは脂肪の固まりでできている．らくだはこの脂肪を燃焼し，そこで生成する代謝水を利用して効率よく水分を補給している．また尿濃縮能力が高く，鼻の穴を閉じて水分蒸発を防ぐ機構も備えているため，灼熱の砂漠でも水分不足にならないのである．

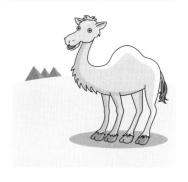

---

4 A 11 選択的透過性　**12** 細胞間液　**13** 血漿（12，13は順不同）　**14** 電解質　**15** 血漿膠質浸透圧　**16** 浸透圧の維持　**17** 酸塩基平衡　**18** 酸　**19** 酸　**20** 塩基（アルカリ）　**21** 7.00　**22** 7.35　**23** 7.45　**24** 弱酸性　**25** 弱塩基性　**26** 体液　**27** 肺　**28** 腎臓（26～28は順不同）　**B 01** 血圧　**02** 動脈血圧

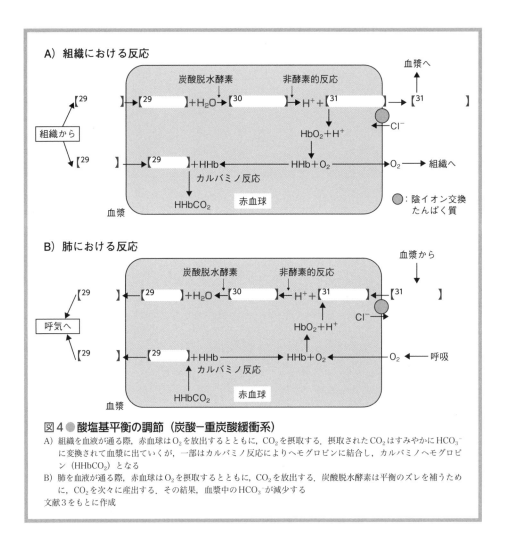

図4 ●酸塩基平衡の調節（炭酸-重炭酸緩衝系）

A) 組織を血液が通る際，赤血球はO_2を放出するとともに，CO_2を摂取する．摂取されたCO_2はすみやかにHCO_3^-に変換されて血漿に出ていくが，一部はカルバミノ反応によりヘモグロビンに結合し，カルバミノヘモグロビン（$HHbCO_2$）となる

B) 肺を血液が通る際，赤血球はO_2を摂取するとともに，CO_2を放出する．炭酸脱水酵素は平衡のズレを補うために，CO_2を次々に産出する．その結果，血漿中のHCO_3^-が減少する

文献3をもとに作成

- 食塩の過剰摂取は，【03　　　　　　　　　　】濃度を上昇させ，【04　　　　　　　　】を増やすため，血圧が上昇する.

- Na^+や水は腎臓を介して排泄される．血圧上昇時はNa^+排出量が増加し，血圧低下時は減少する．しかし，腎臓での排泄は【05　　　】型のため，過剰摂取したNa^+の排泄は2〜3日遅れる．このため，Na^+と水分が【06　　　　　　　　】に貯留し，体重増加や浮腫が観察される.

- 血圧に関係する主なホルモンは【07　　　　　　　　　】，【08　　　　　　　　　】，【09　　　　　　　　　　】である.

- 【09　　　　　　　　　　　　】は，細胞外液量が過剰な場合や塩分の摂取過剰により，腎臓でNa^+の再吸収を抑制し，尿の排泄を促し，細胞外液量を低下させ，血圧を下げる.

---

4 A 29 CO_2　30 H_2CO_3　31 HCO_3^-
　　B 03 ナトリウムイオン（Na^+）　04 細胞外液量　05 遅延　06 細胞間液　07 アルドステロン
　　08 バソプレシン（07，08は順不同）　09 心房性ナトリウム利尿ペプチド

文献

1 ）「はじめの一歩のイラスト生理学 改訂第2版」（照井直人／編），羊土社，2011

2 ）「健康・栄養科学シリーズ　基礎栄養学 改訂第3版」（奥 恒行，柴田克己／編），南江堂，2009

3 ）「栄養科学イラストレイテッド　解剖生理学 人体の構造と機能　改訂第2版」（志村二三夫，他／編），羊土社，2014

4 ）「改訂第2版　はじめの一歩のイラスト生化学・分子生物学」（前野正夫，磯川桂太郎／著），羊土社，2008

5 ）「理系総合のための生命科学　第3版」（東京大学生命教科書編集委員会／編），羊土社，2013

6 ）「エスカベーシック　基礎栄養学」（江指隆年／著），同文書院，2010

7 ）「管理栄養士講座　人体栄養学の基礎」（小林修平，山本 茂／著），建帛社，2009

8 ）「からだと水の辞典」（佐々木 成，石橋賢一／編），朝倉書店，2008

演習問題

該当するものを選択してください

重要 Q1 水・電解質の代謝に関する記述である．正しいのはどれか．1つ選べ．(平成19年，第21回出題)

(1) 不可避尿は，体内で産生できる最大限の尿である．

(2) 不感蒸泄は，汗として失われる水分である．

(3) 代謝水は，栄養素が代謝されることにより産生される水分である．

(4) 水欠乏性脱水症では，水は細胞外から細胞内へと移行する．

(5) 塩欠乏性脱水症では，水は細胞内から細胞外へと移行する．

Q2 水・電解質の代謝に関する記述である．正しいものの組み合せはどれか．1つ選べ．
(平成20年，第22回出題)

a. 肥満者は，やせた人に比べて体重あたりの水分含量が少ない．

b. 1日あたり消化管内に分泌される水分の量は，1日あたりの水分の摂取量より多い．

c. 体内で生成する代謝産物の排泄のために，1日に1L以上の尿の生成が必要である．

d. カリウムの摂取量を制限することにより，高血圧のリスクは低下する．

(1) aとb　(2) aとc　(3) aとd　(4) bとc　(5) cとd

重要 Q3 水の代謝に関する記述である．正しいのはどれか．1つ選べ．(平成22年，第24回出題)

(1) 脂質が体内でエネルギー源として利用されると，代謝水が生じる．

(2) 食物から摂取する水分は，飲料水として摂取する水分の10％以下である．

(3) 不可避尿量は，水分を全く摂取しないと，増加する．

(4) 大量に発汗した者に水分のみを補給すると，浮腫が起こる．

(5) 成人では，体内の水分が5％減少しても自覚症状はみられない．

Q4 水・電解質の代謝に関する記述である．正しいのはどれか．1つ選べ．(平成23年，第25回出題)

(1) 体内水分量の60〜70％は，組織間液である．

(2) 不感蒸泄では，電解質の喪失はない．

(3) 水分欠乏型脱水では，細胞内液量は変わらない．

(4) 同じ重量の糖質と脂質から生成される代謝水の量は，変わらない．

(5) バソプレシンは，尿量を増加させる．

Q5 水の代謝に関する記述である．正しいものの組み合せはどれか．1つ選べ．
(平成23年追試，第25回出題)

a. 摂取した水分の大部分は，胃で吸収される．

b. 血清アルブミン値が低いと，浮腫がおこる．

c. 体水分量が不足すると，バソプレシンの分泌が促進される．

d. 不感蒸泄によって失われる水分量は，外界温度の影響を受けない．

(1) aとb　(2) aとc　(3) aとd　(4) bとc　(5) cとd

Q6 水・電解質に関する記述である．正しいのはどれか．1つ選べ．(平成24年，第26回出題)

(1) 水分欠乏型脱水では，細胞内液量は増加する．

(2) 不可避尿量は，摂取する水分量によって変わる．

(3) 1日の水分必要量は，不感蒸泄量に等しい．

(4) たんぱく質が代謝されると，代謝水を生じる．

(5) 不感蒸泄量は，外気温が上昇すると減少する．

Q7 水・電解質に関する記述である．正しいのはどれか．1つ選べ．(平成25年，第27回出題)

(1) 細胞内液量は，細胞外液量より少ない．

(2) 加齢に伴って，細胞内液量は増加する．

(3) 高張性脱水では，細胞外液の浸透圧は低い．

(4) 浮腫は，細胞間質液量の増加によって生じる．

(5) 飲水量が多くなると，不可避尿量は増加する．

Q8 水と電解質に関する記述である．正しいのはどれか．1つ選べ．(平成26年，第28回出題)

(1) 成人男性における体重の約60％は，細胞外液である．

(2) 発汗によって，体温が上昇する．

(3) 代謝水は，水分出納における供給源となる．

(4) 低張性脱水では，電解質を含まない水を補給する．

(5) 体水分量が不足すると，バソプレシン分泌が抑制される．

Q9 水・電解質の代謝に関する記述である．正しいのはどれか．1つ選べ．(平成27年，第29回出題)

(1) 栄養素の代謝で産生する水は，不感蒸泄で喪失する水より多い．

(2) 糞便中に排泄される水分量は，尿量より多い．

(3) 不可避尿量は，水分摂取量の影響を受けない．

(4) 消化管に流入する水の約50％が吸収される．

(5) ナトリウムイオン濃度は，組織間液に比べて細胞内液で高い．

Q10 血漿，間質液（組織間液）および細胞内液に存在する電解質として，最も濃度の高い陽イオンの組み合せである．正しいのはどれか．1つ選べ．(平成28年，第30回出題)

	血漿	間質液	細胞内液
(1)	カリウム	ナトリウム	ナトリウム
(2)	カリウム	カリウム	ナトリウム
(3)	ナトリウム	カリウム	カリウム
(4)	ナトリウム	ナトリウム	カリウム
(5)	ナトリウム	ナトリウム	ナトリウム

解答と解説 → 別冊p.17

第10章 エネルギー代謝

学習した日

年　　　月　　　日

年　　　月　　　日

学習のポイント

❶ 炭水化物，脂質，たんぱく質の生理的燃焼値（生体利用エネルギー量）を理解する．

❷ 基礎代謝・安静時代謝の定義，およびそれらに影響を及ぼす因子について理解する．

❸ 活動時代謝，メッツ（METs），身体活動レベル（PAL）の定義を理解する．

❹ 安静時における臓器別エネルギー代謝量の特徴を理解する．

❺ 呼気ガス分析によるエネルギー代謝量の測定原理，およびエネルギー基質としての糖質と脂質の燃焼割合の算出法を理解する．

学習の前に

☐ 妊娠期・授乳期や発育期などの体重が変動している状態を除き，エネルギー摂取量はエネルギー消費量に等しい．

☐ エネルギー消費の内訳は，基礎代謝，活動時代謝，食事誘発性熱産生による．

☐ 活発な身体活動は，身体機能を活性化し，生活習慣病の予防へつながると考えられている．

Keywords

● 生理的燃焼値　● 基礎代謝　● メッツ（METs）　● 食事誘発性熱産生　● 呼吸商
● 二重標識水法

要点整理問題

【　　　】に該当する語句を入れて学習しましょう

1 エネルギー代謝の概念

Text p.170

- ● ヒトは食物からエネルギー源となる炭水化物，脂肪，たんぱく質を取り込み，【01　　　　】エネルギー，【02　　　　】エネルギー，【03　　　　】エネルギー，【04　　　　】エネルギーとして利用する．このような生命現象に伴うエネルギーの出入りや変換のことを【05　　　　　】という．
- • 生物は，【04　　　　】エネルギーを【03　　　　】エネルギーや【01　　　　】エネルギーに換えて利用することはできない．

A. 物理的燃焼値

- ● 栄養素の有するエネルギー量は，【01　　　　　　　】を用いて栄養素を完全に燃焼させ，そのときに発生した燃焼熱によって一定量の水の温度がどの程度上昇したかを測定する．
- ● 【02　　　　　　　】とは，物質 1 g を完全に燃焼した際に得られるエネルギー量のことである．
- ● 糖質，脂質，たんぱく質の【02　　　　　　】はそれぞれ 1 g あたり【03　　　】kcal，【04　　　】kcal，【05　　　】kcal を生じる．

B. 生理的燃焼値 (生体利用エネルギー量)

- • 生体で利用される各栄養素のエネルギー値を【01　　　　　　】という (表1).
- • 【02　　　　　　】と【01　　　　　　】の差は【03　　　　　　】で最も大きい.

表1 ● 各栄養素の【04　　　　　　】

栄養素	求め方	アトウォーター係数
炭水化物	【05　　　　　　】に消化吸収率を乗じた値	【06　　】kcal/g
脂質	【05　　　　　　】に消化吸収率を乗じた値	【07　　】kcal/g
たんぱく質	【05　　　　　　】に消化吸収率を乗じた値からさらに【08　　　　】に排出される損失エネルギーを引いた値	【09　　】kcal/g

> 熱量の単位としては，国際的にはジュール (J) の使用が推奨されている．栄養学ではカロリー (cal) が用いられることが多いため，「日本人の食事摂取基準 (2020 年版)」においてもキロカロリー (kcal) で示されている．1 cal は，1 g の水の温度を 1 気圧下で 1℃上昇させるのに要する熱量に由来する．「日本人の食事摂取基準 (2020 年版)」では，FAO/WHO 合同特別専門委員会報告に従い，1 kcal = 4.184 kJ としている．

---

1 01 機械　02 電気　03 化学 (01，03 は順不同)　04 熱　05 エネルギー代謝
A 01 ボンベ熱量計　02 物理的燃焼値 03 4.10　04 9.45　05 5.65　**B** 01 生理的燃焼値
02 物理的燃焼値　03 たんぱく質　04 生理的燃焼値　05 物理的燃焼値　06 4　07 9
08 尿中　09 4

- 1日あたりのエネルギー消費量は，【01　　　　　】，【02　　　　　】，【03　　　　　】に伴うエネルギーで構成される（図1）．

- エネルギー消費量よりも過剰にエネルギーを摂取すると，消費されないエネルギー基質は【04　　　　　】の形で主に脂肪組織に蓄積されることになる．

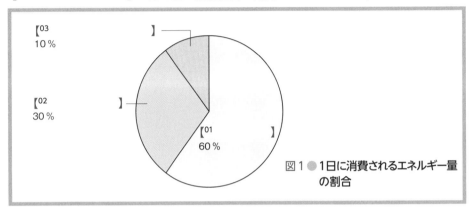

【03
10 %

【02
30 %

【01
60 %

図1 ● 1日に消費されるエネルギー量の割合

A. 基礎代謝量

1）基礎代謝量の測定・推定

- 【01　　　　　】とは，体成分の合成・分解，および体温の維持や最低限の臓器の活動を維持するために必要とされるエネルギー量である．

- 標準的な日本人の1日あたりの【01　　　　　】（kcal/日）は，総エネルギー消費量の約【02　　】割を占める．

- 基礎代謝量の測定は，次の4つの条件を満たしたもとで行われる．
  ・前日の夕食後【03　　　　　】時間経過していること．この条件を【04　　　　　】ともいう．
  ・姿勢は【05　　　　　】で，心身ともにストレスの少ない状態であること．
  ・快適な室温環境（【06　　】℃程度）であること．
  ・覚醒状態であること（【07　　　】状態でないこと）．

- 【01　　　　　】は体格によっておおよそ決定されるので，【08　　　】などを用いた推定式が策定されている．「日本人の食事摂取基準（2020年版）」の参考資料として，性・年齢別に体重1 kgあたりの基礎代謝量（【09　　　　　】）（kcal/kg体重/日）が示されている（付表5）．
  基礎代謝量（kcal/日）＝【09　　　　　】（kcal/kg体重/日）× 参照体重（kg）

---

2 01 基礎代謝　02 活動時代謝　03 食事誘発性熱産生　04 トリグリセリド
A 01 基礎代謝量　02 6　03 12〜15　04 早朝空腹時　05 安静仰臥位　06 23　07 睡眠
08 体重　09 基礎代謝基準値

2) 基礎代謝に影響を与える因子

● 同じ体重の場合であっても【10　　　　　】の重量が多いほど基礎代謝量は低くなる．したがって，体重から【10　　　　　】の重量を除いた【11　　　　　】は個々の基礎代謝量を精度よく反映する．

● 体重1kgあたりの基礎代謝量（【09　　　　　　　　　】）は【12　　　　】とともに低下する．

● 1日あたりの【01　　　　　　】は，男性では【13　　　】～【14　　　】歳，女性で【15　　　】～【16　　　】歳で最大となる．

● 一般的に女性の方が男性より【17　　　　　】が高いことから，体重1kgあたりの基礎代謝量は女性の方が男性よりも低い．

● 成人女性における月経と基礎代謝量の関係では，基礎体温が低い【18　　　　　】には基礎代謝量も低く，排卵後の【19　　　　　】には基礎代謝量が高くなる．

● 甲状腺ホルモン（【20　　　　　】，【21　　　　　　　　　】）は，**標的細胞の核内受容体への結合を介して作用を発現し，組織での熱産生を促進する**．

● 【22　　　　　】では体温を一定に保とうと熱産生を増やすため，基礎代謝が高まる．一方，【23　　　　　】では熱産生が抑制され，さらには体外への熱放散が高まる．

B. 安静時代謝量

● 【01　　　　　　】は仰臥位や座位で静かに休息している状態で消費されるエネルギー量のことである．

● 【01　　　　　　】は基礎代謝量の測定時よりも【02　　　　】が緊張しているので，基礎代謝量よりもおよそ【03　　　】％高くなる．

C. 睡眠時代謝量

● 睡眠時は【01　　　　　】が弛緩しており，交感神経系および心拍数が低下していることから，理論的には最小のエネルギー代謝量といえる．

● 睡眠時代謝量には就寝前に摂取した食事の影響が含まれるため，結果として，睡眠時間中の平均的なエネルギー代謝量は【02　　　　　】と同等の値を示すことになる．

D. 活動時代謝量

● 【01　　　　　　】とは，【02　　　　】の収縮を伴い，安静にしている状態より多くのエネルギーを消費するすべての動きのことをいう．

● 【01　　　　　　】は，体力の維持・向上を目的として計画的・意図的に実施する【03　　　　】，日常生活における労働，家事，通勤・通学などの【04　　　　　　】，姿勢の保持や筋トーヌスの維持などの【05　　　　　　】にわけられる．

● 身体活動によって亢進するエネルギー消費量のことを【06　　　　　　】という．【06　　　　　　】を知ることは，1日あたりの【07　　　　　　】の推定に

---

2 A 10 脂肪組織　11 除脂肪体重　12 加齢　13 15　14 17　15 12　16 14　17 体脂肪率
18 卵胞期　19 黄体期　20 チロキシン　21 トリヨードチロニン（20，21は順不同）
22 寒冷環境　23 高温環境　B 01 安静時代謝量　02 骨格筋　03 10　C 01 骨格筋
02 基礎代謝量　D 01 身体活動　02 骨格筋　03 運動　04 生活活動　05 自発的活動
06 活動時代謝量　07 エネルギー必要量

必要である.

E. メッツ (METs), 身体活動レベル (PAL)

- メッツ（METs）は各身体活動の強度を【01　　　　　　　　　　】の倍数として表した指標である. 安静状態を維持するための**酸素摂取量（3.5 mL/kg/分）**を1単位としたものである.
- **身体活動レベル（PAL）**は, 1日の総エネルギー消費量（kcal/日）を1日あたりの【02　　　　　　　】（kcal/日）で除した指標である.

  身体活動レベル＝エネルギー消費量÷基礎代謝量

- 「日本人の食事摂取基準（2020年版）」では, 18〜64歳の身体活動レベルはレベルⅠ（低い：身体活動レベルの代表値＝【03　　　　　】）, レベルⅡ（ふつう：身体活動レベルの代表値＝【04　　　　　】）, レベルⅢ（高い：身体活動レベルの代表値＝【05　　　　　　】）と3区分している（図2）.

22歳女性. 身長155 cm. 体重51.5 kg. 身体活動レベル1.75の場合の推定エネルギー必要量を求めよ.

①最初に1日あたりの基礎代謝量を求める.
　基礎代謝量（kcal/日）＝基礎代謝基準値（付表5より）（kcal/kg体重/日）× 体重（kg）
　【06　　　　　】×【07　　　　　】≒【08　　　　　　】

②次に推定エネルギー必要量を求める.
　推定エネルギー必要量（kcal/日）＝基礎代謝量（kcal/日）× 身体活動レベル
　【09　　　　　】×【10　　　　　】≒【11　　　　　】

図2●計算してみよう

F. 食事誘発性熱産生 (DIT)

- 食後には食物を消化・吸収・運搬するためにエネルギー代謝が亢進する. この食物摂取により誘発される熱産生は【01　　　　　　　　】あるいは**特異動的作用（SDA）**と呼ばれる.
- 栄養素別にみると, **糖質**のみを摂取した場合は摂取エネルギーの約【02　　　】％, **脂質**のみを摂取した場合は約【03　　　】％, **たんぱく質**を摂取した場合は約【04　　　】％が【05　　　　　　】にまわされる. 単純に摂取エネルギー量あたりで比較すると, 【05　　　　　　】は, 脂質＜糖質＜たんぱく質となる. 日本人の食事内容では摂取エネルギーの約【06　　　】％が消費される.
- **発生した熱エネルギー**は, 寒冷環境下での【07　　　　　　　】に役立つが, 機械エネルギー（筋肉運動のためのエネルギー）としては利用できない.

---

2 E 01 安静時謝量　02 基礎代謝量　03 1.50　04 1.75　05 2.00　06 22.1　07 51.5
08 1,138　09 1,138　10 1.75　11 1,990　F 01 食事誘発性熱産生（DIT）　02 6　03 4
04 30　05 食事誘発性熱産生　06 10　07 体温保持

3 臓器別エネルギー代謝

Text p.175

● 一人あたりで最も多くエネルギーを消費するのは【01　　　　】であるが（図3），単位重量あたりのエネルギー代謝率に換算すると，【01　　　　】よりも【02　　　】や【03　　　】の方が高くなる.

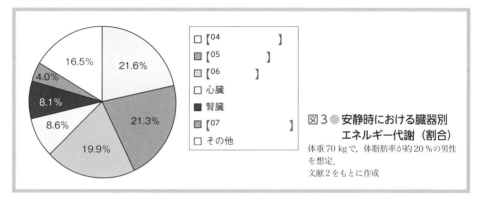

図3 ● 安静時における臓器別エネルギー代謝（割合）
体重70 kgで，体脂肪率が約20 %の男性を想定.
文献2をもとに作成

凡例：
□【04　　　　】
▨【05　　　　】
▨【06　　　】
□ 心臓
■ 腎臓
▨【07　　　　】
□ その他

割合：21.6%　21.3%　19.9%　8.6%　8.1%　4.0%　16.5%

A. 筋肉

● 【01　　　　】は除脂肪体重の約半分を占めることから，安静時に消費するエネルギー量のうち，約22 %と最も大きな割合を示す.

---

coffee break

身体活動の単位に「カロリー（kcal）」を用いていない理由

「カロリー（kcal）」を用いた場合には，個人の体重によって差が生じてしまう. 例えば40 kgの人と80 kgの人とでは，同じ内容の身体活動を行った場合でも消費するエネルギーに約2倍の差が生じる. このため，生活習慣病予防のために必要な身体活動量を個人の体重に関係なく示すために，「日本人の食事摂取基準（2020年版）」や「健康づくりのための身体活動基準2013」では「メッツ（METs）」あるいは「メッツ・時」という単位を用いる.

---

coffee break

夜遅い食事の食事誘発性熱産生

朝早い食事と夜遅い食事では食事誘発性熱産生が異なるという研究論文が報告されている. 朝型の食生活を中心とする健常な女子大学生が夜型の食生活にシフトすると，エネルギーの摂取量は同じでも食事誘発性熱産生によるエネルギー消費量が低下したという. 朝食を欠食し，夜食を摂取する夜型化は食事誘発性熱産生を低下させ，1日あたりのエネルギー消費量を減少させる可能性が指摘されている.

---

3 01 骨格筋　02 心臓　03 腎臓（02, 03は順不同）　04 骨格筋　05 肝臓　06 脳　07 脂肪組織　**A** 01 骨格筋

- 骨格筋は，心筋のように持続的にゆっくりと収縮する【02　　　　】，普通は運動せずに必要な場合に急激な収縮を行う【03　　　　】，さらにその中間の性質のものがある．【02　　　　】におけるエネルギー供給系は【04　　　　　　　　】（【05　　　　　　　】）が中心であり，【03　　　　】では【06　　　　】（【07　　　　　　　　】）によるものが中心とされている．

B. 肝臓

- 肝臓は代謝活動を保つため，安静時においてもエネルギー消費量が高く，全体における割合でみると**約21％**に達する．
- 【01　　　　　　】や【02　　　　　　　　】のような重症な肝障害ではエネルギー消費量が亢進する．

C. 脂肪組織

- 脂肪組織は代謝活性が非常に低く，全体における割合でみると**4％**程度にすぎない．
- 脂肪組織は，その形態から【01　　　　　　　】と【02　　　　　　　　】に分類される．
- 【02　　　　　　　】は，細胞内に【03　　　　　　　】を多くもち，【03　　　　　　】に特異的に存在する脱共役たんぱく質（UCP）が【04　　　　　　　】を脱共役してそのエネルギーを熱に変換する．熱産生分子としてのUCPは寒冷時の体温調節に重要性をもつ．

D. 脳

- 安静時代謝量に占める脳の比率は**約20％**にも達する．
- 主に【01　　　　　　】をエネルギー源としているが，絶食などの【01　　　　　　】供給が十分でない場合は【02　　　　　】も利用される．

4 エネルギー代謝の測定法

Text p.176

A. 直接法と間接法

1）直接法

- 生体で利用されたエネルギーのほとんどは【01　　　】となって放散される．
- 直接法は，体から放散された【01　　　】を測定室内に循環する水に吸収させて，その温度の上昇から熱量を直接測定する方法である．代表的な直接法の測定機器として**アトウォーター・ローザ・ベネディクトの直接熱量計**がある．

2）間接法

- エネルギー源となる栄養素が酸素と反応することで【02　　　】と【03　　　　　】へと変換される．

---

3 A 02 赤筋　03 白筋　04 酸化的リン酸化　05 有酸素過程（04, 05は順不同）　06 解糖系　07 嫌気的過程（06, 07は順不同）　B 01 劇症肝炎　02 非代償性肝硬変（01, 02は順不同）　C 01 白色脂肪組織　02 褐色脂肪組織　03 ミトコンドリア　04 酸化的リン酸化　D 01 グルコース　02 ケトン体
4 A 01 熱　02 水　03 二酸化炭素（02, 03は順不同）

● 間接法は，【04　　　　　　　】（VO₂）と【05　　　　　　　　　】（VCO₂）を測定し，【06　　　　　】に排泄された**窒素化合物**のもつエネルギーを差し引くことによりエネルギー消費量を推定する．

B. 呼気ガス分析

1）酸素消費量のみを測定する簡易分析

● 通常，１Lの酸素消費量が約【01　　　　】kcalに相当することをもとにエネルギー消費量が算出される．

● 【02　　　　　　　】排出量を測定しないので，【03　　　　　　　】を求めることはできない．

2）酸素消費量と二酸化炭素排出量を測定する分析

①ダグラスバッグ法

● マスクを装着して一定時間の呼気を【04　　　　　　　　　　】に集める（図4）．呼気の容積（呼気量），呼気中の**酸素濃度**，**二酸化炭素濃度**を分析し，**酸素消費量**と**二酸化炭素排出量**を求める．短時間の測定では有用であるが，呼気を採取した時間の平均値が得られるにすぎない．

②エネルギー代謝測定室

● エネルギー代謝測定室（【05　　　　　　　　　　　　　　】またはメタボリックチャンバー）は，被験者が数時間から数日間生活できる部屋（机やベッド，トイレなど）とガス濃度や流量などの測定機器を備えた設備である．被験者の滞在中の**酸素消費量**と**二酸化炭素排出量**を求めることにより，エネルギー消費量を推定する（図5）．

---

4 A 04 酸素消費量　05 二酸化炭素排出量　06 尿中
　B 01 5　02 二酸化炭素　03 呼吸商（RQ）　04 ダグラスバッグ　05 ヒューマンカロリーメーター

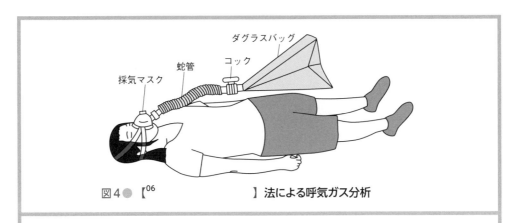

図4 ● 【06   】 法による呼気ガス分析

下表は，健常男性（45歳，身長170 cm，体重68 kg）のエネルギー消費量と呼吸商（RQ）を，ヒューマンカロリーメーターにて経時的に測定したものである．それぞれの時間帯における日常生活内容と平均エネルギー消費量（kcal/分）から1日のエネルギー消費量を推定しなさい（管理栄養士国家試験：平成22年，第24回出題）

時間帯	日常生活内容	平均エネルギー消費量（kcal/分）	RQ
0:00			
	睡眠	1.0	
7:00			0.85
8:00	身の回り	1.5	
9:00	食事	1.4	
	事務作業	1.5	
12:00	食事	1.4	
13:00			0.96
	立位作業	2.0	0.90
18:00	食事	1.4	
19:00	トレーニング	3.0	
20:00			
	読書など	1.2	
24:00			

図5 ● 計算してみよう

睡眠　　　　　420 分 × 1.0 kcal/分 = 【07　　　　　】 kcal

身の回り　　　60 　× 1.5 　　　　　= 【08　　　　　】

食事　　　　　60 　× 1.4 　　　　　= 【09　　　　　】

事務作業　　　180 × 1.5 　　　　　= 【10　　　　　】

食事　　　　　60 　× 1.4 　　　　　= 【11　　　　　】

立位作業　　　300 × 2.0 　　　　　= 【12　　　　　】

食事　　　　　60 　× 1.4 　　　　　= 【13　　　　　】

トレーニング　60 　× 3.0 　　　　　= 【14　　　　　】

読書など　　　240 × 1.2 　　　　　= 【15　　　　　】

A. 【16　　　　　】 kcal

4 B 06 ダグラスバッグ　07 420　08 90　09 84　10 270　11 84　12 600　13 84　14 180
15 288　16 2,100

C. 呼吸商と非たんぱく質呼吸商

- 体内でのエネルギー源となる栄養素が燃焼するときに排出された【01   】の量と，消費された【02   】の量の体積比を【03   】という（表2）.
- グルコース1分子が燃焼する場合には，【04   】分子の酸素を消費して【05   】分子の二酸化炭素が排出されるので，呼吸商は【06   】となる.
- トリステアリン（ステアリン酸グリセリド）1分子が燃焼する場合には，81.5分子の酸素を消費して57分子の二酸化炭素が排出されるので，呼吸商は【07   】となる.
- ロイシン1分子が燃焼する場合には，7.5分子の酸素を消費して6分子の二酸化炭素が排出されるので，呼吸商は【08   】となる.
- 【09   】の違いから糖質や脂質の**エネルギー基質**の評価が可能である.
- 一定時間内に尿中に排泄された【10   】（N）から，たんぱく質の燃焼によって消費された**酸素量（N×5.92 L）**および排出された**二酸化炭素量（N×4.75 L）**を求めることができる.
- 糖質と脂質の燃焼によって排出された二酸化炭素の量と消費された酸素の量の比を【11   】という.

$$非たんぱく質呼吸商 = \frac{全二酸化炭素排出量 - (N \times 4.75)}{全酸素消費量 - (N \times 5.92)}$$

- 非たんぱく質呼吸商の値から，体内で消費された【12   】と【13   】の燃焼割合と，**酸素1 Lに対する発生熱量**を求めることができる.

表2● **各栄養素の呼吸商**

栄養素	反応式	呼吸商（RQ）
糖質	$C_6H_{12}O_6 + 6O_2 \rightarrow 6CO_2 + 6H_2O$ （グルコース）	【14 】
脂質	$C_{57}H_{110}O_6 + 81.5O_2 \rightarrow 57CO_2 + 55H_2O$ （トリステアリン）	【15 】
たんぱく質 （アミノ酸）	$C_6H_{13}O_2N + 7.5O_2 \rightarrow 6CO_2 + 5H_2O + NH_3$ （ロイシン）	【16 】

D. 二重標識水法

- 【01   】は，水素と酸素の【02   】を用いてエネルギー消費量を測定する方法であり，現時点では日常生活におけるエネルギー消費量の測定法のなかで最も信頼できる値が得られるとされている.「日本人の食事摂取基準（2020年版）」における推定エネルギー必要量（付表4）の策定にも【01   】により測定されたエネルギー消費量の値が採用されている.

---

4 C 01 二酸化炭素 　02 酸素 　03 呼吸商（RQ） 　04 6 　05 6 　06 1.0 　07 0.7 　08 0.8
09 呼吸商（RQ） 　10 尿素窒素量 　11 非たんぱく質呼吸商（NPRQ） 　12 糖質
13 脂質（12，13は順不同） 　14 1.0 　15 0.7 　16 0.8 　D 01 二重標識水法（DLW法）
02 安定同位体

- ^2H, ^{18}O を含む【03　　　　　　　　】（$^2H_2{}^{18}O$）を経口摂取させた場合に，^2H は**水**としてのみ排出され，^{18}O は**水**および**二酸化炭素**として排出されるので，尿中の ^{18}O と ^2H の**減衰速度の差**によって，一定期間内に産生された**二酸化炭素**の量を査定することができる．身体活動レベルが高ければ二酸化炭素の排出量が多くなることから，間接的にエネルギー消費量を知ることができる．

文献

1）「日本人の食事摂取基準（2020年版）」（厚生労働省「日本人の食事摂取基準」策定検討会報告書）

2）Gallagher D, et al：Organ-tissue mass measurement allows modeling of REE and matabolically active tissue mass. Am J Physiol, 275：E249-E258, 1998

3）健康づくりのための身体活動基準2013〜生活習慣病予防のために〜（厚生労働省　運動基準・運動指針の改定に関する検討会）

4）関野由香，他：食事時刻の変化が若年女子の食事誘発性熱産生に及ぼす影響．日本栄養・食糧学会誌，63：101-106, 2010

5）Tøien Ø, et al：Hibernation in black bears：independence of metabolic suppression from body temperature. Science, 331：906-909, 2011

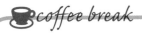

coffee break

冬眠中のエネルギー代謝

　クマは1年間の中で5〜7カ月冬眠する．その間，飲食をせず，排尿や排便をしない．クロクマの体温は37.8℃であるが，冬眠中にはこれを30〜36℃にまで低下させ，数日間隔で周期的に上下させていることがわかった．また，冬眠中のエネルギー消費量は安静時代謝レベルと比較して25％にまで低下させており，心拍数も通常1分間あたり55回程度を最少9回にまで減らしていることが確認された．つまり，冬眠中はエネルギー代謝を低減させた「省エネモード」ですごしているのである．

4 **D** 03 二重標識水

演習問題

該当するものを選択してください

Q1 エネルギー代謝に関する記述である．正しいのはどれか．1つ選べ．(平成31年，第33回出題)

(1) メッツ（METs）は，身体活動時のエネルギー消費量を基礎代謝量で除して求める．

(2) 身体活動レベル（PAL）は，1日の総エネルギー消費量を安静時代謝量で除して求める．

(3) 体内におけるたんぱく質の燃焼量は，尿中に排泄された窒素量から求める．

(4) 呼吸商は，酸素消費量を二酸化炭素排出量で除して求める．

(5) グルコースが燃料した場合の呼吸商は，0.7である．

Q2 基礎代謝量に関する記述である．正しいのはどれか．1つ選べ．(平成30年，第32回出題)

(1) 安静座位で測定する．

(2) 男性に比べて女性が高い．

(3) 環境温度に影響されない．

(4) 低栄養状態で増大する．

(5) アドレナリンにより増大する．

Q3 エネルギー代謝の測定に関する記述である．正しいのはどれか．1つ選べ．
(平成29年，第31回出題)

(1) 直接法では，酸素消費量からエネルギー消費量を評価する．

(2) 二重標識水法では，酸素と水素の安定同位元素の減少速度よりエネルギー消費量を求める．

(3) 基礎代謝量は，睡眠状態で測定する．

(4) 脂肪の燃焼では，酸素消費量と二酸化炭素産生量のモル数は等しい．

(5) 二酸化炭素産生量は，安静時より運動時に減少する．

重要 Q4 エネルギー代謝に関する記述である．正しいのはどれか．1つ選べ．
(平成28年，第30回出題)

(1) 基礎代謝量は，除脂肪体重より体重との相関が高い．

(2) 基礎代謝量は，甲状腺機能が低下すると上昇する．

(3) 身体活動レベル（PAL）は，総エネルギー消費量を安静時のエネルギー消費量で除して求める．

(4) メッツ（METs）は，各種身体活動時のエネルギー消費量を安静時の消費エネルギー量で除して求める．

(5) 食事誘発性熱産生は，脂質が一番高い．

Q5 エネルギー代謝の測定に関する記述である．正しいのはどれか．1つ選べ．
(平成28年，第30回出題)

(1) 直接法では，体温の変化を測定する．

(2) 二重標識水法では，呼気中の安定同位体の経日的変化を測定する．

(3) 呼吸商は，酸素消費量を二酸化炭素産生量で除して求める．

(4) グルコースのみが燃焼した場合の呼吸商は，0.7である．

(5) たんぱく質の燃焼量（g）は，尿中窒素排泄量（g）に6.25を乗じて求める．

重要 Q6 エネルギー消費量に関する記述である．正しいのはどれか．1つ選べ．
（平成27年，第29回出題）

(1) 基礎代謝量は，食後1時間以内に測定する．

(2) 基礎代謝基準値（kcal/kg体重/日）は，年齢とともに増加する．

(3) 基礎代謝量は，同じ体重で比べると，体脂肪率の高い方が低い．

(4) 安静時代謝量は，睡眠時代謝量より低い．

(5) 食事誘発性熱産生は，同じ重量で比べると，たんぱく質より脂肪の方が大きい．

Q7 エネルギー代謝に関する記述である．正しいのはどれか．1つ選べ．（平成26年，第28回出題）

(1) たんぱく質の単位重量当たりの物理的燃焼値と生理的燃焼値は等しい．

(2) メッツ（MET）は，身体活動におけるエネルギー消費量を安静時代謝量で除したものである．

(3) 身体活動レベル（PAL）は，1日のエネルギー消費量を安静時代謝量で除したものである．

(4) 摂取エネルギー当たりの食事誘発性熱産生は，たんぱく質より脂質が大きい．

(5) 非たんぱく質呼吸商は，脂質の燃焼割合が増加すると大きくなる．

重要 Q8 エネルギー代謝に関する記述である．正しいのはどれか．1つ選べ．
（平成25年，第27回出題）

(1) 食事誘発性熱産生で発生したエネルギーは，運動に利用できる．

(2) 骨格筋のエネルギー代謝量は，運動中は変化しない．

(3) 基礎代謝量は，甲状腺ホルモンの影響を受ける．

(4) 基礎代謝量は，座位で測定する．

(5) 体重あたりの基礎代謝量は，体脂肪率に比例する．

重要 Q9 エネルギー代謝に関する記述である．正しいのはどれか．1つ選べ．（平成24年，第26回出題）

(1) 基礎代謝量は，除脂肪体重（LBM）に反比例する．

(2) 基礎代謝量は，幼児期に最大となる．

(3) 基礎代謝量は，甲状腺機能の亢進により増加する．

(4) 非たんぱく質呼吸商は，糖質の燃焼割合が高いほど小さくなる．

(5) 安静時のエネルギー消費量は，発熱により減少する．

Q10 エネルギー代謝に関する記述である．正しいものの組み合せはどれか．（平成23年，第25回出題）

a. 1kgの水（14.5℃）の温度を1℃上げるのに必要なエネルギー量は1kcalである．

b. 基礎代謝量は，体重よりも除脂肪体重との相関が高い．

c. 食物摂取により発生した熱エネルギーは，運動に利用できる．

d. 1日のエネルギー消費量は，骨格筋より脂肪組織の方が大きい．

(1) aとb　(2) aとc　(3) aとd　(4) bとc　(5) cとd

解答と解説 → 別冊p.19

日本人の食事摂取基準（2020年版）

表1　基準を策定した栄養素と指標①（1歳以上）

栄養素		推定平均必要量（EAR）	推奨量（RDA）	目安量（AI）	耐容上限量（UL）	目標量（DG）
たんぱく質②		○[b]	○[b]	—	—	○[③]
脂質	脂質	—	—	—	—	○[③]
	飽和脂肪酸④	—	—	—	—	○[③]
	n-6系脂肪酸	—	—	○	—	—
	n-3系脂肪酸	—	—	○	—	—
	コレステロール⑤	—	—	—	—	—
炭水化物	炭水化物	—	—	—	—	○[③]
	食物繊維	—	—	—	—	○
	糖質	—	—	—	—	—
主要栄養素バランス②		—	—	—	—	○[③]
ビタミン	脂溶性 ビタミンA	○[a]	○[a]	—	○	—
	ビタミンD②	—	—	○	○	—
	ビタミンE	—	—	○	○	—
	ビタミンK	—	—	○	—	—
	水溶性 ビタミンB₁	○[c]	○[c]	—	—	—
	ビタミンB₂	○[c]	○[c]	—	—	—
	ナイアシン	○[a]	○[a]	—	○	—
	ビタミンB₆	○[b]	○[b]	—	○	—
	ビタミンB₁₂	○[a]	○[a]	—	—	—
	葉酸	○[a]	○[a]	—	○[⑦]	—
	パントテン酸	—	—	○	—	—
	ビオチン	—	—	○	—	—
	ビタミンC	○[x]	○[x]	—	—	—
ミネラル	多量 ナトリウム⑥	○[a]	—	—	—	○
	カリウム	—	—	○	—	○
	カルシウム	○[b]	○[b]	—	○	—
	マグネシウム	○[b]	○[b]	—	○[⑦]	—
	リン	—	—	○	—	—
	微量 鉄	○[x]	○[x]	—	○	—
	亜鉛	○	○	—	○	—
	銅	○[b]	○[b]	—	○	—
	マンガン	—	—	○	○	—
	ヨウ素	○[a]	○[a]	—	○	—
	セレン	○[a]	○[a]	—	○	—
	クロム	—	—	○	○	—
	モリブデン	○[b]	○[b]	—	○	—

①一部の年齢区分についてだけ設定した場合も含む
②フレイル予防を図るうえでの留意事項を表の脚注として記載
③総エネルギー摂取量に占めるべき割合（％エネルギー）
④脂質異常症の重症化予防を目的としたコレステロールの量と，トランス脂肪酸の摂取に関する参考情報を表の脚注として記載
⑤脂質異常症の重症化予防を目的とした量を飽和脂肪酸の表の脚注に記載
⑥高血圧および慢性腎臓病（CKD）の重症化予防を目的とした量を表の脚注として記載
⑦通常の食品以外の食品からの摂取について定めた
ⓐ集団内の半数の者に不足または欠乏の症状が現れうる摂取量をもって推定平均必要量とした栄養素
ⓑ集団内の半数の者で体内量が維持される摂取量をもって推定平均必要量とした栄養素
ⓒ集団内の半数の者で体内量が飽和している摂取量をもって推定平均必要量とした栄養素
ⓧ上記以外の方法で推定平均必要量が定められた栄養素

表2 参照体位(参照身長，参照体重)[1]

性　別	男　性		女　性[2]	
年齢等	参照身長 (cm)	参照体重 (kg)	参照身長 (cm)	参照体重 (kg)
0〜5 (月)	61.5	6.3	60.1	5.9
6〜11 (月)	71.6	8.8	70.2	8.1
6〜8 (月)	69.8	8.4	68.3	7.8
9〜11 (月)	73.2	9.1	71.9	8.4
1〜2 (歳)	85.8	11.5	84.6	11.0
3〜5 (歳)	103.6	16.5	103.2	16.1
6〜7 (歳)	119.5	22.2	118.3	21.9
8〜9 (歳)	130.4	28.0	130.4	27.4
10〜11 (歳)	142.0	35.6	144.0	36.3
12〜14 (歳)	160.5	49.0	155.1	47.5
15〜17 (歳)	170.1	59.7	157.7	51.9
18〜29 (歳)	171.0	64.5	158.0	50.3
30〜49 (歳)	171.0	68.1	158.0	53.0
50〜64 (歳)	169.0	68.0	155.8	53.8
65〜74 (歳)	165.2	65.0	152.0	52.1
75以上 (歳)	160.8	59.6	148.0	48.8

[1] 0〜17歳は，日本小児内分泌学会・日本成長学会合同標準値委員会による小児の体格評価に用いる身長，体重の標準値をもとに，年齢区分に応じて，当該月齢および年齢区分の中央時点における中央値を引用した．ただし，公表数値が年齢区分と合致しない場合は，同様の方法で算出した値を用いた．18歳以上は，平成28年国民健康・栄養調査における当該の性および年齢区分における身長・体重の中央値を用いた

[2] 妊婦，授乳婦を除く

表3 目標とするBMIの範囲(18歳以上)[1][2]

年齢 (歳)	目標とするBMI (kg/m²)
18〜49	18.5〜24.9
50〜64	20.0〜24.9
65〜74[3]	21.5〜24.9
75以上[3]	21.5〜24.9

[1] 男女共通．あくまでも参考として使用すべきである

[2] 観察疫学研究において報告された総死亡率が最も低かったBMIをもとに，疾患別の発症率とBMIの関連，死因とBMIとの関連，喫煙や疾患の合併によるBMIや死亡リスクへの影響，日本人のBMIの実態に配慮し，総合的に判断し目標とする範囲を設定

[3] 高齢者では，フレイルの予防および生活習慣病の発症予防の両者に配慮する必要があることもふまえ，当面目標とするBMIの範囲を21.5〜24.9 kg/m²とした

表4　参考表：推定エネルギー必要量（kcal/日）

性　別	男　性			女　性		
身体活動レベル①	Ⅰ	Ⅱ	Ⅲ	Ⅰ	Ⅱ	Ⅲ
0〜5（月）	－	550	－	－	500	－
6〜8（月）	－	650	－	－	600	－
9〜11（月）	－	700	－	－	650	－
1〜2（歳）	－	950	－	－	900	－
3〜5（歳）	－	1,300	－	－	1,250	－
6〜7（歳）	1,350	1,550	1,750	1,250	1,450	1,650
8〜9（歳）	1,600	1,850	2,100	1,500	1,700	1,900
10〜11（歳）	1,950	2,250	2,500	1,850	2,100	2,350
12〜14（歳）	2,300	2,600	2,900	2,150	2,400	2,700
15〜17（歳）	2,500	2,800	3,150	2,050	2,300	2,550
18〜29（歳）	2,300	2,650	3,050	1,700	2,000	2,300
30〜49（歳）	2,300	2,700	3,050	1,750	2,050	2,350
50〜64（歳）	2,200	2,600	2,950	1,650	1,950	2,250
65〜74（歳）	2,050	2,400	2,750	1,550	1,850	2,100
75以上（歳）②	1,800	2,100	－	1,400	1,650	－
妊婦（付加量）③　初期				＋50	＋50	＋50
中期				＋250	＋250	＋250
後期				＋450	＋450	＋450
授乳婦（付加量）				＋350	＋350	＋350

① 身体活動レベルは，低い，ふつう，高いの三つのレベルとして，それぞれⅠ，Ⅱ，Ⅲで示した
② レベルⅡは自立している者，レベルⅠは自宅にいてほとんど外出しない者に相当する．レベルⅠは高齢者施設で自立に近い状態で過ごしている者にも適用できる値である
③ 妊婦個々の体格や妊娠中の体重増加量および胎児の発育状況の評価を行うことが必要である
注1：活用にあたっては，食事摂取状況のアセスメント，体重およびBMIの把握を行い，エネルギーの過不足は，体重の変化またはBMIを用いて評価すること
注2：身体活動レベルⅠの場合，少ないエネルギー消費量に見合った少ないエネルギー摂取量を維持することになるため，健康の保持・増進の観点からは，身体活動量を増加させる必要がある

表5　参照体重における基礎代謝量

性　別	男　性			女　性		
年　齢（歳）	基礎代謝基準値（kcal/kg体重/日）	参照体重（kg）	基礎代謝量（kcal/日）	基礎代謝基準値（kcal/kg体重/日）	参照体重（kg）	基礎代謝量（kcal/日）
1〜2	61.0	11.5	700	59.7	11.0	660
3〜5	54.8	16.5	900	52.2	16.1	840
6〜7	44.3	22.2	980	41.9	21.9	920
8〜9	40.8	28.0	1,140	38.3	27.4	1,050
10〜11	37.4	35.6	1,330	34.8	36.3	1,260
12〜14	31.0	49.0	1,520	29.6	47.5	1,410
15〜17	27.0	59.7	1,610	25.3	51.9	1,310
18〜29	23.7	64.5	1,530	22.1	50.3	1,110
30〜49	22.5	68.1	1,530	21.9	53.0	1,160
50〜64	21.8	68.0	1,480	20.7	53.8	1,110
65〜74	21.6	65.0	1,400	20.7	52.1	1,080
75以上	21.5	59.6	1,280	20.7	48.8	1,010

表6 身体活動レベル別にみた活動内容と活動時間の代表例

身体活動レベル[1]	低い（Ⅰ）	ふつう（Ⅱ）	高い（Ⅲ）
	1.50（1.40～1.60）	1.75（1.60～1.90）	2.00（1.90～2.20）
日常生活の内容[2]	生活の大部分が座位で，静的な活動が中心の場合	座位中心の仕事だが，職場内での移動や立位での作業・接客等，通勤・買い物での歩行，家事，軽いスポーツ，のいずれかを含む場合	移動や立位の多い仕事への従事者，あるいは，スポーツなど余暇における活発な運動習慣をもっている場合
中程度の強度（3.0～5.9 メッツ）の身体活動の1日当たりの合計時間（時間/日）[3]	1.65	2.06	2.53
仕事での1日当たりの合計歩行時間（時間/日）[3]	0.25	0.54	1.00

[1] 代表値．（　）内はおよその範囲
[2] Black AE, et al：Eur J Clin Nutr, 50：70-92, 1996, Ishikawa-Takata K, et al：Eur J Clin Nutr, 62：885-891, 2008 を参考に，身体活動レベル（PAL）におよぼす仕事時間中の労作の影響が大きいことを考慮して作成
[3] Ishikawa-Takata K, et al：J Epidemiol, 21：114-121, 2011 による

表7 たんぱく質の食事摂取基準（推定平均必要量，推奨量，目安量：g/日，目標量：% エネルギー）

性別	男性				女性			
年齢等	推定平均必要量	推奨量	目安量	目標量[1]	推定平均必要量	推奨量	目安量	目標量[1]
0～5（月）	−	−	10	−	−	−	10	−
6～8（月）	−	−	15	−	−	−	15	−
9～11（月）	−	−	25	−	−	−	25	−
1～2（歳）	15	20	−	13～20	15	20	−	13～20
3～5（歳）	20	25	−	13～20	20	25	−	13～20
6～7（歳）	25	30	−	13～20	25	30	−	13～20
8～9（歳）	30	40	−	13～20	30	40	−	13～20
10～11（歳）	40	45	−	13～20	40	50	−	13～20
12～14（歳）	50	60	−	13～20	45	55	−	13～20
15～17（歳）	50	65	−	13～20	45	55	−	13～20
18～29（歳）	50	65	−	13～20	40	50	−	13～20
30～49（歳）	50	65	−	13～20	40	50	−	13～20
50～64（歳）	50	65	−	14～20	40	50	−	14～20
65～74（歳）[2]	50	60	−	15～20	40	50	−	15～20
75以上（歳）[2]	50	60	−	15～20	40	50	−	15～20
妊婦（付加量）初期					＋0	＋0	−	−[3]
中期					＋5	＋5	−	−[3]
後期					＋20	＋25	−	−[4]
授乳婦（付加量）					＋15	＋20	−	−[4]

[1] 範囲に関しては，おおむねの値を示したものであり，弾力的に運用すること
[2] 65歳以上の高齢者について，フレイル予防を目的とした量を定めることは難しいが，身長・体重が参照体位に比べて小さい者や，特に75歳以上であって加齢に伴い身体活動量が大きく低下した者など，必要エネルギー摂取量が低い者では，下限が推奨量を下回る場合がありうる．この場合でも，下限は推奨量以上とすることが望ましい
[3] 妊婦（初期・中期）の目標量は，13～20％エネルギーとした
[4] 妊婦（後期）および授乳婦の目標量は，15～20％エネルギーとした

表8　炭水化物の食事摂取基準

性　別	炭水化物（%エネルギー）		食物繊維（g/日）	
	男　性	女　性	男　性	女　性
年齢等	目標量[1][2]	目標量[1][2]	目標量	目標量
0〜5（月）	－	－	－	－
6〜11（月）	－	－	－	－
1〜2（歳）	50〜65	50〜65	－	－
3〜5（歳）	50〜65	50〜65	8以上	8以上
6〜7（歳）	50〜65	50〜65	10以上	10以上
8〜9（歳）	50〜65	50〜65	11以上	11以上
10〜11（歳）	50〜65	50〜65	13以上	13以上
12〜14（歳）	50〜65	50〜65	17以上	17以上
15〜17（歳）	50〜65	50〜65	19以上	18以上
18〜29（歳）	50〜65	50〜65	21以上	18以上
30〜49（歳）	50〜65	50〜65	21以上	18以上
50〜64（歳）	50〜65	50〜65	21以上	18以上
65〜74（歳）	50〜65	50〜65	20以上	17以上
75以上（歳）	50〜65	50〜65	20以上	17以上
妊　婦		50〜65		18以上
授乳婦		50〜65		18以上

① 範囲に関しては，おおむねの値を示したものである
② アルコールを含む．ただし，アルコールの摂取を勧めるものではない

表9　脂質の食事摂取基準

性　別	脂質（%エネルギー）			
	男　性		女　性	
年齢等	目安量	目標量[1]	目安量	目標量[1]
0〜5（月）	50	－	50	－
6〜11（月）	40	－	40	－
1〜2（歳）	－	20〜30	－	20〜30
3〜5（歳）	－	20〜30	－	20〜30
6〜7（歳）	－	20〜30	－	20〜30
8〜9（歳）	－	20〜30	－	20〜30
10〜11（歳）	－	20〜30	－	20〜30
12〜14（歳）	－	20〜30	－	20〜30
15〜17（歳）	－	20〜30	－	20〜30
18〜29（歳）	－	20〜30	－	20〜30
30〜49（歳）	－	20〜30	－	20〜30
50〜64（歳）	－	20〜30	－	20〜30
65〜74（歳）	－	20〜30	－	20〜30
75以上（歳）	－	20〜30	－	20〜30
妊　婦			－	20〜30
授乳婦			－	20〜30

① 範囲に関しては，おおむねの値を示したものである

（表9つづき）

	飽和脂肪酸（%エネルギー）①②		
性　別	男　性		女　性
年齢等	目標量		目標量
0～5（月）	－		－
6～11（月）	－		－
1～2（歳）	－		－
3～5（歳）	10以下		10以下
6～7（歳）	10以下		10以下
8～9（歳）	10以下		10以下
10～11（歳）	10以下		10以下
12～14（歳）	10以下		10以下
15～17（歳）	8以下		8以下
18～29（歳）	7以下		7以下
30～49（歳）	7以下		7以下
50～64（歳）	7以下		7以下
65～74（歳）	7以下		7以下
75以上（歳）	7以下		7以下
妊　婦			7以下
授乳婦			7以下

① 飽和脂肪酸と同じく，脂質異常症および循環器疾患に関与する栄養素としてコレステロールがある．コレステロールに目標量は設定しないが，これは許容される摂取量に上限が存在しないことを保証するものではない．また，脂質異常症の重症化予防の目的からは，200 mg/日未満に留めることが望ましい

② 飽和脂肪酸と同じく，冠動脈疾患に関与する栄養素としてトランス脂肪酸がある．日本人の大多数は，トランス脂肪酸に関する世界保健機関（WHO）の目標（1％エネルギー未満）を下回っており，トランス脂肪酸の摂取による健康への影響は，飽和脂肪酸の摂取によるものと比べて小さいと考えられる．ただし，脂質に偏った食事をしている者では，留意する必要がある．トランス脂肪酸は人体にとって不可欠な栄養素ではなく，健康の保持・増進を図るうえで積極的な摂取は勧められないことから，その摂取量は1％エネルギー未満に留めることが望ましく，1％エネルギー未満でもできるだけ低く留めることが望ましい

	n-6系脂肪酸（g/日）		n-3系脂肪酸（g/日）	
性　別	男　性	女　性	男　性	女　性
年齢等	目安量	目安量	目安量	目安量
0～5（月）	4	4	0.9	0.9
6～11（月）	4	4	0.8	0.8
1～2（歳）	4	4	0.7	0.8
3～5（歳）	6	6	1.1	1.0
6～7（歳）	8	7	1.5	1.3
8～9（歳）	8	7	1.5	1.3
10～11（歳）	10	8	1.6	1.6
12～14（歳）	11	9	1.9	1.6
15～17（歳）	13	9	2.1	1.6
18～29（歳）	11	8	2.0	1.6
30～49（歳）	10	8	2.0	1.6
50～64（歳）	10	8	2.2	1.9
65～74（歳）	9	8	2.2	2.0
75以上（歳）	8	7	2.1	1.8
妊　婦		9		1.6
授乳婦		10		1.8

表10　脂溶性ビタミンの食事摂取基準

性　別	ビタミンA（μg RAE/日）[1]							
	男　性				女　性			
年齢等	推定平均必要量[2]	推奨量[2]	目安量[3]	耐容上限量[3]	推定平均必要量[2]	推奨量[2]	目安量[3]	耐容上限量[3]
0〜5（月）	−	−	300	600	−	−	300	600
6〜11（月）	−	−	400	600	−	−	400	600
1〜2（歳）	300	400	−	600	250	350	−	600
3〜5（歳）	350	450	−	700	350	500	−	850
6〜7（歳）	300	400	−	950	300	400	−	1,200
8〜9（歳）	350	500	−	1,200	350	500	−	1,500
10〜11（歳）	450	600	−	1,500	400	600	−	1,900
12〜14（歳）	550	800	−	2,100	500	700	−	2,500
15〜17（歳）	650	900	−	2,500	500	650	−	2,800
18〜29（歳）	600	850	−	2,700	450	650	−	2,700
30〜49（歳）	650	900	−	2,700	500	700	−	2,700
50〜64（歳）	650	900	−	2,700	500	700	−	2,700
65〜74（歳）	600	850	−	2,700	500	700	−	2,700
75以上（歳）	550	800	−	2,700	450	650	−	2,700
妊婦（付加量）初期					＋0	＋0	−	−
中期					＋0	＋0	−	−
後期					＋60	＋80	−	−
授乳婦（付加量）					＋300	＋450	−	−

[1] レチノール活性当量（μg RAE）
　＝レチノール（μg）＋β-カロテン（μg）×1/12＋α-カロテン（μg）×1/24
　　＋β-クリプトキサンチン（μg）×1/24＋その他のプロビタミンAカロテノイド（μg）×1/24
[2] プロビタミンAカロテノイドを含む
[3] プロビタミンAカロテノイドを含まない

性　別	ビタミンD（μg/日）[1]				ビタミンE（mg/日）[2]				ビタミンK（μg/日）	
	男　性		女　性		男　性		女　性		男　性	女　性
年齢等	目安量	耐容上限量	目安量	耐容上限量	目安量	耐容上限量	目安量	耐容上限量	目安量	目安量
0〜5（月）	5.0	25	5.0	25	3.0	−	3.0	−	4	4
6〜11（月）	5.0	25	5.0	25	4.0	−	4.0	−	7	7
1〜2（歳）	3.0	20	3.5	20	3.0	150	3.0	150	50	60
3〜5（歳）	3.5	30	4.0	30	4.0	200	4.0	200	60	70
6〜7（歳）	4.5	30	5.0	30	5.0	300	5.0	300	80	90
8〜9（歳）	5.0	40	6.0	40	5.0	350	5.0	350	90	110
10〜11（歳）	6.5	60	8.0	60	5.5	450	5.5	450	110	140
12〜14（歳）	8.0	80	9.5	80	6.5	650	6.0	600	140	170
15〜17（歳）	9.0	90	8.5	90	7.0	750	5.5	650	160	150
18〜29（歳）	8.5	100	8.5	100	6.0	850	5.0	650	150	150
30〜49（歳）	8.5	100	8.5	100	6.0	900	5.5	700	150	150
50〜64（歳）	8.5	100	8.5	100	7.0	850	6.0	700	150	150
65〜74（歳）	8.5	100	8.5	100	7.0	850	6.5	650	150	150
75以上（歳）	8.5	100	8.5	100	6.5	750	6.5	650	150	150
妊　婦			8.5	−			6.5	−		150
授乳婦			8.5	−			7.0	−		150

[1] 日照により皮膚でビタミンDが産生されることをふまえ，フレイル予防を図る者はもとより，全年齢区分を通じて，日常生活において可能な範囲内での適度な日光浴を心がけるとともに，ビタミンDの摂取については，日照時間を考慮に入れることが重要である
[2] α-トコフェロールについて算定した．α-トコフェロール以外のビタミンEは含んでいない

表11　水溶性ビタミンの食事摂取基準

性別	ビタミンB₁ (mg/日)①②						ビタミンB₂ (mg/日)③					
	男性			女性			男性			女性		
年齢等	推定平均必要量	推奨量	目安量	推定平均必要量	推奨量	目安量	推定平均必要量	推奨量	目安量	推定平均必要量	推奨量	目安量
0〜5 （月）	−	−	0.1	−	−	0.1	−	−	0.3	−	−	0.3
6〜11 （月）	−	−	0.2	−	−	0.2	−	−	0.4	−	−	0.4
1〜2 （歳）	0.4	0.5	−	0.4	0.5	−	0.5	0.6	−	0.5	0.5	−
3〜5 （歳）	0.6	0.7	−	0.6	0.7	−	0.7	0.8	−	0.6	0.8	−
6〜7 （歳）	0.7	0.8	−	0.7	0.8	−	0.8	0.9	−	0.7	0.9	−
8〜9 （歳）	0.8	1.0	−	0.8	0.9	−	0.9	1.1	−	0.9	1.0	−
10〜11 （歳）	1.0	1.2	−	0.9	1.1	−	1.1	1.4	−	1.0	1.3	−
12〜14 （歳）	1.2	1.4	−	1.1	1.3	−	1.3	1.6	−	1.2	1.4	−
15〜17 （歳）	1.3	1.5	−	1.0	1.2	−	1.4	1.7	−	1.2	1.4	−
18〜29 （歳）	1.2	1.4	−	0.9	1.1	−	1.3	1.6	−	1.0	1.2	−
30〜49 （歳）	1.2	1.4	−	0.9	1.1	−	1.3	1.6	−	1.0	1.2	−
50〜64 （歳）	1.1	1.3	−	0.9	1.1	−	1.2	1.5	−	1.0	1.2	−
65〜74 （歳）	1.1	1.3	−	0.9	1.1	−	1.2	1.5	−	1.0	1.2	−
75以上 （歳）	1.0	1.2	−	0.8	0.9	−	1.1	1.3	−	0.9	1.0	−
妊婦（付加量）				＋0.2	＋0.2	−				＋0.2	＋0.3	−
授乳婦（付加量）				＋0.2	＋0.2	−				＋0.5	＋0.6	−

① チアミン塩化物塩酸塩（分子量＝337.3）の重量として示した
② 身体活動レベルⅡの推定エネルギー必要量を用いて算定した
特記事項：推定平均必要量は，ビタミンB₁の欠乏症である脚気を予防するに足る最小必要量からではなく，尿中にビタミンB₁の排泄量が増大しはじめる摂取量（体内飽和量）から算定
③ 身体活動レベルⅡの推定エネルギー必要量を用いて算定した
特記事項：推定平均必要量は，ビタミンB₂の欠乏症である口唇炎，口角炎，舌炎などの皮膚炎を予防するに足る最小量からではなく，尿中にビタミンB₂の排泄量が増大しはじめる摂取量（体内飽和量）から算定

性別	ナイアシン (mgNE/日)①②							
	男性				女性			
年齢等	推定平均必要量	推奨量	目安量	耐容上限量③	推定平均必要量	推奨量	目安量	耐容上限量③
0〜5 （月）④	−	−	2	−	−	−	2	−
6〜11 （月）	−	−	3	−	−	−	3	−
1〜2 （歳）	5	6	−	60 (15)	4	5	−	60 (15)
3〜5 （歳）	6	8	−	80 (20)	6	7	−	80 (20)
6〜7 （歳）	7	9	−	100 (30)	7	8	−	100 (30)
8〜9 （歳）	9	11	−	150 (35)	8	10	−	150 (35)
10〜11 （歳）	11	13	−	200 (45)	10	10	−	150 (45)
12〜14 （歳）	12	15	−	250 (60)	12	14	−	250 (60)
15〜17 （歳）	14	17	−	300 (70)	11	13	−	250 (65)
18〜29 （歳）	13	15	−	300 (80)	9	11	−	250 (65)
30〜49 （歳）	13	15	−	350 (85)	10	12	−	250 (65)
50〜64 （歳）	12	14	−	350 (85)	9	11	−	250 (65)
65〜74 （歳）	12	14	−	300 (80)	9	11	−	250 (65)
75以上 （歳）	11	13	−	300 (75)	9	10	−	250 (60)
妊婦（付加量）					＋0	＋0	−	−
授乳婦（付加量）					＋3	＋3	−	−

① ナイアシン当量（NE）＝ナイアシン＋1/60トリプトファンで示した
② 身体活動レベルⅡの推定エネルギー必要量を用いて算定した
③ ニコチンアミドの重量（mg/日），（　）内はニコチン酸の重量（mg/日）
④ 単位はmg/日

（表11つづき）

| 性　別 | ビタミンB6 (mg/日)① | | | | | | | | ビタミンB12 (μg/日)③ | | | | | |
| | 男　性 | | | | 女　性 | | | | 男　性 | | | 女　性 | | |
年齢等	推定平均必要量	推奨量	目安量	耐容上限量②	推定平均必要量	推奨量	目安量	耐容上限量②	推定平均必要量	推奨量	目安量	推定平均必要量	推奨量	目安量
0～5　（月）	－	－	0.2	－	－	－	0.2	－	－	－	0.4	－	－	0.4
6～11（月）	－	－	0.3	－	－	－	0.3	－	－	－	0.5	－	－	0.5
1～2　（歳）	0.4	0.5	－	10	0.4	0.5	－	10	0.8	0.9	－	0.8	0.9	
3～5　（歳）	0.5	0.6	－	15	0.5	0.6	－	15	0.9	1.1	－	0.9	1.1	
6～7　（歳）	0.7	0.8	－	20	0.6	0.7	－	20	1.1	1.3	－	1.1	1.3	
8～9　（歳）	0.8	0.9	－	25	0.8	0.9	－	25	1.3	1.6	－	1.3	1.6	
10～11（歳）	1.0	1.1	－	30	1.0	1.1	－	30	1.6	1.9	－	1.6	1.9	
12～14（歳）	1.2	1.4	－	40	1.0	1.3	－	40	2.0	2.4	－	2.0	2.4	
15～17（歳）	1.2	1.5	－	50	1.0	1.3	－	45	2.0	2.4	－	2.0	2.4	
18～29（歳）	1.1	1.4	－	55	1.0	1.1	－	45	2.0	2.4	－	2.0	2.4	
30～49（歳）	1.1	1.4	－	60	1.0	1.1	－	45	2.0	2.4	－	2.0	2.4	
50～64（歳）	1.1	1.4	－	55	1.0	1.1	－	45	2.0	2.4	－	2.0	2.4	
65～74（歳）	1.1	1.4	－	50	1.0	1.1	－	40	2.0	2.4	－	2.0	2.4	
75以上（歳）	1.1	1.4	－	50	1.0	1.1	－	40	2.0	2.4	－	2.0	2.4	
妊　婦（付加量）					＋0.2	＋0.2	－	－				＋0.3	＋0.4	－
授乳婦（付加量）					＋0.3	＋0.3	－	－				＋0.7	＋0.8	－

① たんぱく質の推奨量を用いて算定した（妊婦・授乳婦の付加量は除く）
② ピリドキシン（分子量＝169.2）の重量として示した
③ シアノコバラミン（分子量＝1,355.37）の重量として示した

| | 葉酸 (μg/日)① | | | | | | | |
| 性　別 | 男　性 | | | | 女　性 | | | |
年齢等	推定平均必要量	推奨量	目安量	耐容上限量②	推定平均必要量	推奨量	目安量	耐容上限量②
0～5　（月）	－	－	40	－	－	－	40	－
6～11（月）	－	－	60	－	－	－	60	－
1～2　（歳）	80	90	－	200	90	90	－	200
3～5　（歳）	90	110	－	300	90	110	－	300
6～7　（歳）	110	140	－	400	110	140	－	400
8～9　（歳）	130	160	－	500	130	160	－	500
10～11（歳）	160	190	－	700	160	190	－	700
12～14（歳）	200	240	－	900	200	240	－	900
15～17（歳）	220	240	－	900	200	240	－	900
18～29（歳）	200	240	－	900	200	240	－	900
30～49（歳）	200	240	－	1,000	200	240	－	1,000
50～64（歳）	200	240	－	1,000	200	240	－	1,000
65～74（歳）	200	240	－	900	200	240	－	900
75以上（歳）	200	240	－	900	200	240	－	900
妊　婦（付加量）③④					＋200	＋240	－	－
授乳婦（付加量）					＋80	＋100	－	－

① プテロイルモノグルタミン酸（分子量＝441.40）の重量として示した
② 通常の食品以外の食品に含まれる葉酸（狭義の葉酸）に適用する
③ 妊娠を計画している女性，妊娠の可能性がある女性および妊娠初期の妊婦は，胎児の神経管閉鎖障害のリスク低減のために，通常の食品以外の食品に含まれる葉酸（狭義の葉酸）を400μg/日摂取することが望まれる
④ 付加量は，中期および後期にのみ設定した

(表11つづき)

性別	パントテン酸 (mg/日) 男性 目安量	女性 目安量	ビオチン (μg/日) 男性 目安量	女性 目安量	ビタミンC (mg/日)[1] 男性 推定平均必要量	推奨量	目安量	女性 推定平均必要量	推奨量	目安量
年齢等	目安量	目安量	目安量	目安量	推定平均必要量	推奨量	目安量	推定平均必要量	推奨量	目安量
0〜5 (月)	4	4	4	4	—	—	40	—	—	40
6〜11 (月)	5	5	5	5	—	—	40	—	—	40
1〜2 (歳)	3	4	20	20	35	40	—	35	40	—
3〜5 (歳)	4	4	20	20	40	50	—	40	50	—
6〜7 (歳)	5	5	30	30	50	60	—	50	60	—
8〜9 (歳)	6	5	30	30	60	70	—	60	70	—
10〜11 (歳)	6	6	40	40	70	85	—	70	85	—
12〜14 (歳)	7	6	50	50	85	100	—	85	100	—
15〜17 (歳)	7	6	50	50	85	100	—	85	100	—
18〜29 (歳)	5	5	50	50	85	100	—	85	100	—
30〜49 (歳)	5	5	50	50	85	100	—	85	100	—
50〜64 (歳)	5	5	50	50	85	100	—	85	100	—
65〜74 (歳)	6	5	50	50	80	100	—	80	100	—
75以上 (歳)	6	5	50	50	80	100	—	80	100	—
妊婦		5		50				＋10	＋10	—
授乳婦		6		50				＋40	＋45	—

[1] L-アスコルビン酸（分子量＝176.12）の重量で示した．特記事項：推定平均必要量は，ビタミンCの欠乏症である壊血病を予防するに足る最小量からではなく，心臓血管系の疾病予防効果および抗酸化作用の観点から算定
※ ビタミンCの妊婦と授乳婦の数値は付加量を示す

表12 多量ミネラルの食事摂取基準

性別	ナトリウム〔mg/日,（ ）は食塩相当量〔g/日〕〕[1] 男性 推定平均必要量	目安量	目標量	女性 推定平均必要量	目安量	目標量	カリウム (mg/日) 男性 目安量	目標量	女性 目安量	目標量
年齢等	推定平均必要量	目安量	目標量	推定平均必要量	目安量	目標量	目安量	目標量	目安量	目標量
0〜5 (月)	—	100 (0.3)	—	—	100 (0.3)	—	400	—	400	—
6〜11 (月)	—	600 (1.5)	—	—	600 (1.5)	—	700	—	700	—
1〜2 (歳)	—	—	(3.0未満)	—	—	(3.0未満)	900	—	900	—
3〜5 (歳)	—	—	(3.5未満)	—	—	(3.5未満)	1,000	1,400以上	1,000	1,400以上
6〜7 (歳)	—	—	(4.5未満)	—	—	(4.5未満)	1,300	1,800以上	1,200	1,800以上
8〜9 (歳)	—	—	(5.0未満)	—	—	(5.0未満)	1,500	2,000以上	1,500	2,000以上
10〜11 (歳)	—	—	(6.0未満)	—	—	(6.0未満)	1,800	2,200以上	1,800	2,000以上
12〜14 (歳)	—	—	(7.0未満)	—	—	(6.5未満)	2,300	2,400以上	1,900	2,400以上
15〜17 (歳)	—	—	(7.5未満)	—	—	(6.5未満)	2,700	3,000以上	2,000	2,600以上
18〜29 (歳)	600 (1.5)	—	(7.5未満)	600 (1.5)	—	(6.5未満)	2,500	3,000以上	2,000	2,600以上
30〜49 (歳)	600 (1.5)	—	(7.5未満)	600 (1.5)	—	(6.5未満)	2,500	3,000以上	2,000	2,600以上
50〜64 (歳)	600 (1.5)	—	(7.5未満)	600 (1.5)	—	(6.5未満)	2,500	3,000以上	2,000	2,600以上
65〜74 (歳)	600 (1.5)	—	(7.5未満)	600 (1.5)	—	(6.5未満)	2,500	3,000以上	2,000	2,600以上
75以上 (歳)	600 (1.5)	—	(7.5未満)	600 (1.5)	—	(6.5未満)	2,500	3,000以上	2,000	2,600以上
妊婦				600 (1.5)	—	(6.5未満)			2,000	2,600以上
授乳婦				600 (1.5)	—	(6.5未満)			2,200	2,600以上

[1] 高血圧および慢性腎臓病（CKD）の重症化予防のための食塩相当量の量は，男女とも6.0 g/日未満とした

（表12つづき）

	カルシウム（mg/日）							
性　別	男　性				女　性			
年齢等	推定平均必要量	推奨量	目安量	耐容上限量	推定平均必要量	推奨量	目安量	耐容上限量
0〜5（月）	－	－	200	－	－	－	200	－
6〜11（月）	－	－	250	－	－	－	250	－
1〜2（歳）	350	450	－	－	350	400	－	－
3〜5（歳）	500	600	－	－	450	550	－	－
6〜7（歳）	500	600	－	－	450	550	－	－
8〜9（歳）	550	650	－	－	600	750	－	－
10〜11（歳）	600	700	－	－	600	750	－	－
12〜14（歳）	850	1,000	－	－	700	800	－	－
15〜17（歳）	650	800	－	－	550	650	－	－
18〜29（歳）	650	800	－	2,500	550	650	－	2,500
30〜49（歳）	600	750	－	2,500	550	650	－	2,500
50〜64（歳）	600	750	－	2,500	550	650	－	2,500
65〜74（歳）	600	750	－	2,500	550	650	－	2,500
75以上（歳）	600	700	－	2,500	500	600	－	2,500
妊　婦（付加量）					＋0	＋0	－	－
授乳婦（付加量）					＋0	＋0	－	－

	マグネシウム（mg/日）							
性　別	男　性				女　性			
年齢等	推定平均必要量	推奨量	目安量	耐容上限量[1]	推定平均必要量	推奨量	目安量	耐容上限量[1]
0〜5（月）	－	－	20	－	－	－	20	－
6〜11（月）	－	－	60	－	－	－	60	－
1〜2（歳）	60	70	－	－	60	70	－	－
3〜5（歳）	80	100	－	－	80	100	－	－
6〜7（歳）	110	130	－	－	110	130	－	－
8〜9（歳）	140	170	－	－	140	160	－	－
10〜11（歳）	180	210	－	－	180	220	－	－
12〜14（歳）	250	290	－	－	240	290	－	－
15〜17（歳）	300	360	－	－	260	310	－	－
18〜29（歳）	280	340	－	－	230	270	－	－
30〜49（歳）	310	370	－	－	240	290	－	－
50〜64（歳）	310	370	－	－	240	290	－	－
65〜74（歳）	290	350	－	－	230	280	－	－
75以上（歳）	270	320	－	－	220	260	－	－
妊　婦（付加量）					＋30	＋40	－	－
授乳婦（付加量）					＋0	＋0	－	－

[1] 通常の食品以外からの摂取量の耐容上限量は，成人の場合350 mg/日，小児では5 mg/kg体重/日とした．それ以外の通常の食品からの摂取の場合，耐容上限量は設定しない

(表12つづき)

性　別	リン（mg/日）			
	男　性		女　性	
年齢等	目安量	耐容上限量	目安量	耐容上限量
0〜5（月）	120	−	120	−
6〜11（月）	260	−	260	−
1〜2（歳）	500	−	500	−
3〜5（歳）	700	−	700	−
6〜7（歳）	900	−	800	−
8〜9（歳）	1,000	−	1,000	−
10〜11（歳）	1,100	−	1,000	−
12〜14（歳）	1,200	−	1,000	−
15〜17（歳）	1,200	−	900	−
18〜29（歳）	1,000	3,000	800	3,000
30〜49（歳）	1,000	3,000	800	3,000
50〜64（歳）	1,000	3,000	800	3,000
65〜74（歳）	1,000	3,000	800	3,000
75以上（歳）	1,000	3,000	800	3,000
妊　婦			800	−
授乳婦			800	−

表13　微量ミネラルの食事摂取基準

性　別	鉄（mg/日）									
	男　性				女　性					
					月経なし		月経あり			
年齢等	推定平均必要量	推奨量	目安量	耐容上限量	推定平均必要量	推奨量	推定平均必要量	推奨量	目安量	耐容上限量
0〜5（月）	−	−	0.5	−	−	−	−	−	0.5	−
6〜11（月）	3.5	5.0	−	−	3.5	4.5	−	−	−	−
1〜2（歳）	3.0	4.5	−	25	3.0	4.5	−	−	−	20
3〜5（歳）	4.0	5.5	−	25	4.0	5.5	−	−	−	25
6〜7（歳）	5.0	5.5	−	30	4.5	5.5	−	−	−	30
8〜9（歳）	6.0	7.0	−	35	6.0	7.5	−	−	−	35
10〜11（歳）	7.0	8.5	−	35	7.0	8.5	10.0	12.0	−	35
12〜14（歳）	8.0	10.0	−	40	7.0	8.5	10.0	12.0	−	40
15〜17（歳）	8.0	10.0	−	50	5.5	7.0	8.5	10.5	−	40
18〜29（歳）	6.5	7.5	−	50	5.5	6.5	8.5	10.5	−	40
30〜49（歳）	6.5	7.5	−	50	5.5	6.5	9.0	10.5	−	40
50〜64（歳）	6.5	7.5	−	50	5.5	6.5	9.0	11.0	−	40
65〜74（歳）	6.0	7.5	−	50	5.0	6.0	−	−	−	40
75以上（歳）	6.0	7.0	−	50	5.0	6.0	−	−	−	40
妊婦（付加量）										
初期					＋2.0	＋2.5	−	−	−	−
中期・後期					＋8.0	＋9.5	−	−	−	−
授乳婦（付加量）					＋2.0	＋2.5	−	−	−	−

（表13つづき）

性　別	亜鉛（mg/日）							
	男　性				女　性			
年齢等	推定平均必要量	推奨量	目安量	耐容上限量	推定平均必要量	推奨量	目安量	耐容上限量
0〜5（月）	−	−	2	−	−	−	2	−
6〜11（月）	−	−	3	−	−	−	3	−
1〜2（歳）	3	3	−	−	2	3	−	−
3〜5（歳）	3	4	−	−	3	3	−	−
6〜7（歳）	4	5	−	−	3	4	−	−
8〜9（歳）	5	6	−	−	4	5	−	−
10〜11（歳）	6	7	−	−	5	6	−	−
12〜14（歳）	9	10	−	−	7	8	−	−
15〜17（歳）	10	12	−	−	7	8	−	−
18〜29（歳）	9	11	−	40	7	8	−	35
30〜49（歳）	9	11	−	45	7	8	−	35
50〜64（歳）	9	11	−	45	7	8	−	35
65〜74（歳）	9	11	−	40	7	8	−	35
75以上（歳）	9	10	−	40	6	8	−	30
妊　婦（付加量）					＋1	＋2	−	−
授乳婦（付加量）					＋3	＋4	−	−

性　別	銅（mg/日）							
	男　性				女　性			
年齢等	推定平均必要量	推奨量	目安量	耐容上限量	推定平均必要量	推奨量	目安量	耐容上限量
0〜5（月）	−	−	0.3	−	−	−	0.3	−
6〜11（月）	−	−	0.3	−	−	−	0.3	−
1〜2（歳）	0.3	0.3	−	−	0.2	0.3	−	−
3〜5（歳）	0.3	0.4	−	−	0.3	0.3	−	−
6〜7（歳）	0.4	0.4	−	−	0.4	0.4	−	−
8〜9（歳）	0.4	0.5	−	−	0.4	0.5	−	−
10〜11（歳）	0.5	0.6	−	−	0.5	0.6	−	−
12〜14（歳）	0.7	0.8	−	−	0.6	0.8	−	−
15〜17（歳）	0.8	0.9	−	−	0.6	0.7	−	−
18〜29（歳）	0.7	0.9	−	7	0.6	0.7	−	7
30〜49（歳）	0.7	0.9	−	7	0.6	0.7	−	7
50〜64（歳）	0.7	0.9	−	7	0.6	0.7	−	7
65〜74（歳）	0.7	0.9	−	7	0.6	0.7	−	7
75以上（歳）	0.7	0.8	−	7	0.6	0.7	−	7
妊　婦（付加量）					＋0.1	＋0.1	−	−
授乳婦（付加量）					＋0.5	＋0.6	−	−

(表13つづき)

	マンガン（mg/日）				
性　別	男　性		女　性		
年齢等	目安量	耐容上限量	目安量	耐容上限量	
0～5（月）	0.01	－	0.01	－	
6～11（月）	0.5	－	0.5	－	
1～2（歳）	1.5	－	1.5	－	
3～5（歳）	1.5	－	1.5	－	
6～7（歳）	2.0	－	2.0	－	
8～9（歳）	2.5	－	2.5	－	
10～11（歳）	3.0	－	3.0	－	
12～14（歳）	4.0	－	4.0	－	
15～17（歳）	4.5	－	3.5	－	
18～29（歳）	4.0	11	3.5	11	
30～49（歳）	4.0	11	3.5	11	
50～64（歳）	4.0	11	3.5	11	
65～74（歳）	4.0	11	3.5	11	
75以上（歳）	4.0	11	3.5	11	
妊　婦			3.5	－	
授乳婦			3.5	－	

	ヨウ素（μg/日）							
性　別	男　性				女　性			
年齢等	推定平均必要量	推奨量	目安量	耐容上限量	推定平均必要量	推奨量	目安量	耐容上限量
0～5（月）	－	－	100	250	－	－	100	250
6～11（月）	－	－	130	250	－	－	130	250
1～2（歳）	35	50	－	300	35	50	－	300
3～5（歳）	45	60	－	400	45	60	－	400
6～7（歳）	55	75	－	550	55	75	－	550
8～9（歳）	65	90	－	700	65	90	－	700
10～11（歳）	80	110	－	900	80	110	－	900
12～14（歳）	95	140	－	2,000	95	140	－	2,000
15～17（歳）	100	140	－	3,000	100	140	－	3,000
18～29（歳）	95	130	－	3,000	95	130	－	3,000
30～49（歳）	95	130	－	3,000	95	130	－	3,000
50～64（歳）	95	130	－	3,000	95	130	－	3,000
65～74（歳）	95	130	－	3,000	95	130	－	3,000
75以上（歳）	95	130	－	3,000	95	130	－	3,000
妊　婦（付加量）					＋75	＋110	－	－①
授乳婦（付加量）					＋100	＋140	－	－①

① 妊婦および授乳婦の耐容上限量は，2,000μg/日とした

（表13つづき）

性別	セレン（μg/日）							
	男　性				女　性			
年齢等	推定平均必要量	推奨量	目安量	耐容上限量	推定平均必要量	推奨量	目安量	耐容上限量
0～5（月）	－	－	15	－	－	－	15	－
6～11（月）	－	－	15	－	－	－	15	－
1～2（歳）	10	10	－	100	10	10	－	100
3～5（歳）	10	15	－	100	10	10	－	100
6～7（歳）	15	15	－	150	15	15	－	150
8～9（歳）	15	20	－	200	15	20	－	200
10～11（歳）	20	25	－	250	20	25	－	250
12～14（歳）	25	30	－	350	25	30	－	300
15～17（歳）	30	35	－	400	20	25	－	350
18～29（歳）	25	30	－	450	20	25	－	350
30～49（歳）	25	30	－	450	20	25	－	350
50～64（歳）	25	30	－	450	20	25	－	350
65～74（歳）	25	30	－	450	20	25	－	350
75以上（歳）	25	30	－	400	20	25	－	350
妊　婦（付加量）					＋5	＋5	－	－
授乳婦（付加量）					＋15	＋20	－	－

性別	クロム（μg/日）				モリブデン（μg/日）							
	男性		女性		男　性				女　性			
年齢等	目安量	耐容上限量	目安量	耐容上限量	推定平均必要量	推奨量	目安量	耐容上限量	推定平均必要量	推奨量	目安量	耐容上限量
0～5（月）	0.8	－	0.8	－	－	－	2	－	－	－	2	－
6～11（月）	1.0	－	1.0	－	－	－	5	－	－	－	5	－
1～2（歳）	－	－	－	－	10	10	－	－	10	10	－	－
3～5（歳）	－	－	－	－	10	10	－	－	10	10	－	－
6～7（歳）	－	－	－	－	10	15	－	－	10	15	－	－
8～9（歳）	－	－	－	－	15	20	－	－	15	15	－	－
10～11（歳）	－	－	－	－	15	20	－	－	15	20	－	－
12～14（歳）	－	－	－	－	20	25	－	－	20	25	－	－
15～17（歳）	－	－	－	－	25	30	－	－	20	25	－	－
18～29（歳）	10	500	10	500	20	30	－	600	20	25	－	500
30～49（歳）	10	500	10	500	25	30	－	600	20	25	－	500
50～64（歳）	10	500	10	500	25	30	－	600	20	25	－	500
65～74（歳）	10	500	10	500	20	30	－	600	20	25	－	500
75以上（歳）	10	500	10	500	20	25	－	600	20	25	－	500
妊　婦			10	－					＋0	＋0	－	－
授乳婦			10	－					＋3	＋3	－	－

※ モリブデンの妊婦と授乳婦の数値は付加量を示す

索 引

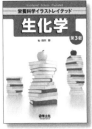
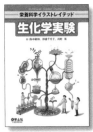
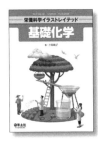
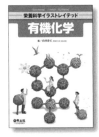
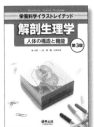
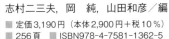
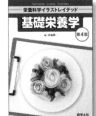
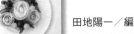
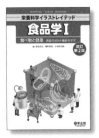
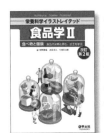

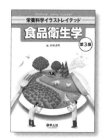

食品衛生学
第3版

田﨑達明／編

- 定価3,190円（本体2,900円＋税10％）
- 288頁　ISBN978-4-7581-1372-4

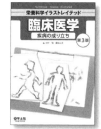

臨床医学
疾病の成り立ち
第3版

田中　明，藤岡由夫／編

- 定価3,190円（本体2,900円＋税10％）
- 320頁　ISBN978-4-7581-1367-0

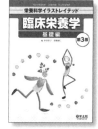

臨床栄養学
基礎編
第3版

本田佳子，曽根博仁／編

- 定価2,970円（本体2,700円＋税10％）
- 192頁　ISBN978-4-7581-1369-4

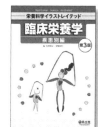

臨床栄養学
疾患別編
第3版

本田佳子，曽根博仁／編

- 定価3,080円（本体2,800円＋税10％）
- 328頁　ISBN978-4-7581-1370-0

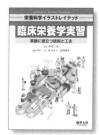

臨床栄養学実習
実践に役立つ技術と工夫

中村丁次／監，
栢下　淳，栢下淳子，北岡陸男／編

- 定価3,190円（本体2,900円＋税10％）
- 231頁　ISBN978-4-7581-1371-7

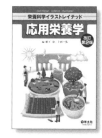

応用栄養学
改訂第2版

栢下　淳，上西一弘／編

- 定価3,080円（本体2,800円＋税10％）
- 255頁　ISBN978-4-7581-1364-9

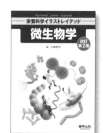

微生物学
改訂第2版

大橋典男／編

- 定価3,190円（本体2,900円＋税10％）
- 256頁　ISBN978-4-7581-1373-1

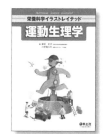

運動生理学

麻見直美，川中健太郎／編

- 定価3,080円（本体2,800円＋税10％）
- 224頁　ISBN978-4-7581-1356-4

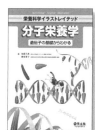

分子栄養学
遺伝子の基礎からわかる

加藤久典，藤原葉子／編

- 定価2,970円（本体2,700円＋税10％）
- 231頁　2色刷り
- ISBN978-4-7581-0875-1

栄養科学イラストレイテッド［演習版］ 2色刷り

生化学ノート 第3版
- 定価2,860円（本体2,600円＋税10％）
- 232頁　ISBN978-4-7581-1355-7

解剖生理学ノート
人体の構造と機能 第3版
- 定価2,860円（本体2,600円＋税10％）
- 231頁　ISBN978-4-7581-1363-2

基礎栄養学ノート
第4版
- 定価2,860円（本体2,600円＋税10％）
- 200頁　ISBN978-4-7581-1361-8

■ **編者プロフィール**

田地 陽一（たち よういち）東京家政大学栄養生理学研究室 教授　医学博士

茨城県水戸市出身．東京学芸大学教育学部卒業．同大学大学院修士課程教育学研究科修了，筑波大学大学院博士課程医学研究科修了．大阪歯科大学薬理学講座助手，戸板女子短期大学食物栄養科専任講師・助教授，鎌倉女子大学家政学部管理栄養学科准教授，東京家政大学栄養生理学研究室准教授などを経て2019年より現職．日本栄養・食糧学会参与．日本栄養改善学会評議員．第2回北関東糖尿病フォーラム研究奨励賞受賞．専門分野は「栄養学」「分子生物学」「スポーツ栄養学」など．主な著書（共著）に『改訂新版基礎栄養学』（アイ・ケイコーポレーション），『臨床栄養管理ポケット辞典』（建帛社），『栄養生化学』（メヂカルフレンド社），『管理栄養士国家試験問題の傾向と対策』（アイ・ケイコーポレーション）などがある．

※ 本書発行後の更新・追加情報，正誤表を，弊社ホームページにてご覧いただけます．
羊土社ホームページ　www.yodosha.co.jp/

栄養科学イラストレイテッド［演習版］

基礎栄養学ノート　第4版

2012 年 11 月 20 日　第 1 版 第 1 刷発行	編　集	田地陽一
2013 年　8 月 30 日　第 1 版 第 3 刷発行	発行人	一戸裕子
2014 年 12 月　1 日　第 2 版 第 1 刷発行	発行所	株式会社 羊 土 社
2016 年　2 月　5 日　第 2 版 第 2 刷発行		〒 101-0052
2016 年 12 月 15 日　第 3 版 第 1 刷発行		東京都千代田区神田小川町 2-5-1
2018 年　2 月 15 日　第 3 版 第 2 刷発行		TEL　　03 (5282) 1211
2020 年　3 月　1 日　第 4 版 第 1 刷発行		FAX　　03 (5282) 1212
2024 年　2 月 20 日　第 4 版 第 3 刷発行		E-mail　eigyo@yodosha.co.jp
		URL　　www.yodosha.co.jp/

ⓒ YODOSHA CO., LTD. 2020
　　Printed in Japan

ISBN978-4-7581-1361-8

フルーツデコレーション	根津有加里（Studio COUTURE）
表紙写真撮影	花田真知子
印刷所	大日本印刷株式会社

栄養科学イラストレイテッド［演習版］

基礎栄養学ノート 第4版

別冊 演習問題　解答&解説

- 本文中の各章末にある演習問題の解答と解説です．

- 解説の前の「○」「×」は設問文の正誤を表しています．解説文では正しい記述を示しています．

- 各解答&解説の後ろに本文中での参照ページを掲載していますので，そちらもご覧ください．

- なお本書の姉妹版であるテキスト「栄養科学イラストレイテッド　基礎栄養学　第4版」における参照ページも合わせて掲載しています．

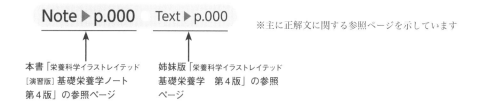

Note ▶ p.000　　Text ▶ p.000　　※主に正解文に関する参照ページを示しています

本書「栄養科学イラストレイテッド［演習版］基礎栄養学ノート第4版」の参照ページ

姉妹版「栄養科学イラストレイテッド基礎栄養学　第4版」の参照ページ

第1章　栄養の概念
（本文 p.10）

A1. 正解：1

- ○ a. 記述の通り.
- × b. 栄養素とは，生物が生命を維持するために摂取する物質のことである. 食品中には栄養素でないものも含まれる.
- × c. 生物は，食事より摂取した栄養素から生体成分を合成できる. これ以外にエネルギーも合成できる.
- ○ d. 記述の通り.

Note ▶ p.12　Text ▶ p.15, 18

A2. 正解：5

- × a. 摂取した栄養素は，生体内でエネルギー（ATP）に変換されたり，体成分となる.
- × b. 摂取した栄養素は，生体内において他の栄養素に転換される.
- ○ c. 栄養素の必要量は，他の栄養素の摂取量によって変わることがある. 例えば，糖質の摂取量が増えると，ビタミンB_1の必要量も増える. たんぱく質の摂取量が増えれば，ビタミンB_6の必要量も増える.
- ○ d. 栄養素には，遺伝子の発現を調節するものがある. 例えば，ビタミンDである. ビタミンDは，体内で活性型ビタミンDとなり，標的細胞のビタミンD受容体に結合し遺伝子発現に影響を及ぼす. 具体的には，小腸においてカルシウム結合たんぱく質の合成を促進して，カルシウム吸収を促進する.

Note ▶ p.12, 128　Text ▶ p.15, 135, 138

A3. 正解：1

- ○ (1) 記述の通り.
- × (2) クレブスは，クエン酸回路およびオルニチン回路を発見した. 呼吸が燃焼と同じ現象であることを明らかにしたのはラボアジェである.
- × (3) ラボアジェは，前述の（2）の通り. 米ぬか の抗脚気因子をビタミンと命名したのはフンクである.
- × (4) フンクは前述の（3）の通り. ビタミンの命名，およびビタミンB_1を発見した. 不可欠アミノ酸（必須アミノ酸）はローズである.
- × (5) ローズは，前述の（4）の通り. クエン酸が酸化されてオキサロ酢酸になる回路を発見したのはクレブスである.

Note ▶ p.14〜16　Text ▶ p.16, 18

A4. 正解：4

- × (1) ベルナールは，脂肪を脂肪酸とグリセロールに分ける作用が膵液にあることを発見し，後のリパーゼ発見に貢献した人物である. 牛乳から糖質，脂質，たんぱく質を分離したのはプラウトである.
- × (2) ルブネルは，1 gあたりの消費熱量を，糖質4.1 kcal，脂質9.3 kcal，たんぱく質4.1 kcalと定めた. また特異動的作用（SDA）の発見者でもある. 食品中の窒素がたんぱく質に由来することを発見したのはリービヒである.
- × (3) エイクマンは，白米飼育で脚気になったニワトリが，米ぬか摂取で回復することを確認し，ビタミンB_1発見に貢献した人物である. ノーベル賞受賞でもある. エネルギー代謝の研究に貢献した人物は，ラボアジェやアトウォーターなど多くいるため，特定することは難しい.
- ○ (4) 記述の通り.
- × (5) プラウトは，牛乳から糖質，脂質，たんぱく質を分離し三大栄養素の概念を提唱した人物である. 米ぬかの抗脚気因子をビタミンと命名したのはフンクである.

Note ▶ p.14〜16　Text ▶ p.16, 18

A5. 正解：4

- × (1) クワシオルコルは，総エネルギーの欠乏に加え，特にたんぱく質の欠乏により起こる. 典型的な症状は腹部の膨張である.
- × (2) マラスムスは，総エネルギーの欠乏による

エネルギー欠乏症である．典型的な症状は著しい体重減少を伴う衰弱である．

× (3) 頭蓋内圧亢進はビタミンB_1ではなく，<u>ビタミンA</u>によって引き起こされる（第7章参照）．

○ (4) **ビタミンDの過剰摂取により，カルシウムの吸収が必要以上に高まり，高カルシウム血症を引き起こす．高カルシウム血症の症状は，多飲多尿，倦怠感，吐き気，便秘，衰弱などである．**

× (5) ペラグラは，<u>水溶性ビタミンのナイアシン欠乏</u>によって起こる皮膚炎である．

Note ▶ p.17, 129　Text ▶ p.18, 126〜133

A6.　正解：4

× (1) 前述のA5の（1）と同じである．

× (2) 脂質の過剰と貧血は無関係である．脂質を過剰に摂取した場合，<u>肥満症やメタボリックシンドローム，脂質異常症</u>などの病態と関連が考えられる．貧血は，鉄の欠乏により鉄欠乏性貧血を生じる．

× (3) 前述のA5の（3）と同じである．

○ (4) **カルシウムを豊富に含む牛乳の大量摂取とともにアルカリ性の制酸剤（胃薬）を同時に摂取した場合，ミルクアルカリ症候群になる場合がある．ミルクアルカリ症候群は，高カルシウム血症となり倦怠感や内臓組織の病的な石灰化などを生じるものである．**

× (5) ヘモクロマトーシスは<u>鉄の過剰摂取により</u>生じる病気である．諸臓器の細胞に過剰に鉄が沈着し，その結果それぞれの臓器の細胞障害を生じるものである．一方，<u>銅の過剰症</u>には，ウィルソン病がある．ウィルソン病は，遺伝性の疾患で体内に銅が蓄積することにより，脳・肝臓・腎臓・眼などに障害が生じる病気である．

Note ▶ p.17, 128, 139　Text ▶ p.18, 127, 143, 144

A7.　正解：2

○ a. **2型糖尿病に限らず，生活習慣病に関連する遺伝子は，必ず複数存在する．**

× b. 2型糖尿病のように複数の関連遺伝子と環境因子が複雑に絡み合って発症する病気を多因子疾患という．こうした疾患の場合，<u>食生活のような環境因子を変えることによって，発症する確率は変化する</u>．

× c. aで解説したように，肥満も2型糖尿病同様で，<u>関連する遺伝子は複数存在する</u>．

○ d. **記述の通り．**

Note ▶ p.21, 22　Text ▶ p.24

A8.　正解：5

× a. <u>遺伝子多型はすべて先天的な変異である</u>．

× b. <u>倹約遺伝子とは基礎代謝が低下し，エネルギー消費を節約できるように変異した仮説的遺伝子である</u>．

○ c. **遺伝子配列内で実際に体の設計図にならないイントロンという領域がある．このイントロン内に存在する配列の個人差も遺伝子多型である．しかし，設計図として使われないため，たんぱく質の機能変化にも体質の違いにも影響を与えないのである．**

○ d. **記述の通り．**

Note ▶ p.21〜23　Text ▶ p.22〜25

A9.　正解：4

× (1) <u>倹約（節約）遺伝子は，エネルギーを倹約（節約）させる仮説の遺伝子である</u>．

× (2) 2型糖尿病の発症には，<u>遺伝素因は大きくかかわる</u>．

× (3) <u>ヒト遺伝子の塩基配列には，個人差はある．その個人差が体質の差を生じさせる</u>．

○ (4) **記述の通り．**

× (5) <u>遺伝子の一塩基多型（SNP）は，生まれてから生涯変わることはない</u>．

Note ▶ p.22, 23　Text ▶ p.24

A10.　正解：5

× a. <u>遺伝子一塩基多型を含め，遺伝子多型はすべて先天的に親から受け継がれる遺伝子変</u>

異である．

× b. 生活習慣病の遺伝素因があっても，生活習慣を改善すれば発症リスクは低下する．

○ c. 記述の通り．

○ d. 記述の通り．前述の A8 の c と同じである．

Note ▶ p.21, 22 Text ▶ p.22〜24

第 2 章　食物の摂取
（本文 p.27）

A1. 正解：2

× (1) 食欲は，血漿グルコース濃度の影響を受ける．血漿グルコース濃度が高ければ，満腹中枢を刺激し食欲を低下させる．

○ **(2) ストレスによって食欲は低下する．**

× (3) 食欲は，レプチンによって抑制される．

× (4) 食欲は，アルコール摂取の影響を受ける．アルコール摂取により食欲は増進する．

× (5) 食欲は，大脳機能の影響を受ける．

Note ▶ p.29〜32 Text ▶ p.29〜31

A2. 正解：4

× (1) 出生以後の食経験によって形成される感覚は食欲である．空腹は，食物を長時間摂取しなかった場合に生じる生理的現象である．

× (2) 生命維持のために備わった不快感を伴う感覚は空腹感である．

× (3) 胃に食物が入ったときに興奮するのは満腹中枢である．

○ **(4) 動脈中のグルコース濃度が静脈中のグルコース濃度に比べて十分高く，差が大きいとき，つまり摂食時には，満腹感が生じる．**

× (5) レプチンは，食欲を抑制する．

Note ▶ p.29〜32 Text ▶ p.29〜31

A3. 正解：2

× (1) 空腹時には，血中の遊離脂肪酸が増加する．

○ **(2) 記述の通り．**

× (3) 味は，甘味，酸味，苦味，塩味，うま味の5つを基本味とする．解剖生理学で学ぶ内容である．

× (4) 食欲の中枢は，間脳の視床下部に存在する．

× (5) レプチンは，摂食を抑制する．

Note ▶ p.31, 32, 34 Text ▶ p.30〜34

A4. 正解：3

× (1) グルコース濃度の上昇により，満腹感が生じる．

× (2) 遊離脂肪酸濃度の上昇により，空腹感が生じる．

○ **(3) 記述の通り．インスリンが分泌されるときは，血糖値の高いときである．**

× (4) レプチンは，食欲を抑制する．

× (5) グレリンは，食欲を促進する．

Note ▶ p.31, 32 Text ▶ p.31〜34

A5. 正解：1

○ **(1) 記述の通り．**

× (2) サーカディアンリズムとは，主に明暗サイクルにより形成される約 1 日周期の生体リズムである．

× (3) メラトニン分泌は明暗の周期に依存して，昼間に低下し夜間に上昇するサーカディアンリズムを示す．

× (4) 体温は早朝に最も低く，夕刻午後 4〜6 時頃に最も高くなる．

× (5) 成長ホルモンは，夜，入眠直後に上昇する．

Note ▶ p.34 Text ▶ p.34, 35

A6. 正解：3

○ (1) 記述の通り．摂食中枢と満腹中枢は，間脳の視床下部にある．

○ (2) 記述の通り．レプチンは，脂肪細胞から分泌されるペプチドホルモンであり，アディ

ポサイトカインの一種である.

× (3) セロトニンは，食欲を<u>抑制する</u>.

○ (4) 記述の通り．コルチゾールの血中濃度は，朝目覚めた後に最高値を示す.

○ (5) 記述の通り．消化酵素の活性は，明暗よりも摂食サイクルに同調して日内変動する.

Note ▶ p.31〜34　　Text ▶ p.31〜35

A7. 正解：2，5

× (1) 摂食行動は，ストレスの<u>影響を大きく受ける</u>．食べる行為とストレスは，密接に関係している.

○ **(2) 記述の通り．迷走神経とは，脳から腹部にまで達して消化管に分布している副交感神経である．胃壁の伸展が迷走神経を介して満腹中枢に伝えられて満腹感が得られるなど，さまざまな消化管の要因により，食欲が調節されている.**

× (3) 摂食中枢は，動脈中と静脈中のグルコース濃度の差が<u>なくなってくると</u>興奮する．満腹中枢は，食後，動脈中のグルコース濃度が上昇し，静脈中のグルコース濃度との差が大きくなると，興奮する.

× (4) レプチン分泌は，体脂肪率が上昇すると<u>増加する</u>．脂肪貯蔵量が多ければ多いほど，レプチン分泌量は増加する．肥満者ではレプチン分泌量が非常に多くなり耐性ができて効かなくなることが知られている（レプチン抵抗性）.

○ **(5) 消化酵素の日内リズム（サーカディアンリズム）は，食事の影響を受ける．食事を摂ることで，消化酵素は分泌される．つまり摂食の周期性に対して，消化酵素分泌のリズムは同調する.**

Note ▶ p.29〜32，34　　Text ▶ p.29，31，33，35

A8. 正解：3

× (1) 食欲は，<u>不快感を伴う感覚ではない</u>．不快感を伴うのは，<u>空腹感</u>である.

× (2) 血中グルコース濃度の上昇により，満腹中枢が刺激を受けて満腹感が生じるため，食

欲は<u>抑制される</u>．食欲は，血中グルコース濃度の低下により促進される.

○ **(3) 記述の通り．例えば，脂肪細胞から分泌されるレプチンは摂食を抑制し，胃から分泌されるグレリンは摂食を促進する.**

× (4) 摂食行動は，<u>間脳の視床下部</u>において調節されている．視床下部の満腹中枢と摂食中枢によって調節されている.

× (5) 摂食行動は，迷走神経刺激の影響を受ける．迷走神経は，脳神経のなかで唯一，腹部にまで達しており，消化管に分布している．例えば，迷走神経は，胃壁の伸展を満腹中枢に伝え，胃の収縮を摂食中枢に伝えることで，摂食行動に影響を与えている．また，グレリンは迷走神経を介して摂食を促進する.

Note ▶ p.29，31，32　　Text ▶ p.29〜31

A9. 正解：4

× (1) 味覚は，摂食行動に影響する．食欲は，視覚，聴覚，嗅覚，触覚，<u>味覚</u>を介した食物刺激や食物に関する想像・記憶によるとされ，摂食行動に大きくかかわる.

× (2) 味覚の閾値は，加齢に伴って<u>高くなる</u>．味覚の閾値とは，味の違いのわかる最小値のことで，加齢に伴って上昇し，味覚の感受性は低下する．高齢者は若年者に比べて，特に塩味の閾値が上昇しており感受性が低くなっていることが知られる．解剖生理学で学ぶ内容である.

× (3) 甘味の感覚は，<u>糖質</u>を認識することによる．ミネラルを認識させるのは塩味である．解剖生理学で学ぶ内容である.

○ **(4) 不規則な食生活によって，生体リズムの乱れが生じる．逆に，時差ボケや昼夜交代勤務制による生体リズムの乱れは，環境時間にあわせた規則正しい食事によって回復を早めることができる.**

× (5) 食物の消化・吸収に，<u>日内リズム（サーカディアンリズム）はある</u>．食物の消化・吸収，代謝機能のサーカディアンリズムは，摂食サイクルに大きな影響を受ける.

Note ▶ p.30，34　　Text ▶ p.31，34

A10.　正解：2

× （1）レプチンは，脂肪細胞から分泌され，摂食抑制作用を有するペプチドホルモンである.

○ （2）サーカディアンリズム（日内リズム）は，摂食行動によって影響を受ける．規則正しい食事によって，サーカディアンリズムを規則正しく維持することが，生体のホメオスタシスを健康的に維持するうえで重要である.

× （3）新生児には，サーカディアンリズムが形成されていない．生後3～4カ月でサーカディアンリズムが形成される.

× （4）メラトニンは，松果体から分泌される.

× （5）欠食により，食事誘発性熱産生は減少する．食事誘発性熱産生の減少は，肥満の原因となる.

Note ▶ p.32, 34, 36　Text ▶ p.32～36

第3章　消化・吸収と栄養素の体内動態 （本文 p.39）

A1.　正解：3

× （1）脂肪は，胃で消化される．胃の主細胞から胃リパーゼが分泌され，胃で脂質の一部が消化される.

× （2）胃酸とペプシノーゲンは，異なる細胞から分泌される．胃酸は壁細胞から，ペプシノーゲンは主細胞から分泌する.

○ （3）記述の通り.

× （4）脂溶性ビタミンの吸収には，胆汁酸を必要とする．脂溶性ビタミンは，他の脂質同様，胆汁酸とミセルを形成する.

× （5）ビタミンB_{12}は，回腸で吸収される．また，ビタミンB_{12}の吸収には，胃の壁細胞から分泌される糖たんぱく質（内因子）との結合が必要である.

Note ▶ p.45, 46, 58, 64, 65　Text ▶ p.45 ,46 ,59, 61, 62

A2.　正解：2

× （1）唾液には，たんぱく質の消化酵素が含まれていない．唾液に含まれるのは，糖質と脂質の消化酵素である.

○ （2）視覚，嗅覚，聴覚および味覚の刺激により，迷走神経（副交感神経）を介して消化液の分泌が促進される.

× （3）膵液には，二糖類の消化酵素が含まれていない．二糖類の消化酵素が存在するのは小腸微絨毛膜である.

× （4）膵液の分泌は，絶食によって抑制される．膵液の分泌は，食事摂取が刺激となり消化管ホルモンによって亢進する.

× （5）胆汁には，消化酵素が含まれていない．脂質の消化吸収を助ける胆汁酸が含まれている.

Note ▶ p.44, 48, 50　Text ▶ p.45, 47, 49, 50

A3.　正解：1

○ （1）記述の通り.

× （2）でんぷんがα－アミラーゼによって消化されると，二糖類，少糖類，α－限界デキストリンなどが生じる.

× （3）ジペプチドは，そのままの形で吸収される．H^+とともに能動輸送される.

× （4）中鎖脂肪酸で構成されたトリアシルグリセロール（トリグリセリド）は，リパーゼの作用によりグリセロールと中鎖脂肪酸に分解され，（ミセルを形成せずに）吸収される.

× （5）コレステロールの吸収は，胆汁分泌により促進される．吸収には胆汁酸とのミセルの形成が必須である.

Note ▶ p.44, 54, 58, 60　Text ▶ p.52, 56, 57, 59, 61

A4.　正解：2

○ a.　記述の通り.

× b.　見かけの消化吸収率は，真の消化吸収率よりも低い値を示す.

○ c.　記述の通り．糞中には腸内細菌や消化液など窒素を含む内因性の成分が含まれる.

× d.　真の消化吸収率は，糞中内因性排泄量を考慮して算出する.

Note ▶ p.66, 67　Text ▶ p.65

A5.　正解：2

× （1）でんぷんの消化は，口腔からはじまる．

○ **（2）記述の通り．セクレチンが分泌されるためである．**

× （3）脂肪の胃内滞留時間は，糖質よりも長い．脂質の分解産物がコレシストキニンやGIPなどの消化管ホルモンの分泌を刺激し，胃の運動を抑制するためである．

× （4）消化管ホルモンの分泌は，消化産物の影響を受ける．

× （5）膵臓から分泌されるたんぱく質の消化酵素は，プロ酵素である．

Note ▶ p.41, 49, 52, 59, 60　Text ▶ p.45, 47, 52, 59

A6.　正解：3

× （1）糖質は，単糖（単糖類）として吸収される．

× （2）アミノ酸は，ナトリウムの存在により吸収が促進される．ナトリウムとともに能動輸送される．

○ **（3）ラクトースの構成単糖であるグルコースとガラクトースは，どちらもナトリウムとともに能動輸送される．**

× （4）ジペプチドの吸収は，H⁺の存在によって促進される．

× （5）トリアシルグリセロールを構成するオレイン酸は，リンパ管に取り込まれる．オレイン酸は炭素数18の長鎖脂肪酸である．

Note ▶ p.54, 55, 59　Text ▶ p.52, 55, 59

A7.　正解：4

× （1）グルコースとフルクトースの輸送体は異なる．フルクトースはGLUT5（促進拡散型），グルコースはSGLT1（能動輸送，Na⁺と共輸送）を介して細胞内に輸送される．

× （2）小腸上皮細胞内で再合成されたトリアシルグリセロール（トリグリセリド）は，その細胞内でカイロミクロンを形成する．

× （3）フルクトースの取り込みは，Na⁺を必要としない．Na⁺が必要なのは，構成糖である

グルコースとガラクトースである．

○ （4）記述の通り．還元性のあるビタミンCの摂取は，食品中に3価鉄として存在する非ヘム鉄の吸収を高める．

× （5）葉酸は，モノグルタミン酸型として吸収される．食物中の葉酸の多くは，ポリグルタミン酸型として存在しているが，小腸微絨毛膜に局在する葉酸コンジュガーゼという酵素によって加水分解され，モノグルタミン酸型となって吸収される．

Note ▶ p.53, 60, 65　Text ▶ p.53, 54, 60, 63, 64

A8.　正解：2

× （1）食塊を破砕・混合する消化は，物理的消化（機械的消化）である．その他，管腔内消化には，消化酵素による化学的消化や大腸内の微生物による生物学的消化がある．

○ **（2）味覚や嗅覚などの刺激によって迷走神経（副交感神経）が興奮すると，胃液分泌が促進される．**

× （3）ガストリン分泌は，胃に食塊が入ると促進され，壁細胞からの胃酸分泌，および主細胞からのペプシノーゲンの分泌を促進する．

× （4）セクレチン分泌は，胃内容物が小腸に入ると促進される．セクレチンは，膵臓にはたらきかけ，炭酸水素イオンに富む大量の膵液を分泌させる．

× （5）胆汁酸分泌は，コレシストキニンにより促進される．ガストリンは胆汁酸分泌には影響しない．

Note ▶ p.43, 45, 51　Text ▶ p.43, 50

A9.　正解：1

× **（1）フルクトースの吸収上皮細胞への取り込みは，グルコースの存在によって影響を受けない．グルコースとフルクトースの輸送体は異なる．**

○ （2）～（5）記述の通り．

Note ▶ p.45, 52, 53, 62, 65　Text ▶ p.52, 58, 61

A10.　正解：1，5

× （1）ペプシノーゲンは，胃酸（HCl）やペプシンによって活性化される.

○ （2）〜（4）記述の通り.

× （5）胃におけるたんぱく質の消化酵素は，ペプシンである.

Note ▶ p.45, 58, 61　　Text ▶ p.40, 45, 50, 53, 61

第4章　炭水化物の栄養
（本文 p.70）

A1.　正解：3

× （1）脳におけるグルコースの利用にとって血糖値の影響は大きい. 脳は，少量のケトン体を除き基本的にグルコースのみをエネルギー源としている. しかし，脳組織細胞のグリコーゲン（グルコースの体内貯蔵物質）の貯蔵量はきわめて少ないため，血液からグルコースを供給しなければならない.

× （2）グルコースからエネルギー物質であるATP（アデノシン三リン酸）を生合成する際，ビタミンB_1が補酵素として必要となる.

○ （3）記述の通り. 空腹時に比べて食後の方が肝臓におけるグルコースの量が増え，ATP合成やグリコーゲン合成のための利用が増える.

× （4）グルカゴンは血糖値が低下した際，血糖値を上昇させるはたらきのあるホルモンである. したがって，血糖値が低下すると，グルカゴン分泌は促進する. グルカゴンと同様，血糖値を上げるはたらきをするホルモンとしてアドレナリン，成長ホルモン，チロキシン，グルココルチコイド（糖質コルチコイド）などがある. 血糖値が上昇した場合，血糖値を下げるはたらきができるのはインスリンのみである.

× （5）骨格筋，脂肪組織，肝臓などにグルコースの取り込みを行わせるのはインスリンである. インスリンの分泌が増えるのは，空腹時ではなく，食後に血糖値が上昇したときである.

Note ▶ p.74, 77, 79, 80　　Text ▶ p.71〜75

A2.　正解：2

× （1）脳でのケトン体の利用が増大するのは，食後ではなく空腹時および飢餓状態である.

○ （2）記述の通り. 肝臓において，アミノ酸からグルコースの産生が活発に行われるようになるのは食後ではなく空腹時である. アミノ酸からグルコースがつくられる経路をグルコース・アラニン回路という. これは糖新生の一種である. 糖質を多く含む食事後，アミノ酸からグルコースの産生は必要がないため抑制される.

× （3）抑制ではなく，促進される.

× （4）筋肉で血液中へのアミノ酸の放出が増大するのは，血糖値の下がった空腹時である.

× （5）血液中への脂肪酸の放出が増大するのは，食後ではなく，血糖値の下がった空腹時である.

Note ▶ p.75, 80〜82　　Text ▶ p.72, 75〜77

A3.　正解：2

○ a.　記述の通り. インスリンは，脂肪組織へのグルコースの取り込みを促進するばかりでなく，脂肪組織内で中性脂肪（トリアシルグリセロール）の合成の促進も行う.

× b.　糖質を十分に摂取すれば，糖質がエネルギー源として使われるために，たんぱく質はエネルギー源として使わなくてすむ. 結果的にたんぱく質本来の機能であるたんぱく質合成に効率的に使用できることになる.

○ c.　aの解説と同じ.

× d.　筋肉のグリコーゲンは運動エネルギーのみに使用されるため，血中に放出されず血糖値の上昇に貢献できない. 血糖値の上昇を担うのは肝臓のグリコーゲンである.

Note ▶ p.74, 77, 78　　Text ▶ p.73, 74, 76

A4.　正解：2

× （1）肝臓のグリコーゲン分解は，門脈中のグル

コース濃度の上昇によって<u>抑制される</u>.

○ (2) 記述の通り.

× (3) 筋肉のグリコーゲン合成は，アドレナリンによって<u>抑制される</u>.筋肉のグリコーゲン合成を促進するホルモンは<u>インスリン</u>である.

× (4) 脂肪酸からグルコースを産生する（糖新生）ことは<u>できない</u>.飢餓時に糖新生の材料となるのは，①乳酸，②アミノ酸，③グリセロールである.

× (5) 赤血球では，グルコースから乳酸が<u>産生される</u>.赤血球にはミトコンドリアがないため解糖系によるエネルギー産生が行われており，この際乳酸が産生される.

Note ▶ p.77, 80〜82　Text ▶ p.73, 75〜77

A5. 正解：1

○ a. 記述の通り.コリ回路とは低血糖時に乳酸からグルコースを産生する糖新生回路の1つである.

○ b. 記述の通り.具体的な材料はアミノ酸である.

× c. ペントースリン酸回路は，エネルギー産生に関与しないグルコースの代謝経路で，<u>NADPH</u>と<u>リボース5-リン酸</u>を供給する.

× d. グルクロン酸経路（ウロン酸回路）は，<u>UDP-グルクロン酸</u>を生成し，このUDP-グルクロン酸が，薬物や毒物と抱合して体外への排泄を促進している.核酸合成のためのリボースを供給するのは前述の<u>ペントースリン酸回路</u>である.

Note ▶ p.76, 80　Text ▶ p.72, 76

A6. 正解：3

× (1) 筋肉グリコーゲンは，分解されて血中グルコースになることは<u>できない</u>.A3d参照.血糖調節のために分解されて血中グルコースになることができるのは，<u>肝臓グリコーゲン</u>だけである.

× (2) 脂肪酸は，グルコースの合成材料に<u>なれない</u>.つまり脂肪酸は糖新生には使用できない.この事実も非常に重要なので明確に覚

えておかなければならない.ちなみに，トリグリセリド（トリアシルグリセロール，中性脂肪）が分解されて生成されたグリセロールは，グルコースの合成材料になれる.つまりグリセロールは糖新生の合成材料になれる.

○ (3) 記述の通り.糖新生の材料として重要なものが2つあり，1つは乳酸でもう1つはアミノ酸である.詳細はA5a，bを参照.

× (4) グルカゴンは，血糖値を<u>上昇させる</u>.アドレナリンも血糖値を上昇させる.血糖値を低下させるのはインスリンだけである.

× (5) インスリンは，血中グルコースの脂肪組織への取り込みを<u>促進する</u>.インスリンは，脂肪組織のみならず，筋肉や肝臓などにも血中グルコースの取り込みを促進する.その結果として，血糖値が下がるのである.

Note ▶ p.77, 78　Text ▶ p. 73, 75, 77

A7. 正解：5

× (1) 空腹時ではなく，食後にグルコースからの脂肪酸合成が促進される.

× (2) 空腹時には，アミノ酸からのグルコース合成が促進される.これは糖新生の主要なものであり，グルコース・アラニン回路という.

× (3) 糖質摂取量の増加は，ビタミンB_1必要量を<u>増加させる</u>.

× (4) 筋肉グリコーゲンは，脳のエネルギー源として<u>利用できない</u>.A3d参照.

○ (5) 記述の通り.急激な運動時には，ミトコンドリアにおける好気的なエネルギー産生だけではエネルギーが不足する.そのため，嫌気的なエネルギー産生でATPを合成し，その過程でグルコースから乳酸が生成される.

Note ▶ p.74, 77, 79, 80　Text ▶ p.71, 73, 75

A8. 正解：5

× (1) 重量あたりに発生するエネルギーは糖質より脂質の方が大きい.糖質の重量あたりに発生するエネルギー量は約4 kcal.脂質の重量あたりに発生するエネルギー量は約9

kcal.

× (2) グルコースからの ATP 産生には，ビタミン C ではなく<u>ビタミン B₁</u> が必要である.

× (3) 体内のグリコーゲン貯蔵総量は，食事での<u>糖質摂取量が多くなるほど多くなる</u>.

× (4) 筋肉グリコーゲンの分解は，アドレナリン（エピネフリン）の影響を受けない. 肝臓グリコーゲンの分解は，アドレナリン（エピネフリン）により促進され，その結果産生されたグルコースにより血糖値が上昇する.

○ (5) 記述の通り. 発酵によって生成された短鎖脂肪酸は，0〜2 kcal/g のエネルギー源として利用されるばかりでなく腸内細菌叢（腸内フローラ）の改善にも貢献する.

Note ▶ p.14, 73, 74, 79, 84　Text ▶ p.16, 70, 71, 75, 82

A9.　正解：1

○ (1) **記述の通り. ペクチンは不溶性および水溶性食物繊維の両方の性質を有しており，血清コレステロール濃度を低下させる.**

× (2) 糖アルコールは，口腔内細菌によって<u>利用されない</u>. 糖アルコールのキシリトールはう蝕（虫歯）予防作用があるが口腔内細菌は関与しない.

× (3) 食物繊維の大部分は，<u>大腸内</u>で腸内細菌により嫌気的発酵をうける.

× (4) 日常摂取している食物繊維の大部分は難消化性の糖質（多糖類）である.

× (5) 難消化性オリゴ糖の過剰摂取では，高浸透圧性の<u>下痢</u>が誘発される.

Note ▶ p.82〜84　Text ▶ p.79〜82

A10.　正解：3

○ (1) 難消化性糖質とは難消化性オリゴ糖と糖アルコールのことをさすことが多い. 糖アルコールのキシリトールは，う蝕（虫歯）発生のリスクを下げることが知られている.

○ (2) 記述の通り.

× (3) **不溶性食物繊維は，大腸蠕動運動を<u>促進する</u>.**

○ (4) 記述の通り.

○ (5) 食物繊維は，大腸の腸内細菌により発酵を受けるとプロピオン酸，酪酸，カプロン酸などの短鎖脂肪酸を生成する. この短鎖脂肪酸の一部は生体内に吸収され，エネルギー源として利用される.

Note ▶ p.84, 85　Text ▶ p.81, 82

第5章　脂質の栄養
（本文 p.88）

A1.　正解：4

× a. 食事由来のトリアシルグリセロール（トリグリセリド）の大半は，脂肪組織細胞の中で蓄積される. リポたんぱく質であるカイロミクロンに取り込まれリンパ管を経て血管へと合流する. その後，末梢血管に到達するとリポたんぱく質リパーゼの作用で分解され，カイロミクロンから脂肪組織に移される.

○ b. **記述の通り. 空腹時に血糖値が下がると，血糖上昇ホルモンであるグルカゴン，アドレナリン，成長ホルモン，チロキシンなどが分泌され，血糖値を高める. また，これらの血糖上昇ホルモンは，脂肪組織のホルモン感受性リパーゼにもはたらきかけ，トリアシルグリセロール（トリグリセリド）を分解し，脂肪酸とグリセロールを血液中に放出する.**

○ c. **記述の通り. 脂肪酸（遊離脂肪酸を含む）からグルコースが合成されることはない. これはしっかりと覚えておかねばならない. しかし，トリアシルグリセロール（トリグリセリド，中性脂肪）の分解によって生じたグリセロールは肝臓において糖新生の材料となり，グルコース合成へと使われる.**

× d. 増大するということはない. <u>ほぼ変化しない</u>.

Note ▶ p.103〜105　Text ▶ p.98

A2. 正解：3

○ a. 記述の通り.

× b. VLDLのトリアシルグリセロール（トリグリセリド）は，活性化されたリポたんぱく質リパーゼ（LPL）により分解され，脂肪細胞に取り込まれる．取り込まれた脂肪酸やグリセロールは，トリアシルグリセロール（トリグリセリド）に再合成されて貯蔵される．

× c. LDLは，肝外組織にコレステロールを輸送するリポたんぱく質である．

○ d. 記述の通り.

Note ▶ p.100～103 　Text ▶ p.95～98

A3. 正解：2

○ a. 脳のエネルギー源は，原則グルコースであるが，飢餓状態ではケトン体もエネルギー源として使われる.

× b. 脂肪組織におけるトリアシルグリセロール（トリグリセリド）の分解は，絶食により促進される．詳細はA1bの通り.

○ c. 記述の通り.

× d. 肝臓におけるコレステロールの合成は，食事性コレステロールが多いと抑制される．これはコレステロール合成におけるフィードバック調節の1つと考えられる.

Note ▶ p.75, 98, 104, 106 　Text ▶ p.72, 93, 99, 101

A4. 正解：4

× （1）脂肪組織におけるトリアシルグリセロール（トリグリセリド）の分解が亢進するのは，空腹時である．これは，A1bで解説したホルモン感受性リパーゼの活性化によるものである.

× （2）食事直後には，カイロミクロンのトリグリセリドが脂肪組織に取り込まれる．カイロミクロンにはコレステロールは少量しか含まれていない.

× （3）血中の遊離脂肪酸濃度が上昇するのは食事直後ではなく空腹時である．これもA1bで解説したホルモン感受性リパーゼの活性化

によるものである.

○ （4）記述の通り．絶食によって，血糖値が低下し，脂質によるエネルギー産生が増加する．するとβ酸化によりアセチルCoAが過剰に産生され，ケトン体が合成される.

× （5）1日の絶食によって肝臓では脂肪酸からのエネルギー産生が増加する．肝グリコーゲンが枯渇に近い状態になるため，糖質によるエネルギー産生が低下するからである.

Note ▶ p.101～105 　Text ▶ p.71, 98～100

A5. 正解：2

× （1）A4（3）同様，血中の遊離脂肪酸濃度が上昇するのは食事直後ではなく空腹時である．ホルモン感受性リパーゼの活性化によるものである.

○ （2）記述の通り．食後，カイロミクロンはトリアシルグリセロール（トリグリセリド）を吸収し末梢組織へ循環する．すると末梢血管の内側に存在するリポたんぱく質リパーゼ（LPL）とカイロミクロンのアポたんぱく質であるアポCIIが接触し，LPLが活性化する．これによりカイロミクロン内のトリアシルグリセロール（トリグリセリド）は分解されることになる．分解されたものは，末梢の筋肉でエネルギー源になるか，脂肪組織に入り，再びトリアシルグリセロール（トリグリセリド）となり貯蔵される.

× （3）血中のHDL濃度は食事による影響をほとんど受けない.

× （4）食後は脂肪酸合成の材料となる物質が多く存在することになるので，脂肪酸合成は増加する.

× （5）脂肪組織におけるトリアシルグリセロール（トリグリセリド）の分解が進むのは，食後ではなく空腹時である．詳細はA1bの通り.

Note ▶ p.100～104 　Text ▶ p.98

A6. 正解：4

× （1）オレイン酸は，必須脂肪酸ではない．必須脂肪酸は，リノール酸，アラキドン酸，α-

リノレン酸である．

× （2）リノール酸は，体内でパルミチン酸から合成されない．リノール酸は，体内では合成できない必須脂肪酸の１つである．

× （3）α‐リノレン酸は，一価ではなく多価不飽和脂肪酸である．一価不飽和脂肪酸とは構造内に二重結合が１つだけの脂肪酸で，二重結合が２つ以上あるものを多価不飽和脂肪酸という．α‐リノレン酸には二重結合が３つある．

○ （4）記述の通り．エイコサノイドとは，構造内の炭素数が20個の生理活性物質の総称である．プロスタグランジンやトロンボキサンなどがある．エイコサノイドの合成材料としては，エイコサペンタエン酸以上にアラキドン酸が重要である．

× （5）ドコサヘキサエン酸は，n‐6 系ではなく，n‐3 系の脂肪酸である．

Note ▶ p.108 **Text ▶ p.101**

A7. 正解：4

× （1）エネルギー源としての脂肪酸の利用が高まるのは，食後ではなく空腹時である．

× （2）脂肪組織から放出される脂肪酸量が増加するのも，食後ではなく空腹時である．

× （3）食後，リポたんぱく質リパーゼの活性は上昇する．詳細はA5（2）で解説した通り．

○ （4）記述の通り．食事で摂取されたトリアシルグリセロールは，リポたんぱく質であるカイロミクロンに取り込まれ血中に放出される．そのため血中カイロミクロン濃度は増加する．

× （5）肝臓からのVLDLの分泌は，減少ではなく増加する．

Note ▶ p.103 **Text ▶ p.98**

A8. 正解：5

× （1）コレステロール合成は，細胞内にコレステロールが蓄積すると抑制される．

× （2）肝臓のコレステロールは，LDL ではなく

VLDL に取り込まれて血中に分泌される．肝臓で合成され血液中に放出されたVLDL内には，トリグリセリド（トリアシルグリセロールまたは中性脂肪）が豊富に含まれている．このトリアシルグリセロールを末梢組織に分配しながら小さくなったものの一部がLDLへと変化する．

× （3）コレステロールから胆汁酸への代謝は，胆囊ではなく肝臓で行われる．

× （4）十二指腸で分泌された胆汁酸は，小腸管腔内で役割を終えると小腸の回腸で再吸収され肝臓へ戻される．これを腸肝循環という．

○ （5）記述の通り．コレステロールから肝臓で胆汁酸は合成される．その後，胆囊に蓄えられ濃縮されてから十二指腸へ胆汁として胆汁酸は分泌される．この十二指腸へ分泌された胆汁酸を一次胆汁酸ともいう．これに対し，小腸管腔における腸内細菌によって変化を受けたものを二次胆汁酸という．

Note ▶ p.97〜99 **Text ▶ p.93〜95**

A9. 正解：3

× （1）キロミクロン（カイロミクロン）は，少量ではあるがコレステロールを含んでいる．カイロミクロンはトリグリセリドを豊富に含むリポたんぱく質である．トリグリセリドの含有率は約85％に対し，コレステロールは約7％である．

× （2）VLDLは，肝臓で合成される．小腸で合成されるリポたんぱく質はカイロミクロンである．

○ （3）記述の通り．詳細はA8（2）の通り．

× （4）LDLは，VLDLよりコレステロール含有率が高い．トリアシルグリセロール（トリグリセリド）含有率は，LDLよりVLDLの方が高い．

× （5）HDLは，末梢組織で過剰となったコレステロールを肝臓へ運搬するリポたんぱく質である．

Note ▶ p.101〜103 **Text ▶ p.95〜97**

A10. 正解：2

× (1) ケトン体は，骨格筋，心臓，腎臓などでも
エネルギー源となるが，肝臓ではエネルギー
源として利用できない．脳はグルコースを
優先的にエネルギー源として利用するが，グ
ルコースが少ないときにはケトン体も脳の
エネルギー源となる．

○ **(2) 記述の通り.**

× (3) インスリンは，ホルモン感受性リパーゼの
働きを促進させない．ホルモン感受性リパー
ゼの働きを促進させるのは，血糖上昇ホル
モンであるグルカゴンやアドレナリンであ
る．

× (4) コレステロールは，胆汁酸の材料など体成
分となるが，エネルギー源として利用する
ことはできない．コレステロールがエネル
ギー源になれないことは，覚えておかなけ
ればならない重要事項である．

× (5) LDLは，少量ではあるがトリアシルグリセ
ロールを含有している．

Note ▶ p.75, 102, 103, 105 **Text ▶ p.72, 97～99**

第6章 たんぱく質の栄養
(本文 p.112)

A1. 正解：5

× (1) たんぱく質摂取量の増加によって，体たん
ぱく質の合成は減少しない．体たんぱく質
合成が増加するかどうかは，妊娠や筋肉増
強などの他の要因が大きい．

× (2) たんぱく質摂取量の増加によって，尿素合
成（アミノ酸の分解）は増加する．

× (3) たんぱく質摂取量の増加によって，ビタミ
ンB₆の必要量は増加する．

× (4) たんぱく質の摂取不足によって，窒素出納
は負になる．

○ **(5) 記述の通り.**

Note ▶ p.120, 122 **Text ▶ p.117, 122**

A2. 正解：1

○ **(1) 記述の通り.**

× (2) 体たんぱく質の分解で生じた遊離アミノ酸
は，アミノ酸プールに入って，体たんぱく
質合成に再利用される．

× (3) 体たんぱく質の合成は，インスリンによっ
て促進される．

× (4) 骨格筋たんぱく質の平均半減期（約180日）
は，消化管たんぱく質の平均半減期（約10
日）より長い．

× (5) 分枝アミノ酸は，筋肉に優先的に取り込ま
れて代謝される．

Note ▶ p.117, 118, 120 **Text ▶ p.112, 114**

A3. 正解：5

× (1) たんぱく質の平均半減期は，肝臓（約10日）
よりも骨格筋の方が長い．A2(4)も参照．

× (2) 食後に血糖値が上昇すると，筋肉たんぱく
質の合成は促進され，分解は抑制される．

× (3) エネルギー摂取量が減少すると，摂取たん
ぱく質がエネルギーとして利用され，体た
んぱく質合成に利用される比率が低下する
ため，たんぱく質の必要量は増加する．

× (4) 分枝アミノ酸は骨格筋で主に代謝される．そ
のアミノ基は，最終的にアラニン合成に利
用され，血中に放出される．

○ **(5) 記述の通り.**

Note ▶ p.117, 118 **Text ▶ p.113, 114**

A4. 正解：5

× (1) トランスフェリンの半減期（約8日）は，レ
チノール結合たんぱく質（12～16時間）よ
り長い．

× (2) たんぱく質の平均半減期は，筋肉（約180
日）より肝臓（約10日）で短い．

× (3) アミノ酸の筋肉への取り込みは，インスリ
ンにより促進される．したがって，インス
リンによって筋肉での体たんぱく質合成が，
促進される．

× (4) バリンは，糖原性アミノ酸である．ケト原
性アミノ酸は，まずロイシンとリジンがあ

げられる.

○ **(5)** 記述の通り.

Note ▶ p.117, 118, 120　　Text ▶ p.113, 117

A5. 正解：5

× **(1)** たんぱく質の摂取量が不足すると，窒素出納は<u>負</u>になる.体たんぱく質の蓄積が十分に行えなくなるためである.

× **(2)** たんぱく質の摂取量が増加すると，尿中への尿素排泄量は<u>増加</u>する.過剰なアミノ酸が，代謝（脱アミノ）されるためである.

× **(3)** アルブミンは，<u>肝臓</u>で合成される.

× **(4)** トリプトファンは，<u>ナイアシン</u>に変換される（第7章1-B参照）.

○ **(5)** 記述の通り.**すなわちバリンは，糖原性アミノ酸である.**

Note ▶ p.117, 120　　Text ▶ p.113, 117

A6. 正解：5

× **(1)** ロイシンは，糖新生の材料として利用され<u>ない</u>.ケト原性アミノ酸であって糖原性アミノ酸ではない.

× **(2)** トリプトファンは，<u>ナイアシン</u>に変換される（第7章1-B参照）.

× **(3)** 芳香族アミノ酸を代謝する組織は，主に<u>肝臓</u>である.

× **(4)** 分枝アミノ酸を代謝する組織は，主に<u>筋肉</u>である.

○ **(5)** 記述の通り.

Note ▶ p.118, 129　　Text ▶ p.114, 123, 132

A7. 正解：1

○ **(1)** 記述の通り.**これを内因性窒素排泄と呼ぶ.**

× **(2)** 正味たんぱく質利用率は，摂取された窒素量のうち，体内に保留された割合である.

× **(3)** アミノ酸価は，含有する<u>不可欠（必須）ア</u><u>ミノ酸のそれぞれの含有量</u>で決められる.

× **(4)** アミノ酸インバランスとは，制限アミノ酸の補充でかえって栄養価が<u>低下</u>することで

ある.

× **(5)** 窒素出納値は，エネルギー摂取量の影響を<u>受ける</u>.エネルギー摂取量が低下すると，窒素出納値は負に傾く.

Note ▶ p.120　　Text ▶ p.117～121

A8. 正解：4

× **(1)** 窒素平衡の状態は，窒素の摂取量と排泄量が<u>等しく，体内の窒素量が変化していない</u>ことを示す.

× **(2)** 生物価は，<u>吸収された窒素量</u>のうちの体内に保留された窒素量の割合を示す.

× **(3)** 不可欠（必須）アミノ酸の必要量は，<u>種類</u><u>によって変化する</u>.

○ **(4)** 記述の通り.

× **(5)** たんぱく質の栄養価は，摂取する食品の組合せで補足効果が得られる.

Note ▶ p.120　　Text ▶ p.117～121

A9. 正解：3

× **(1)** コルチゾールの分泌が増加すると，窒素出納は<u>負</u>になる.体たんぱく質の分解が促進されるからである.

× **(2)** 不可欠アミノ酸は，<u>9</u>種類である.

○ **(3)** 記述の通り.

× **(4)** アミノ酸価は，食品中の<u>不可欠</u>アミノ酸のバランスで決定される.

× **(5)** たんぱく質の生物価は，<u>吸収窒素量</u>に対する体内保留窒素量の割合を示す.

Note ▶ p.114, 120　　Text ▶ p.108, 117

A10. 正解：3

× **(1)** 食品たんぱく質の栄養価は，<u>不可欠アミノ</u><u>酸のバランス</u>で決まる.つまり，どれか1つのアミノ酸が豊富に含まれていても，栄養価は高いとはいえない.

× **(2)** アミノ酸価は，食品たんぱく質中の<u>不可欠</u><u>（必須）アミノ酸量のバランス</u>を示す.

○ **(3)** 記述の通り.**これをアミノ酸インバランス**

という.

× (4) 正味たんぱく質利用率（net protein utilization）は，窒素出納をもとにして算出される．たんぱく質効率比は，たんぱく質量と体重増加を測るが，窒素量は測らない.

× (5) 飢餓状態では，窒素出納は負になる．たんぱく質がエネルギー源として利用されるからである.

Note ▶ p.120, 121 ● Text ▶ p.117〜121

第7章 ビタミンの栄養
（本文 p.126）

A1. 正解：1

○ (1) 記述の通り．脂溶性ビタミンは体内に蓄積するため，過剰症を引き起こしやすい.

× (2) β - カロテンはビタミンAの前駆体であるが，体内のビタミンA量に応じて変換されるため過剰症にはならない.

× (3) 生体膜におけるフリーラジカルの生成（脂質の過酸化）を防止するのは，ビタミンEである.

× (4) 血液凝固因子の産生に必要であるのは，ビタミンKである.

× (5) 欠乏すると溶血性貧血をきたすのは，ビタミンEである.

Note ▶ p.128, 129, 131 ● Text ▶ p.126〜129

A2. 正解：2

○ a. 記述の通り.

× b. ビタミンDは，肝臓において25位がヒドロキシ化され，25-ヒドロキシビタミンD〔25（OH）D〕に転換される.

× c. 血液の凝固に必須なのはビタミンKである.

○ d. 記述の通り.

Note ▶ p.128, 129 ● Text ▶ p.126〜129

A3. 正解：5

× (1) ビタミンAが不足すると，夜盲症や角化異常となる.

× (2) ビタミンKが不足すると，血液凝固遅延となる.

× (3) β - カロテンの大量摂取は，ビタミンAの過剰症を引き起こさない．A1（2）の通り.

× (4) ビタミンEが不足すると，溶血性貧血となる．巨赤芽球性貧血を引き起こすのは，ビタミンB_{12}や葉酸が欠乏した場合である.

○ (5) 記述の通り.

Note ▶ p.128, 129 ● Text ▶ p.126〜129

A4. 正解：5

× (1) 核酸の合成には，ビタミンB_{12}・葉酸が関与する.

× (2) アミノ基転移反応には，ビタミンB_6が関与する.

× (3) ピルビン酸からオキサロ酢酸への変換には，ビオチンが関与している.

× (4) ピルビン酸からアセチルCoAへの変換には，ビタミンB_1が関与する.

○ (5) 脂肪酸の合成には，パントテン酸のほか，ナイアシン，ビオチンも関与している.

Note ▶ p. 129 ● Text ▶ p.129〜135

A5. 正解：1

○ (1) 記述の通り．ビタミンB_2は，β酸化に必要である.

× (2) ナイアシンの必要量は，エネルギー摂取量が多いと増加する.

× (3) 葉酸が不足すると，血中ホモシステイン値は上昇する.

× (4) ビタミンB_{12}が不足するとDNA合成は抑制される.

× (5) 補酵素A（CoA）の構成成分はパントテン酸である．ビオチンはピルビン酸カルボキシラーゼやアセチルCoAカルボキシラーゼの補酵素である.

Note ▶ p.130　Text ▶ p.129〜135

A6.　正解：2

○　(1) 記述の通り．ナイアシンは，解糖系，クエン酸回路，電子伝達系などエネルギー産生代謝に必要である．

×　**(2) たんぱく質の摂取量が多いと，トリプトファンの体内量が増加し，ナイアシンの体内合成量が増加する．また，たんぱく質の摂取量が多いと，ビタミンB_6の必要量は増加する．**

○　(3) 記述の通り．ビタミンB_6は，アミノ基転移反応に必要である．

○　(4) 記述の通り．葉酸は，核酸合成に必要である．

○　(5) 記述の通り．日照を受ける機会が少ないと，ビタミンDの体内合成量が低下するためである．

Note ▶ p.128, 129　Text ▶ p.128 ,130 ,132

A7.　正解：5

×　(1) 血液凝固因子の活性化に必要なのは<u>ビタミンK</u>である．

×　(2) ビタミンEは，腸内細菌によって<u>合成されない</u>．

×　(3) アセチルCoAの構成成分は<u>パントテン酸</u>である．

×　(4) ナイアシンはトリプトファン（アミノ酸）から合成されるため，たんぱく質摂取量の<u>影響を受ける</u>．

○　**(5) 記述の通り．コラーゲン生成に必要なプロリン水酸化酵素の活性を維持するはたらきがある．**

Note ▶ p.128 ,130　Text ▶ p.129, 132 ,134

A8.　正解：2

○　a. 記述の通り．詳細はA7（4）を参照．

×　b. ビタミンB_6は，たんぱく質の代謝に必要となるので，たんぱく質の摂取量が多い場合，摂取すべきビタミンB_6の量は<u>増加</u>する．

○　c. 記述の通り．

×　d. 多価不飽和脂肪酸が多い場合，過酸化脂質の生成を防ぐ<u>ビタミンE</u>の必要量は，増加する．

Note ▶ p.128〜130　Text ▶ p.129〜133

A9.　正解：2

×　(1) ビタミンB_{12}が不足すると，DNA合成が<u>抑制</u>される．

○　**(2) 記述の通り．**

×　(3) ビタミンCが不足すると，コラーゲン合成が<u>抑制される</u>．

×　(4) ビタミンB_1は，<u>糖質代謝</u>に関与する．

×　(5) 葉酸が不足すると，DNAおよびRNA合成が抑制される．

Note ▶ p.129, 131　Text ▶ p.129〜135

A10.　正解：1

○　**(1) 記述の通り．**

×　(2) ビタミンDを過剰摂取すると，腸管からのカルシウム吸収が亢進し，<u>高カルシウム血症</u>が生じる．

×　(3) 葉酸の<u>欠乏</u>により，巨赤芽球性貧血が生じる．

×　(4) ビタミンEの<u>欠乏</u>により，溶血性貧血が生じる．

×　(5) ビタミンCを過剰摂取しても，鉄の吸収は<u>阻害されない</u>．非ヘム鉄はビタミンCによって吸収が促進される．

Note ▶ p.128, 129　Text ▶ p.126〜129, 134

第8章　ミネラルの栄養
（本文 p.137）

A1.　正解：3

×　(1) クロムは<u>微量ミネラル</u>に分類される．

×　(2) 副甲状腺ホルモン（PTH：パラトルモン）は

骨吸収（骨からのカルシウム放出）を促進する.

○ **(3) 記述の通り. 血中カルシウムイオン濃度が低下すると，副甲状腺ホルモンの作用により骨吸収が促進される.**

× (4) 体内のリンの約85％は硬組織（骨や歯）に存在する.

× (5) マグネシウムを大量に摂取すると下痢が誘発される.

Note ▶ p.140, 141　Text ▶ p.143, 144

A2. 正解：3

× (1) 鉄は，ヘモグロビン，ミオグロビン，トランスフェリン，フェリチン，ヘモジデリンなどの構成成分である. ビタミンB$_{12}$の構成元素は，コバルトである.

× (2) 亜鉛の欠乏は味覚障害を引き起こす.

○ **(3) 記述の通り.**

× (4) ヨウ素の大半は甲状腺に存在する.

× (5) セレンはグルタチオンペルオキシダーゼの構成成分である. スーパーオキシドジムスターゼの構成成分は銅，亜鉛，マンガンである.

Note ▶ p.129, 139, 145　Text ▶ p.144, 145, 150

A3. 正解：3

× (1) 鉄の過剰摂取はヘモクロマトーシスを引き起こす.

× (2) ヘモジデリンの構成成分は鉄である.

○ **(3) 記述の通り. 詳しくは，A2（5）参照.**

× (4) チロキシン（甲状腺ホルモン）の構成成分はヨウ素である.

× (5) クロムが欠乏するとインスリンの作用が減弱する. クロムはインスリン受容体の感受性を高めるクロモデュリンの構成成分である.

Note ▶ p.139　Text ▶ p.144, 145

A4. 正解：1

○ **(1) 記述の通り. そのほか，リンはカルシウムと結合して骨や歯をつくる.**

× (2) 血中カルシウム値が上昇すると，カルシトニン分泌が促進する.

× (3) 血清フェリチン値は，体内鉄貯蔵量に関係する.

× (4) フィチン酸は，ミネラルと結合しやすく，吸収を阻害する.

× (5) ヨウ素は，甲状腺ホルモンの構成成分である.

Note ▶ p.139, 141, 147　Text ▶ p.143〜146, 151

A5. 正解：3

○ a. 記述の通り.

× b. 過剰な鉄は肝臓や脾臓などに蓄積し，ヘモクロマトーシスを引き起こす.

× c. マグネシウムは多量元素（多量ミネラル）に分類される.

○ d. 記述の通り.

Note ▶ p.139〜141　Text ▶ p.143〜146

A6. 正解：3

× (1) 海藻や野菜に含まれる非ヘム鉄は，肉類に含まれるヘム鉄より吸収されにくい.

× (2) 非ヘム鉄の吸収率は，鉄欠乏によって促進される.

○ **(3) 記述の通り.**

× (4) 体内鉄の約70％は機能鉄であり，残りの30％が貯蔵鉄である.

× (5) 機能鉄の大部分はヘモグロビンの構成成分として存在する.

Note ▶ p.145〜147　Text ▶ p.149〜151

A7. 正解：4

× (1) 消化管における鉄の吸収率は低く，ヘム鉄が約20％，非ヘム鉄が2〜3％以下である.

× (2) 体内機能鉄の多くは，赤血球のヘモグロビンとして存在する.

× （3） 体内総鉄量の70％は機能鉄である.

○ **（4） 記述の通り.**

× （5） セルロプラスミンの構成成分は銅である.

Note ▶ p.145〜147　Text ▶ p.142, 149〜151

A8. 　正解：4

× （1） 血中カルシウム濃度が低下すると, 骨からのカルシウム放出が促進される.

× （2） 血中カルシウム濃度が低下すると, 尿細管でのカルシウム再吸収が促進される.

× （3） 血中カルシウム濃度が低下すると, 活性型ビタミンD産生が促進される.

○ **（4） 記述の通り.**

× （5） カルシウムの過剰症として泌尿器系結石やミルクアルカリ症候群が知られている.

Note ▶ p.139〜141　Text ▶ p.143〜146

A9. 　正解：1

○ **（1） 記述の通り. 亜鉛はアルカリホスファターゼのほか, スーパーオキシドジスムターゼ（SOD）やDNAポリメラーゼ, RNAポリメラーゼの構成成分でもある.**

× （2） セレンはグルタチオンペルオキシダーゼの構成成分である. トランスフェリンの構成成分は鉄である.

× （3） 鉄は種々のヘム鉄, トランスフェリン, フェリチンなどの構成成分である. セルロプラスミンの構成成分は銅である.

× （4） 銅はセルロプラスミンやSODの構成成分である. グルタチオンペルオキシダーゼの構成成分はセレンである.

× （5） ヨウ素は甲状腺ホルモンの構成成分である.

Note ▶ p.139, 144〜146　Text ▶ p.144, 148〜150

A10. 　正解：4

× （1） 亜鉛はSODの構成成分である. チロキシンの構成成分はヨウ素である.

× （2） 銅はSODやセルロプラスミンの構成成分である.

× （3） 鉄は種々のヘム鉄, トランスフェリン, フェリチンなどの構成成分である.

○ **（4） 記述の通り.**

× （5） ヨウ素は甲状腺ホルモンの構成成分である. SODの構成成分は銅, 亜鉛, マンガンである.

Note ▶ p.139　Text ▶ p.144, 148〜150

第9章　水・電解質の栄養的意義
(本文 p.151)

A1. 　正解：3

× （1） 不可避尿は, 体内で起こる代謝により不要となった物質を排出するのに必要な尿である.

× （2） 不感蒸泄は, 自らが感じることなく呼気と皮膚から蒸発する水分である. 汗は含まれない.

○ **（3） 記述の通り.**

× （4） 水（分）欠乏性脱水症では, 水は細胞内から細胞外へと移行する.

× （5） 塩（分）欠乏性脱水症では, 水は細胞外から細胞内へと移行する.

Note ▶ p.154, 155　Text ▶ p.156〜159

A2. 　正解：1

○ **a. 記述の通り. 肥満者は, やせた人に比べて脂肪割合が高いため体重あたりの水分含量が少ない.**

○ **b. 記述の通り. 消化管内へは, 唾液, 胃液, 膵液, 胆汁, 腸液の合計7,000 mL程度が分泌されるので, 摂取水分量より多い.**

× c. 体内で生成する代謝産物の排泄のために, 1日に500 mLの尿（不可避尿）の生成が必要である.

× d. ナトリウムの摂取量を制限することにより, 高血圧のリスクは低下する.

Note ▶ p.154, 155　Text ▶ p.155〜158

A3. 正解：1

○ **(1) 記述の通り. 脂質以外に，糖質とたんぱく質も体内でエネルギー源として利用されると，代謝水が生じる.**

× (2) 食物から摂取する水分は，飲料水として摂取する水分の80％以上である.

× (3) 不可避尿量は，水分を全く摂取しない場合でも，一定量（500 mL）必要であるが，増加することはない.

× (4) 大量発汗時に水分のみを補給すると，血中NaCl濃度が低下し，腎臓からの余剰水分の排泄が起こる. 浮腫は生じない.

× (5) 成人では，体内の水分が1％減少すると自覚症状として口渇を感じる. また，約5％減少すると運動能力の低下に起因する自覚症状がみられる.

Note ▶ p.154, 156　Text ▶ p.156, 157, 159

A4. 正解：2

× (1) 体内水分量の60～70％は，細胞内液である. 組織間液（細胞間液）は細胞外液に含まれ，体内水分量の25％程度である.

○ **(2) 不感蒸泄は，皮膚・呼気から蒸発して失われる水分で電解質の喪失はない. 一方，発汗は電解質の喪失を伴う.**

× (3) 水分欠乏型脱水（高張性脱水）では，細胞内液が細胞外液へ移行するため，その量は少なくなる.

× (4) 代謝水の量は，糖質1 gで0.555 g，脂質1 gで1.07 g，たんぱく質1 gで0.433 gであり，栄養素により異なる.

× (5) バソプレシンは抗利尿ホルモンであり，尿量を減少させる.

Note ▶ p.154～157　Text ▶ p.156～159

A5. 正解：4

× a. 摂取した水分の大部分は，小腸と大腸で吸収される.

○ **b. 血清アルブミン値が低いと，血漿の浸透圧が低下し，細胞間液に水が移行するため浮腫となる.**

○ c. 体水分量が不足すると，抗利尿ホルモンであるバソプレシン分泌が促進される.

× d. 不感蒸泄によって失われる水分量は，外気温が高いほど多くなる.

Note ▶ p.154, 157, 158　Text ▶ p.156～159

A6. 正解：4

× (1) 水分欠乏型脱水では水は細胞内液から細胞外液へ移動するため，細胞内液量は減少する.

× (2) 不可避尿量は，摂取する水分量にかかわらず一定（約500 mL）である.

× (3) 1日の水分必要量は，不感蒸泄量＋不可避尿量－代謝水量である.

○ **(4) 記述の通り.**

× (5) 体内の熱放出で体温を一定に保つため，外気温上昇や運動で増加する.

Note ▶ p.154, 156, 157　Text ▶ p.156～159

A7. 正解：4

× (1) 細胞内液量は，細胞外液量より多い. 細胞内液量は体重の40％，細胞外液量は20％である.

× (2) 加齢に伴い，細胞内液は水分量が減少する.

× (3) 高張性脱水（水分欠乏型脱水）では，水分の損失が電解質の損失より大きいため，細胞外液が濃縮され浸透圧が高くなる.

○ **(4) 記述の通り. 浮腫の原因として心不全，栄養不良，ネフローゼ症候群などがある.**

× (5) 飲水量が多くなると，随意尿量が増加する.

Note ▶ p.154, 157, 158　Text ▶ p.155～162

A8. 正解：3

× (1) 成人男性における体重の約60％は水分（細胞内液約40％，細胞外液約20％）である.

× (2) 発汗によって熱の放散が起こるため，体温が低下する.

○ **(3) 記述の通り.**

× （4）低張性脱水（塩分欠乏型脱水）は，水分よりも電解質（ナトリウムなど）の損失が大きい脱水のことをいい，体液が薄まっている状態にある．このため，電解質を含む水を補給する必要がある．

× （5）体水分量が不足すると，バソプレシン（抗利尿ホルモン）分泌が促進される．

Note ▶ p.154, 157, 158　**Text ▶ p.155～159**

A9.　正解：3

× （1）成人において，栄養素の代謝で産生する水（約300 mL）は，不感蒸泄（約900 mL）で喪失する水より少ない．

× （2）成人において，糞便中に排泄される水分量は約100 mLで，尿量より大幅に少ない．

○ **（3）記述の通り．**

× （4）消化管に流入する水の大部分（98％程度）は吸収される．

× （5）ナトリウムイオン濃度は，組織間液（細胞間液）に比べて細胞内液で低い．

Note ▶ p.154, 157, 158　**Text ▶ p.156, 157, 163**

A10.　正解：4

血漿と間質液（組織間液）は細胞外液である．細胞外液では，ナトリウムイオン濃度が高く，細胞内液では，カリウムイオン濃度が高い．

Note ▶ p.158　**Text ▶ p.163**

第10章　エネルギー代謝
（本文 p.164）

A1.　正解：3

× （1）メッツ（METs）は，身体活動時のエネルギー消費量を安静時代謝で除して求める．

× （2）身体活動レベル（PAL）は，1日の総エネルギー消費量を基礎代謝量で除して求める．

○ **（3）記述の通り．**

× （4）呼吸商は，二酸化炭素排出量を酸素消費量で除して求める．

× （5）グルコースが燃焼した場合の呼吸商は，1.0である．

Note ▶ p.168, 173　**Text ▶ p.173, 178, 179**

A2.　正解：5

× （1）基礎代謝量は，安静仰臥位で測定する．

× （2）基礎代謝量は，男性に比べて女性が低い．一般的に女性の方が男性よりも体脂肪率が高く，除脂肪体重が低い．基礎代謝量は除脂肪体重に比例するため，基礎代謝量は男性に比べて女性が低い．

× （3）基礎代謝量は，環境温度に影響される．

× （4）基礎代謝量は，低栄養状態で低下する．低栄養状態では，熱産生を行う臓器の代謝活性が下がるためである．

○ **（5）記述の通り．**

Note ▶ p.166, 167　**Text ▶ p.171, 172**

A3.　正解：2

× （1）直接法は，測定室内に循環する水に体から放散された熱を吸収させて，その温度の上昇から熱量を直接測定する方法である．

○ **（2）記述の通り．**

× （3）基礎代謝量は，覚醒状態で測定する．

× （4）糖質の燃焼では，酸素消費量と二酸化炭素産生量のモル数は等しい．

× （5）二酸化炭素産生量は，安静時より運動時に増加する．

Note ▶ p.166, 170, 173, 174　**Text ▶ p.171, 176, 178～180**

A4.　正解：4

× （1）基礎代謝量は，体重より除脂肪体重との相関が高い．

× （2）基礎代謝量は，甲状腺機能が亢進すると上昇する．

× （3）身体活動レベルは，総エネルギー消費量を基礎代謝量で除して求める．

○ **(4)** 記述の通り．メッツ（METs）はmetabolic equivalentsの略で，身体活動時のエネルギー消費量が安静時代謝量の何倍であるかという指標である．

× **(5)** 食事誘発性熱産生は，たんぱく質が一番高い．たんぱく質の場合，摂取エネルギー量の約30％が食事誘発性熱産生にまわされる．

Note ▶ p.166～169　Text ▶ p.171～175

A5. 正解：5

× **(1)** 直接法は，水を循環させた代謝チャンバーに被験者が入り，体から発散する熱を水に吸収させて，その水温上昇からエネルギー消費量を求める方法である．

× **(2)** 二重標識水法では，尿中の安定同位体の経日的変化を測定する．

× **(3)** 呼吸商は，二酸化炭素産生量を酸素消費量で除して求める．

× **(4)** グルコースのみが燃焼した場合の呼吸商は，1.0であり，脂質のみの場合は0.7である．

○ **(5)** 記述の通り．

Note ▶ p.170, 173　Text ▶ p.176～180

A6. 正解：3

× **(1)** 基礎代謝量は，早朝空腹時（食後12～15時間経過），快適な室温（23℃）において，覚醒状態，安静仰臥位で測定する．

× **(2)** 基礎代謝基準値（kcal/kg体重/日）は，年齢とともに低下する．

○ **(3)** 記述の通り．

× **(4)** 睡眠時代謝量は基礎代謝量と同等であるため，安静時代謝量は睡眠時代謝量より10％ほど高い．

× **(5)** 食事誘発性熱産生は，同じ重量で比べると，脂肪よりたんぱく質の方が大きい．

Note ▶ p.166, 167, 169,　Text ▶ p.171～175

A7. 正解：2

× **(1)** たんぱく質の単位重量当たりの物理的燃焼

値は5.65 kcal/g，生理的燃焼値は4 kcal/gであり，物理的燃焼値の方が高い．

○ **(2)** 記述の通り．

× **(3)** 身体活動レベル（PAL）は，1日のエネルギー消費量を基礎代謝量で除したものである．

× **(4)** 摂取エネルギー当たりの食事誘発性熱産生は，脂質よりたんぱく質が大きい．たんぱく質の食事誘発性熱産生は摂取エネルギーの約30％，糖質は約6％，脂質の場合は約4％である．

× **(5)** 非たんぱく質呼吸商は，脂質の燃焼割合が増加すると小さくなり（0.7に近づく），糖質の燃焼割合が増加すると大きくなる（1.0に近づく）．

Note ▶ p.165, 168, 169, 173　Text ▶ p.170～175, 178

A8. 正解：3

× **(1)** 食事誘発性熱産生で発生した熱エネルギーは，筋肉運動などに利用できない．寒冷環境下での体温保持に役立つ．

× **(2)** 運動中は骨格筋が盛んに活動するため，骨格筋のエネルギー消費量は増加する．

○ **(3)** 記述の通り．甲状腺ホルモンの分泌量が増加すると基礎代謝量は上昇する．

× **(4)** 基礎代謝量は，仰臥位で測定する．詳細はA6（1）参照．

× **(5)** 基礎代謝量は，除脂肪体重に比例する．

Note ▶ p.166, 167, 169　Text ▶ p.171～175

A9. 正解：3

× **(1)** 基礎代謝量は，除脂肪体重（lean body mass）に比例する．

× **(2)** 1日あたりの基礎代謝量は，男性では15～17歳（高校生くらい），女性では12～14歳（中学生くらい）において最大となる．

○ **(3)** 記述の通り．

× **(4)** 非たんぱく質呼吸商は，糖質の燃焼割合が高いほど大きくなる（1.0に近づく）．

× **(5)** 安静時のエネルギー消費量は，発熱により

上昇する．体温が1℃上昇すると，エネルギー消費量は13％上昇するといわれている．

Note ▶ p.166, 167, 173　Text ▶ p.172, 178

A10.　正解：1

○　a.　**記述の通り．**

○　b.　**記述の通り．**

×　c.　食事誘発性熱産生（DIT）で発生した熱エネルギーは運動に利用できない．詳細はA8（1）参照．

×　d.　安静時における全身のエネルギー代謝量のうち，骨格筋，肝臓，脳では高い割合を示す（それぞれ約20％）．ただし，単位重量あたりで比較すると心臓，腎臓で最も高い．脂肪組織は4％程度と活性が低い．

Note ▶ p.165, 166　Text ▶ p.170〜175